普通高等教育信息技术类系列教材

新编医学计算机应用基础

（第三版）

主　编　白金牛　王　芳　唐思源　郭静霞

副主编　王海波　刘　芳　宋大华　苗　玥

参　编　燕　燕　姚志鸿　杨　威　王海霞　贾　楠

科学出版社

北　京

内 容 简 介

本书为医学计算机基础教材，主要内容有计算机基础知识、操作系统基础、文字处理软件 Word 2016、PowerPoint 2016 及应用、电子表格处理软件 Excel 2016、计算机网络及 Internet、计算机病毒及网络信息安全、数据结构与算法、软件工程基础、计算机医学应用概论、医学信息系统和医学计算机信息检索。

本书可作为医药卫生类各专业的医学计算机应用基础课程的教材或自学参考书。

图书在版编目（CIP）数据

新编医学计算机应用基础/白金牛等主编. —3 版. —北京：科学出版社，2023.8

（普通高等教育信息技术类系列教材）

ISBN 978-7-03-076113-2

Ⅰ.①新… Ⅱ.①白… Ⅲ.①计算机应用-医学-高等学校-教材

Ⅳ.①R319

中国国家版本馆 CIP 数据核字（2023）第 147829 号

责任编辑：宋 丽 袁星星 / 责任校对：王万红
责任印制：吕春珉 / 封面设计：东方人华平面设计部

科 学 出 版 社 出版
北京东黄城根北街 16 号
邮政编码：100717
http://www.sciencep.com
三河市骏杰印刷有限公司印刷
科学出版社发行 各地新华书店经销
*
2014 年 6 月第 一 版 2023 年 8 月第十四次印刷
2019 年 8 月第 二 版 开本：787×1092 1/16
2023 年 8 月第 三 版 印张：22 3/4
字数：560 000
定价：89.00 元
（如有印装质量问题，我社负责调换〈骏杰〉）
销售部电话 010-62136230 编辑部电话 010-62135763-2047

第三版前言

　　教育、科技、人才是全面建设社会主义现代化国家的基础性、战略性支撑。我们要坚持教育优先发展、科技自立自强、人才引领驱动，加快建设教育强国、科技强国、人才强国。

　　随着计算机和网络技术在社会各个领域应用的不断深入，它已经影响并改变了人们的生活和工作方式。掌握信息技术、学会使用信息资源是现代人必备的基本素质，而计算机基础教育则是学习和掌握信息技术的平台。本书根据教育部计算机基础课程教学指导委员会提出的《计算机基础课程教学基本要求》进行编写，紧紧跟随计算机技术发展步伐，充分反映计算机应用领域的最新技术，并满足医学计算机基础的教学要求。

　　本书用浅显的语言介绍了基本理论，辅之以相应的实例，对理论和概念加以介绍；对计算机科学领域的新知识和新概念给予了必要的介绍。考虑到全国计算机等级考试的需要，本书还兼顾了全国计算机等级考试（一级和二级）新大纲中对公共基础部分的要求。本书适合作为医药卫生类各专业计算机基础课程的教材，也可作为计算机技术的培训教材或自学参考书。

　　本书共 12 章，第 1 章主要介绍了计算机产生、发展、组成、编码、信息技术和多媒体技术的知识；第 2 章主要介绍了 Windows 10 操作系统的操作和设置等；第 3 章主要介绍 Word 2016 的使用方法；第 4 章主要介绍了 PowerPoint 2016 的使用方法；第 5 章主要介绍了 Excel 2016 的使用方法及常用的统计分析；第 6 章介绍了计算机网络、Internet 的概念、连接方式、浏览器的使用、电子邮件服务等知识；第 7 章介绍了计算机病毒及网络安全的基本知识；第 8 章介绍了数据结构与算法的基础知识；第 9 章介绍了软件工程基础知识；第 10 章介绍了计算机医学应用概论；第 11 章介绍了医学信息系统；第 12 章介绍了医学计算机信息检索技术。

　　本书由白金牛、王芳、唐思源、郭静霞任主编，王海波、刘芳、宋大华、苗玥任副主编。具体编写分工如下：第 1 章和第 5 章由王海波编写，第 2 章和第 4 章由刘芳编写，第 3 章由郭静霞编写，第 6 章由苗玥编写，第 7 章由贾楠编写，第 8 章由白金牛编写，第 9 章由唐思源编写，第 10 章由杨威编写，第 11 章由燕燕、王海霞编写，第 12 章由宋大华、姚志鸿、王芳编写。全书由白金牛和王芳统稿。

　　本书在编写过程中得到了各级领导和老师的大力支持和指导，在此表示感谢！由于作者水平有限，书中难免有不足之处，恳请读者批评指正！

第一版前言

随着计算机和网络技术在社会各个领域应用的不断深入,它已经影响并改变了人们的生活和工作方式。掌握信息技术、学会使用信息资源是现代人必备的基本素质,而计算机基础教育则是学习和掌握信息技术的平台。本书根据教育部计算机基础课程教学指导委员会提出的《计算机基础课程教学基本要求》进行编写,紧紧跟随计算机技术发展步伐,充分反映计算机应用领域的最新技术,并满足医学计算机基础的教学要求。

本书用浅显的语言介绍了基本理论,辅之以相应的实例,对理论和概念加以介绍;对计算机科学领域的新知识和新概念给予了必要的介绍。考虑到全国计算机等级考试的需要,本书还兼顾了全国计算机等级考试(一级和二级)新大纲中对公共基础部分的要求。本书适合作为医药卫生类各专业计算机基础课程的教材,也可作为计算机技术的培训教材或自学参考书。

本书共 12 章,第 1 章主要介绍了计算机产生、发展、组成、编码、信息技术和多媒体技术的知识;第 2 章主要介绍了 Windows 7 操作系统的操作和设置等;第 3 章主要介绍 Word 2010 的使用方法;第 4 章主要介绍了 PowerPoint 2010 的使用方法;第 5 章主要介绍了 Excel 2010 的使用方法及常用的统计分析;第 6 章介绍了计算机网络、Internet 的概念、连接方式、浏览器的使用、电子邮件服务等知识;第 7 章介绍了计算机病毒及网络安全的基本知识;第 8 章介绍了数据结构与算法的基础知识;第 9 章介绍了软件工程基础知识;第 10 章介绍了计算机医学应用概论;第 11 章介绍了医学信息系统;第 12 章介绍了医学计算机信息检索技术。

本书由白金牛、苗玥、郭静霞任主编,王芳、汪静、姚志鸿、王雪静任副主编。具体编写分工如下:第 1 章和第 5 章由汪静编写,第 2 章由苗玥编写,第 3 章和第 4 章由郭静霞编写,第 6 章和第 7 章由王芳编写,第 8 章由白金牛编写,第 9 章由姚志鸿编写,第 10 章由王雪静编写,第 11 章由王海霞编写,第 12 章由陈志国编写。全书由白金牛和陈志国统稿。

本书在编写过程中得到了各级领导和老师的大力支持和指导,在此表示感谢!由于时间仓促加上作者水平有限,书中难免有不足之处,恳请读者批评指正!

目　录

第1章　计算机基础知识

1.1　计算机概述

计算机的分类方法有多种。如果按原理划分，计算机可以分为数字电子计算机和模拟计算机两大类。自从1946年诞生第1台电子数字计算机以来，计算机科学已成为20世纪发展最快的一门学科。尤其是微型计算机的出现及计算机网络的发展，使得计算机及其应用已渗透到社会的各个领域，有力地推动了社会信息化的发展。掌握和使用计算机已成为人们必不可少的技能。本章主要介绍计算机、多媒体等基本知识，以及计算机在信息化社会中的应用。

1.1.1　计算机发展简史

计算机技术是人类历史上发展最快的一项技术，它的出现对人类的社会生活产生了巨大影响。它是一项巨大的技术革命，是人类现代文明的象征。计算机按其使用的主要电子元器件（逻辑部件）划分为4代。

1. 第1代计算机（1946～1958年）

20世纪40年代中期，正值第二次世界大战进入激烈的决战时期，在新式武器的研究中，日益复杂的数字运算问题亟须迅速、准确地解决。于是1946年初，在美国宾夕法尼亚大学，由物理学家莫克利等研制的电子数字积分计算机（electronic numerical integrator and calculator，ENIAC）诞生了，如图1-1所示。ENIAC由18000多个电子管、1500多个继电器组成，重30t，占地面积约为170m²，每小时耗电约150kW，它的运算速度为5000次/秒。但是，它的出现是人类文明史上一次巨大的飞跃，是20世纪伟大的科技成就之一，奠定了数字电子计算机的基础，标志了第1代计算机时代的开始，在计算机发展史上是一个重要的里程碑。

第1代计算机是电子管计算机，其基本特征是采用电子管作为计算机的逻辑元件；数据表示主要是定点数；用机器语言或汇编语言编写程序。由于当时电子技术的限制，每秒运算速度仅为几千次，内存容量仅几千字节。因此，第1代计算机体积庞大，造价很高，仅限于军事用途和科学研究工作。代表机型有IBM 650（小型计算机）、IBM 709（大型计算机）。

（1）第1代计算机的主要贡献

1）确立了模拟量可以变换成数字量进行计算，开创了数字化技术的新时代。

2）确定了程序设计的基本方法。

3）首创使用阴极射线管CRT作为计算机的字符显

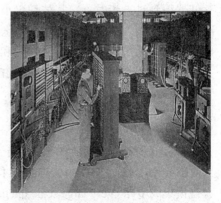

图1-1　ENIAC

示器。

4）奠定了数字计算机的基本结构——冯·诺依曼结构。

冯·诺依曼结构最初由美籍匈牙利数学家冯·诺依曼（被称为"计算机之父"）提出，其核心是存储程序（或程序存储）和程序控制。科学家们根据此理念，研制出第一台具有存储程序功能的计算机——电子离散变量自动计算机（electronic discrete variable automatic computer，EDVAC）。目前，虽然计算机已经发展到了很高的水平，但是仍然基本遵循着冯·诺依曼结构，所以现在的计算机仍可以称为冯·诺依曼计算机。

（2）冯·诺依曼计算机的基本特点

1）采用二进制数的形式表示数据和指令。

2）采用存储程序方式，指令和程序同时存放在存储器中。

3）采用程序控制方式，通过执行指令直接发出控制信号控制计算机的操作。

4）计算机由 5 部分组成：运算器、控制器、存储器、输入设备和输出设备。

2. 第 2 代计算机（1959～1964 年）

电子管计算机体积大、耗电量大，逐渐被体积小、质量小的晶体管计算机所替代。在计算机发展史上，以晶体管作为主要电子器件的计算机称为第 2 代计算机。基本特征是逻辑元件逐步由电子管改为晶体管，内存所使用的器件大多使用铁淦氧磁性材料制成的磁芯存储器。外存储器有了软盘、磁带，各类外设也有所增加。运算速度达每秒几十万次，内存容量扩大到几十千字节。与此同时，计算机软件也有了较大发展，出现了 FORTRAN、COBOL、ALGOL 等高级语言。与第 1 代计算机相比，晶体管电子计算机体积小、成本低、功能强、可靠性大幅提高。除了科学计算外，它还用于数据处理和事务处理。代表机型有 IBM 7094、CDC 7600。

3. 第 3 代计算机（1965～1970 年）

第 3 代计算机是集成电路计算机。随着固体物理技术的发展，集成电路工艺已可以在几平方毫米的单晶硅片上集成由十几个甚至上百个电子元件组成的逻辑电路。第 3 代计算机的基本特征是逻辑元件采用小规模集成电路（small scale integration，SSI）和中规模集成电路（middle scale integration，MSI）。第 3 代计算机的运算速度每秒可达几十万次到几百万次。存储器得到进一步发展，其体积更小、价格低、软件逐渐完善。这一时期，计算机同时向标准化、多样化、通用化、机种系列化发展。高级程序设计语言在这个时期有了很大发展，并出现了操作系统，使计算机的管理和使用变得更加方便。计算机开始广泛应用于科学计算、文字处理等各个领域。代表机型有 IBM 360。

4. 第 4 代计算机（1971 年至今）

Intel 公司的创始人之一戈登·摩尔博士曾如此断言："每 18 个月，集成电路的集成度就会翻番"，史称摩尔定律。现在，人类已经能在指甲盖大小的芯片上集成几百万个集成电路（甚至更多），这就是大规模集成电路技术。以大规模集成电路（large scale integration，LSI）和超大规模集成电路（very large scale integration，VLSI）为主要电子器件的计算机是第 4 代计算机。计算机的存储容量、运算速度和功能都有所提高，提供的硬件和软件更加丰富和完善；并行处理、多机系统、计算机网络等新技术均得到了很好的应用，应用软件更趋丰富，操作系统也得到强化和发展，计算机也因此深入到了社会生活的各个领域。

5. 计算机发展的 4 个阶段对比

计算机各发展阶段的主要特点如表 1-1 所示。

表 1-1　计算机发展的 4 个阶段对比

年代	起止年限	电子器件	数据处理方式	运算速度
第 1 代	1946~1958 年	电子管	汇编语言、代码程序	5000~30000 次/秒
第 2 代	1959~1964 年	晶体管	高级程序设计语言	数十万至几百万次/秒
第 3 代	1965~1970 年	中、小规模集成电路	结构化、模块化程序设计语言	数百万至几千万次/秒
第 4 代	1971 年至今	大规模、超大规模集成电路	分时、实时数据处理，计算机网络	上亿条指令/秒

1.1.2　计算机的分类

1. 按处理的对象划分

1）模拟计算机：专用于处理连续的电压、温度等模拟数据的计算机。特点是参与运算的数值由不间断的连续量表示，其运算过程是连续的。由于受元器件质量的影响，其计算精度较低，应用范围较窄。模拟计算机目前已很少生产。

2）数字计算机：用于处理数字数据的计算机。特点是数据处理的输入和输出都是数字量，参与运算的数值用非连续的数字量表示，具有逻辑判断及关系运算等功能。数字计算机是以近似人类大脑的"思维"方式进行工作的，所以又被称为"电脑"。

3）混合计算机：输入和输出既可以是数字数据，也可以是模拟数据，是模拟技术与数字技术灵活结合的计算机。

2. 按设计目的划分

1）通用计算机：一种用途广泛、结构复杂、为解决各类问题而设计的计算机。

2）专用计算机：为实现某种特定任务而设计的计算机，如用于数控机床、轧钢控制、银行自动取款、超市收款和航空售票的计算机。

3. 按用途划分

1）科学计算用计算机：专门用于科学计算的计算机。

2）工业控制用计算机：用于生产过程控制和监测的计算机。

3）数据计算用计算机：用于数据处理的计算机，如统计报表、预测和统计、办公事务处理等。

4. 按大小划分

计算机的规模一般是指计算机的一些主要技术指标，如字长、运算速度、存储容量、输入和输出能力、配置软件丰富与否、价格高低等。计算机根据其规模、速度和功能等的不同，一般分为巨型计算机、大型计算机、小型计算机、微型计算机等。

1）巨型计算机：一般用于国防尖端技术和现代科学计算等领域，是当代速度最快、容量最大、体积最大、造价最高的计算机。目前，巨型计算机的运算速度每秒已超十亿亿次，并且这个纪录不断被刷新。巨型计算机研制水平是衡量一个国家经济实力和科学技术水平的重要标志。

2）大型计算机：具有较高的运算速度和较大的存储容量，一般用于科学计算、数据处理或用作网络服务器。但随着计算机与网络的迅速发展，大型计算机正在被高档计算机群所取代。

3）小型计算机：又称小超级计算机或桌上小型超级电脑，典型产品有美国 Convex 公司的 C-1、C-2、C-3 等。

4）微型计算机：又称个人计算机，简称微机或电脑，是目前发展最快、应用最广泛的一种计算机。它的体积较小，如个人计算机（personal computer，PC）、笔记本式计算机、掌上计算机等。1981 年，IBM-PC 采用了 Intel 公司的中央处理器（central processing unit，CPU）和 Microsoft 公司的操作系统，由于其开放结构，所以很多厂商都生产与 IBM-PC 兼容的计算机。目前，计算机使用的微处理芯片主要有 Intel 公司的 Pentium 系列和 Core 系列、AMD 公司的 Athlon 系列和 K6 系列等。

1.1.3 微型计算机发展简史

20 世纪 70 年代计算机发展最重要的事件是微型计算机的诞生和迅速普及。微型计算机开发的先驱是美国 Intel 公司年轻的工程师马西安·E. 霍夫（Marcian E. Hoff）。1969 年，他接受日本一家公司的委托，设计台式计算器系统的整套电路。他大胆地提出了一个设想，把计算机的全部电路做在 4 个芯片上，即中央处理器芯片、随机存取存储器芯片、只读存储器芯片和寄存器电路芯片。这就是一片 4 位微处理器 Intel 4004、一片 320 位（40 字节）的随机存取存储器、一片 256KB 的只读存储器和一片 10 位的寄存器，它们通过总线连接起来，于是就组成了世界上第 1 台 4 位微型电子计算机——MCS-4。1971 年诞生的这台微型计算机揭开了世界微型计算机发展的序幕。

1. 第 1 代微型计算机

1972 年，Intel 公司又研制成功 8 位微处理器 Intel 8008，它主要采用工艺简单、速度较低的 P 沟道金属氧化物半导体（metal oxide semiconductor，MOS）电路。这就是人们通常称作的第 1 代微处理器，由它装备起来的微型计算机称为第 1 代微型计算机。

2. 第 2 代微型计算机

1973 年出现了采用速度较快的 N 沟道 MOS 技术的 8 位微处理器，这就是第 2 代微处理器。具有代表性的产品有 Intel 公司的 Intel 8085、Motorola 公司的 M6800、Zilog 公司的 Z80 等。第 2 代微处理器的功能比第 1 代的显著增强，以它为核心的微型计算机及其外围设备都得到相应发展并进入盛期。由它装备起来的微型计算机称为第 2 代微型计算机。

3. 第 3 代微型计算机

1978 年，16 位微处理器的出现标志着微处理器进入第 3 代。首先开发成功的 16 位微处理器的是 Intel 公司。它采用了新工艺 H-MOS（H-high performance MOS），使新的微处理器 Intel 8086 比第 2 代的 Intel 8085 在性能上又提高了将近 10 倍。类似的 16 位微处理器还有 Z8000、

M68000 等。由第 3 代微处理器装备起来的微型计算机称为第 3 代微型计算机。

4. 第 4 代微型计算机

1985 年起，采用超大规模集成电路的 32 位微处理器开始问世，标志着第 4 代微处理器的诞生，如 Intel 公司的 Intel 80386、Zilog 公司的 Z80000、惠普公司的 HP-32、NS 公司的 NS-16032 等。新型的微型计算机系统完全可以与 20 世纪 70 年代大中型计算机相匹敌。用第 4 代微处理器装备起来的微型计算机称为第 4 代微型计算机。

5. 第 5 代微型计算机

1993 年，Intel 公司推出 32 位微处理芯片奔腾（Pentium）系列，标志着第 5 代微处理器的诞生。它的外部数据总线为 64 位，工作频率为 66～200MHz。典型产品是 Intel 公司的奔腾系列芯片及与之兼容的 AMD 公司的 K6 系列微处理器芯片。内部采用了超标量指令流水线结构，并具有相互独立的指令和数据高速缓存。用第 5 代微处理器装备起来的微型计算机称为第 5 代微型计算机。

6. 第 6 代微型计算机

2005 年起，Intel 公司推出的酷睿（Core）系列微处理器是第 6 代微处理器。酷睿具有领先节能的新型微架构，设计的出发点是提供卓然出众的性能和能效，提高每瓦特性能，也就是提高能效比。用第 6 代微处理器装备起来的微型计算机称为第 6 代微型计算机。多媒体扩展（multimedia extensions，MMX）是第 6 代 CPU 芯片的重要特点。MMX 技术是在 CPU 中加入了特地为视频信号（video signal）、音频信号（audio signal）以及图像处理（graphical manipulation）而设计的 57 条指令。因此，其极大地提高了计算机的多媒体（如立体声、视频、三维动画等）处理功能。随着 MMX 微处理器的出现，微型计算机的发展在网络化、多媒体化和智能化等方面跨上了更高的台阶。

1.1.4　计算机的特点

1. 运算速度快

运算速度是计算机性能高低的重要指标。运算速度是指计算机每秒处理机器语言指令的条数。运算速度从最初的每秒几千次，已发展到用每秒亿亿次来衡量的水平。现在就是个人计算机也达到了每秒几万亿次。运算速度经常用 MIPS（million instructions per second，百万条指令/秒）度量。MIPS 表示计算机每秒处理百万条机器语言指令数。计算机运算速度快，提高了工作效率，加快了科学技术的发展。

2. 计算精度高

计算机内部采用二进制数字进行运算，因此，增加表示数字的设备或运用运算技巧等手段，可以使数值计算的精度很高。一般计算工具只有几位有效数字，而计算机的有效位数可达几十位，甚至更多，这是任何其他计算工具都无法比拟的。

3. 具有非凡的存储能力

计算机具有强大的存储（记忆）功能。它不仅可以存储大量的原始数据、中间数据和最后结果，还可以存储指挥计算机工作的程序。存储程序是计算机工作的一个重要原则，这是计算机能自动处理的基础。

4. 具有逻辑判断能力

计算机不仅能进行算术运算，还能进行逻辑运算，并根据逻辑运算的结果选择相应的处理，即具有逻辑判断能力。逻辑判断能力是实现推理和证明的基础。记忆功能、算术运算和逻辑判断能力相结合，就使得计算机能模仿人类的某些智能活动，成为人类脑力延伸的重要工具。

5. 具有很强的自动控制能力

计算机内部操作运算是根据人们事先编好的程序自动执行的。用户只要根据需要将事先编好程序输入计算机，计算机就会在不需要人工干预的情况下自动连续地工作，完成预定的各项任务。

6. 通用性强和应用范围广

同一台计算机，只要安装不同的软件或连接到不同的设备上，就可以完成不同的任务，即它的通用性强。由于计算机具有以上诸多方面的特点，因而它的用途极其广泛，从国防应用到工农业生产，从尖端科学到人们的衣食住行，计算机无处不在。

1.1.5 计算机的发展趋势

关于计算机的发展速度，美国科学家戈登·摩尔提出了后来被称为"摩尔定律"的论述：处理器（CPU）的功能和复杂性每年（其后期减慢为 18 个月）会增加 1 倍，而成本却成比例地递减。

现在处理器的处理能力每隔 1 年半就会增长 1 倍，而价格却日趋下降。摩尔定律的基本内容包括以下两类。

1）芯片密度每 18 个月增加 1 倍，体积越来越小。

2）CPU 性价比大约 18 个月翻一番，速度越来越快。

未来的计算机将向着巨型化、微型化、网络化、智能化和多媒体化的方向发展。

1. 巨型化

巨型化是指发展高速的、存储量大和功能强大的巨型计算机。巨型计算机主要用于生物工程、核试验、天文、气象等大规模科学计算。世界各国都投入了巨大的人力和物力开发巨型计算机。目前，国内外研制的巨型计算机其运算速度已经达到每秒十亿亿次。

2. 微型化

随着微电子技术的不断发展，计算机的体积变得更小，价格也越来越低。

3. 网络化

计算机网络是计算机技术和通信技术结合的产物，是计算机技术中重要的一个分支，是信息系统的基础设施。目前，世界各国都在规划和实施自己的国家信息基础设施（national information infrastructure，NII），即一个国家的网络信息系统。NII 将学校、科研机构、企业、图书馆、实验室等部门的各种资源链接在一起，供全体公民共享，使任何人在任何时间、任何地点都能够将声音、文字、图像、视频等信息传递给在任何地点的任何人。

网络的高速率、多服务和高质量是计算机网络总的发展趋势。尽管网络的带宽大幅提高，服务质量不断改善，服务种类不断增加，但由于网络用户急剧增长，网络用户要求也越来越高，目前网络仍不能满足人们的需求，因此，网络化仍是计算机发展的一个趋势。

4. 智能化

智能化是指通过计算机模拟人的感觉和思维过程，使计算机具有人的某些感觉和思维过程的能力，能够进行一定的学习和推理（如听、说，识别文字、图形和物体等）。智能化技术涉及模式识别、图像识别、自然语言的生成和理解、博弈、定理自动证明、自动程序设计、专家系统、学习系统和智能机器人等。

5. 多媒体化

多媒体化是指计算机能够有效地处理文字、图形、动画、音频、视频等形式的信息，使人们能够更自然、更有效地使用这些信息。多媒体技术的发展使计算机具备了综合处理文字、声音、图形和图像的能力，而在现实生活中人们也更乐于接受图、文、声并茂的信息。因此，多媒体化也是计算机发展的一个重要趋势。

1.1.6 计算机的应用领域

1. 科学计算（数值计算）

科学计算是计算机重要的应用领域之一。工程设计、地震预测、气象预报、火箭和卫星发射、各学科的基础理论研究等都需要由计算机承担庞大复杂的计算任务。

2. 数据处理（信息处理）

数据处理是利用计算机对大量数据进行收集、传输、分类、查询、统计、加工、分析、检索和存储等。数据处理现在是计算机的主要应用领域，主要适用于计算不太复杂，但数据量大、逻辑判断多的场合，如数据报表、人口普查数据分析、图书资料检索等。

3. 计算机辅助系统

计算机辅助系统可以帮助人们更好地工作、学习和生活，主要有以下几个方面。

计算机辅助设计（computer aided design，CAD）是设计人员利用计算机的图形处理功能进行各种设计工作。例如，服装款式和模具的设计等都是 CAD 系统的具体应用。

计算机辅助教学（computer aided instruction，CAI）是利用计算机辅助教师完成授课工作。把计算机作为传授和学习科学知识的工具，将教学内容编制成多媒体教学课件，学生借助于计算机获得知识信息，使教学过程具体化和形象化，提高教学效果。

此外，还有计算机辅助制造（computer aided manufacturing，CAM）、计算机辅助测试（computer aided test，CAT）、计算机辅助教育（computer aided education，CAE）和计算机集成制造系统（computer integrated manufacturing system，CIMS）等。

4. 自动控制

自动控制主要应用于机械、冶金、石油、化工、电力等有关行业。计算机是生产自动化的基本技术工具之一，主要从以下两个方面影响生产自动化：一是在自动控制理论上，现代控制理论处理复杂的多变量控制问题，其数学工具是矩阵方程和向量空间，必须使用计算机求解；二是在自动控制系统的组织上，由数字计算机和模拟计算机组成的控制器是自动控制系统的大脑。它按照设计者预先规定的目标和计算程序，以及反馈装置提供的信息指挥执行机构运作。生产自动化程度越高，对信息传递的速度和准确度的要求也越高，这一任务靠人工操作已无法完成，只有计算机才能胜任。在综合自动化系统中，计算机赋予自动控制系统越来越强的智能性。

5. 人工智能

人工智能是利用计算机模拟人类某些智能行为（如感知、思维、推理、学习等）的理论和技术。目前研究的方向有模式识别、自然语言识别、图像景物分析、自动定律证明、知识表示、机器学习、专家系统、机器人等。

6. 电子商务

所谓电子商务（E-business），是指通过计算机和网络进行商务活动。电子商务是在 Internet 的广阔联系与传统信息技术系统的丰富资源相结合的背景下应运而生的一种网上相互关联的商务活动，在 Internet 上展开。

电子商务发展前景广阔，可为人们提供众多的机遇。世界各地的许多公司已经通过 Internet 进行商业交易。他们在网络上进行业务往来，其业务量往往超过传统方式。同时，电子商务系统也面临着诸如保密性、可测性和可靠性等挑战。但这些挑战随着技术的发展和社会的进步是可以战胜的。

电子商务旨在通过网络完成核心业务，改善售后服务，缩短周转时间，从有限的资源中获取更大的收益，从而达到销售商品的目的。它向人们提供新的商业机会和市场需求，也对有关政策和规范提出挑战。

电子商务始于 1996 年，虽然起步规模不大，但其高效率、低支付、高收益和全球性的优点，很快受到各国政府和企业的广泛重视，发展势头不可小觑。

1.2 信息与信息处理

现在计算机的主要功能是信息处理。在计算机内部，各种信息都必须采用数字化编码的形式进行存储、处理和传送。因此，了解信息的基本概念、信息编码的概念及计算机中各种信息的表示方式是很重要的。

1.2.1 信息和数据

1. 信息

"信息"一词来源于拉丁文"information"，意思是一种陈述或一种解释、理解等。信息的定义迄今说法不一，专家、学者们从不同的角度给出了信息的不同定义。

信息论的创始人香农（Shannon）在 1948 年给信息的定义是：信息是可以减少或消除不确定性的内容。也就是说，信息的功能是消除事物的不确定性，把不确定性变为确定性，信息量就是不确定性减少的程度。这里的不确定性是指如果人们对客观事物缺乏全面的认识，就会表现出对这些事物的情况是不清楚的、不确定的，这就是不确定性。

控制论的创始人之一 N. 维纳（N. Weiner）认为，信息是我们在适应外部世界、感知外部世界的过程中与外部世界进行交换的内容。也就是说，我们通过感官接收到的外部事物及其变化都含有的信息。

我国信息论专家钟义信教授提出：事物的信息是指该事物的运动状态和状态变化的方式，包括这些状态和方式的外在形式、内在含义和实际效用。

一般认为，信息是在自然界、人类社会和人类思维活动中普遍存在的一切物质和事物的属性。

2. 数据

数据（data）是信息的具体物理表示，是信息的载体，是载荷信息的各种物理符号。数据的概念包括两个方面：一方面，数据内容反映或描述事物特性；另一方面，数据是存储在某一媒体上的符号的集合。描述事物特性必须借助一定的符号，这些符号就是数据形式，因此，数据形式是多种多样的。

从计算机角度看，数据就是用于描述客观事物的数值、字符等一切可以输入计算机中，并可由计算机加工处理的符号集合。数值、文字、语言、声音、光、图形、图像等都是不同形式的数据。可以看出，在数据处理领域中的数据概念与在科学计算领域相比已大大拓宽。

信息是人们由客观事物得到的，是人们能够认知客观事物的各种消息、情报、数字、信号、图形、图像、语音等内容。数据是客观事物属性的表示，可以是数值型数据，也可以是非数值型数据。对计算机而言，数据是指能够被其处理的数字化信息。在计算机领域，信息经过转化而成为计算机能够处理的数据，同时也是经过计算处理后作为问题解答而输出的数据。

未经处理的数据只是基本素材，只有对其进行适当加工处理，产生出有助于实现特定目标的信息时对人们才有意义。可见信息实际上是指经过处理后的数据。例如，"今年全国的房价在快速上涨，特别是本市第一季度涨幅就高达 9%。"这是一条信息，其产生是经大量原始数据的分析后得出的结论，而其表现形式是数据，但不是简单的数字。

1.2.2　信息的特征

信息有别于其他事物的本质特征主要表现在以下几个方面。

1. 信息的社会性

信息直接与社会应用相联系，信息只有经过人类加工、处理，并通过一定的形式表现出来才真正具有应用价值。因此，真正意义上的信息离不开社会。

2. 信息必须依附于载体而存在

信息是事物运动的状态和属性，而不是事物本身，因此它不能独立存在，必须借助某种符号才能表现出来，而这些符号又必须附载于某种物体上。

3. 信息的可共享性

信息的可共享性指信息可以被共同分享和占有。信息的拥有者可以和其他人共享信息而不会使原拥有者产生损失，也不会失去原有信息，这是信息与物质的显著区别。例如，有线电视节目、杂志等拥有众多的观众和读者，这些观众和读者就是在共享信息。

4. 信息的时效性

一条信息在某个时刻之前可能具有很高的价值，但是在某个时刻之后可能就没有任何价值了，这就是信息的时效性。

5. 信息的价值性

信息的价值性在于获取的信息可以影响人们的思维、决策和行为方式，从而为人们带来不同层面上的收益。

1.2.3 计算机处理信息的过程

计算机处理信息的过程大体分为数据输入、数据加工和结果输出 3 个步骤。人们通过输入设备将各种原始数据输入计算机，计算机对输入的信息进行加工、处理，然后将结果通过输出设备以文件、图像、动画、图表或声音等形式表示出来。

事实上，计算机与人类处理信息的过程有本质的区别，主要表现在计算机对信息的处理能力不是自发产生的，而是人事先赋予的。人设计好程序，再将程序输入计算机，计算机按照程序的规定，一步一步地完成程序设计者交给的任务。因此，计算机处理信息的过程，其实是人所编制的程序的执行过程，是人的思维的一种体现；而且程序的输入过程及被计算机"弄懂"的过程也是由人预先设计好的，故程序也是计算机要处理的一种信息。

1.2.4 信息高速公路

1991 年，美国当时的参议员戈尔提出建立"信息高速公路"的建议，即将美国所有的信息库及信息网络连成一个全国性的大网络，把大网络连接到所有的机构和家庭中，让各种形态的信息（如文字数据、声音、图像等）都能在大网络里交互传输。1993 年 9 月美国正式宣布实施"国家信息基础设施"（NII）计划，俗称"信息高速公路"计划。该计划引起了世界各发达国家、新兴工业国家和地区的极大震动，纷纷提出了自己的发展信息高速公路计划的设想，积极加入以这场世纪之交的大竞争中去，我国也不例外。

国家信息基础设施，除了通信、计算机、信息本身和人力资源 4 个关键要素外，还包括标准、规则、政策、法规和道德等软环境，其中最主要的当然是人才。

1.3　计算机中的数制与编码

信息在现实世界中无处不在，它们的表现形式也是多种多样，如数字、字母、符号、图表、图像、声音等，而任何形式的信息都可以通过一定的转换方式变成计算机能直接处理的数据。这种计算机能直接处理的数据是用二进制来表示的。

也就是说，在计算机内部无论是存储数据还是进行数据运算，一律采用二进制。虽然为了书写、阅读方便，用户可以使用十进制或其他进制形式表示一个数，但不管采用哪种形式，计算机都要把它们变成二进制数存入计算机并以二进制方式进行运算，当要输出运算结果时，也必须把运算结果转换成人们所习惯的十进制等形式通过输出设备进行输出。

那么，为什么计算机要采用二进制数形式呢？一是由于二进制数在电器元件中最容易实现，而且稳定、可靠，二进制数只要求识别 "0" 和 "1" 两个符号，计算机就是利用电路输出电压的高或低分别表示数字 "1" 或 "0" 的；二是二进制数运算法则简单，可以简化硬件结构；三是便于逻辑运算，逻辑运算的结果称为逻辑值，逻辑值只有两个，即 "0" 和 "1"，这里的 "0" 和 "1" 并不是表示数值，而是代表问题的结果有两种可能：真或假、正确或错误等。

1.3.1　计算机的数制

人们在生产实践和日常生活中，创造了各种表示数的方法，这种数的表示系统称为数制。

按照进位方式计数的数制称为进位计数制。在日常生活中，会遇到不同进制的数。例如，十进制，逢 10 进 1；十二进制（1 年等于 12 个月），逢 12 进 1；七进制（1 周等于 7 天），逢 7 进 1；六十进制（1 小时等于 60 分），逢 60 进 1。最常用的是十进制数，而计算机内部使用的是二进制数据，有时编写程序时还要用到八进制和十六进制数据，因此，需要了解不同进制是如何转换的。

1. 基数与位权

进位计数制涉及两个基本问题：基数与各数位的位权。

（1）基数

所谓某进位数制的基数，是指该进制中允许选用的基本数字符号的个数。

1）十进制（decimal）：每位数位上允许使用的是 0、1、2、3、4、5、6、7、8、9 这 10 个数字符号中的一个，故基数为 10。

2）二进制（binary）：位数位上允许使用的是 0 和 1 这两个数字，故基数为 2。这就是说，如果给定的数中，除 0 和 1 外还有其他数，如 1012，那它就绝不会是一个二进制数。

3）八进制（octal）：每位数位上允许使用 0、1、2、3、4、5、6、7 这 8 个数字符号中的一个，故基数为 8。

4）十六进制（hexadecimal）：每位数位上允许使用 0、1、2、3、4、5、6、7、8、9、A、B、C、D、E、F 这 16 个符号中的一个，故基数为 16。其中，A～F 分别代表十进制数的 10～15。

（2）位权

每个数位上的数字所表示的数值等于该数字乘以一个与数字所在位置有关的常数，这个常数就是位权。位权的大小是以基数为底，以数字所在位置的序号为指数的整数幂。

1）十进制：十进制数 886.88 可以表示成 $886.88=8\times10^2+8\times10^1+6\times10^0+8\times10^{-1}+8\times10^{-2}$。对于一个有 n 位整数 m 位小数的十进制数 $a_{n-1}\cdots a_0.a_{-1}\cdots a_{-m}$，则它的值可以这样展开为

$$a_{n-1}\times10^{n-1}+a_{n-2}\times10^{n-2}+\cdots+a_0\times10^0+a_{-1}\times10^{-1}+a_{-2}\times10^{-2}+\cdots+a_{-m}\times10^{-m}$$

这里，10 是十进制数的基数，10^i（$i=-m\sim n-1$，m、n 为自然数）就是每位数位上的位权。十进制计算时按 "逢 10 进 1" 的原则进行计算。

2）二进制：由于二进制数只有两个数字符号 1 和 0，计数时按 "逢 2 进 1" 的原则进行计算。对于二进制数 110.011，则可以表示成 $(110.011)_2=1\times2^2+1\times2^1+0\times2^0+0\times2^{-1}+1\times2^{-2}+1\times2^{-3}$。同样，对于一个有 n 位整数 m 位小数的二进制数 $a_{n-1}\cdots a_0.a_{-1}\cdots a_{-m}$，则它的值可以

展开为
$$a_{n-1}\times2^{n-1}+a_{n-2}\times2^{n-2}+\cdots+a_0\times2^0+a_{-1}\times2^{-1}+a_{-2}\times2^{-2}+\cdots+a_{-m}\times2^{-m}$$

这里，2 是二进制数的基数，2^i（$i=-m\sim n-1$，m、n 为自然数）就是每位数位上的位权。

同理类推可得：八进制数的基数为 8，位权为 8^i（$i=-m\sim n-1$，m、n 为自然数），其进位方式按"逢 8 进 1"的原则进行计算；十六进制数的基数为 16，位权为 16^i（$i=-m\sim n-1$，m、n 为自然数），其进位方式按"逢 16 进 1"的原则进行计算。

为了区分各种数制，在数后加 D、B、O、H 分别表示十进制、二进制、八进制、十六进制数，也可用下标来表示各种数制的数，如（1010）$_2$、（1010）$_8$、（1010）$_{10}$、（1010）$_{16}$ 所代表的数值就不同。

2. 不同数制数间的转换

（1）其他数制转换成十进制数

只要将某种数制的数按位权展开然后求和，就可以把这个数转换成十进制数。

1）二进制数转换成十进制数：
$$（1001）_2=1\times2^3+0\times2^2+0\times2^1+1\times2^0=（9）_{10}$$
$$（11.101）_2=1\times2^1+1\times2^0+1\times2^{-1}+0\times2^{-2}+1\times2^{-3}=（3.625）_{10}$$

2）八进制数转换成十进制数：
$$（35）_8=3\times8^1+5\times8^0=24+5=（29）_{10}$$
$$（1276）_8=1\times8^3+2\times8^2+7\times8^1+6\times8^0=512+128+56+6=（702）_{10}$$

3）十六进制数转换成十进制数：
$$（32CF）_{16}=3\times16^3+2\times16^2+12\times16^1+15\times16^0=12288+512+192+15=（13007）_{10}$$
$$（2B4E）_{16}=2\times16^3+11\times16^2+4\times16^1+14\times16^0=8192+2816+64+14=（11086）_{10}$$

（2）十进制数转换成其他进制数

如果将十进制数转换为 R 进制的数，可将十进制的整数部分和小数部分分离开来，然后按下列规则转换。

1）十进制整数化为 R 进制数：把被转换的十进制整数反复地除以 R，直到商为 0，所得的余数（从末位读起）就是这个数的 R 进制表示。简单来说，就是"除 R 取余倒着记法"。

2）十进制纯小数化为 R 进制数：将十进制小数连续乘以 R，选取进位整数，直到满足精度要求为止，简称"乘 R 取整法"。

例如，将（237.25）$_{10}$ 转换成二进制数，则整数部分转换如下。

2	2	3	7	余数为 1，即 $b_0=1$，注：此位为最低位
	2	1	1	8　余数为 0，即 $b_1=0$
		2	5	9　余数为 1，即 $b_2=1$
		2	2	9　余数为 1，即 $b_3=1$
		2	1	4　余数为 0，即 $b_4=0$
		2		7　余数为 1，即 $b_5=1$
		2		3　余数为 1，即 $b_6=1$
				1　余数为 1，即 $b_7=1$，注：此位为最高位

小数部分转换如下。

$$
\begin{array}{r}
0.25 \\
\times \quad 2 \\
\hline
0.50 \\
\times \quad 2 \\
\hline
1.00 \\
0.00
\end{array}
$$

整数部分为 0，即 $b_{-1}=0$，注：此位为最高位

整数部分为 1，即 $b_{-2}=1$，注：此位为最低位

余下的纯小数为零，结束

最后结果为（237.25）$_{10}$=（11101101.01）$_2$。

再如，将 58506.8125 转换成八进制数，则整数部分转换如下。

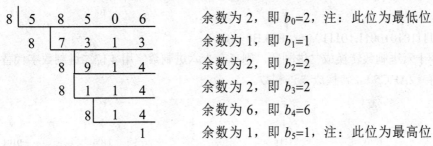

余数为 2，即 $b_0=2$，注：此位为最低位

余数为 1，即 $b_1=1$

余数为 2，即 $b_2=2$

余数为 2，即 $b_3=2$

余数为 6，即 $b_4=6$

余数为 1，即 $b_5=1$，注：此位为最高位

小数部分转换如下。

$$
\begin{array}{r}
0.8125 \\
\times \quad 8 \\
\hline
6.5000 \\
\times \quad 8 \\
\hline
4.0000 \\
0.0000
\end{array}
$$

整数部分为 6，则 $b_{-1}=6$，注：此为最高位

整数部分为 4，则 $b_{-2}=4$，注：此为最低位

余下的纯小数为零，结束

所以，（58506.8125）$_{10}$=（162212.64）$_8$。

（3）二进制数与八进制数的相互转换

二进制的基数为 2，八进制的基数为 8，由于 8 是 2 的整数次幂，即 $8=2^3$，故 1 位八进制数正好相当于 3 位二进制数。因此，将二进制数转换成八进制数，只需以小数点为界，分别向左、向右每 3 位一组划分，最后剩下的位数不够 3 位时补 0，再将每 3 位代以八进制数字即可。

例如，将（1111111011.0100001）$_2$ 转换成八进制数。

001	111	111	011	.	010	000	100
↓	↓	↓	↓		↓	↓	↓
1	7	7	3	.	2	0	4

所以，（1111111011.0100001）$_2$=（1773.204）$_8$。

若将八进制转换成二进制，则分别将每位八进制数字代之以 3 位二进制数字即可。

例如，将（72.531）$_8$ 转换成二进制数。

7	2	.	5	3	1
↓	↓		↓	↓	↓
111	010	.	101	011	001

所以，（72.531）$_8$=（111010.101011001）$_2$。

（4）二进制数与十六进制数的相互转换

二进制的基数为 2，十六进制的基数为 16，由于 16 是 2 的整数次幂，即 $16=2^4$，1 位十六进制数正好相当于 4 位二进制数。因此，将二进制数转换成十六进制数，只需以小数点为界，分别向左、向右每 4 位一组划分，最后剩下的位数不够 4 位时补 0，再将每 4 位代以十六进制数字即可。

例如，将（111101010011.10111）$_2$ 转换成十六进制数。

1111	0101	0011	.	1011	1000
↓	↓	↓	↓	↓	↓
F	5	3	.	B	8

所以，（111101010011.10111）$_2$=（F53.B8）$_{16}$。

若将 1 个十六进制数转换成二进制数，则每个十六进制数字用 4 位二进制数字代替即可。

例如，将（2AF.C5）$_{16}$ 转换成二进制数。

2	A	F	.	C	5
↓	↓	↓	↓	↓	↓
0010	1010	1111	.	1100	0101

所以，（2AF.C5）$_{16}$=（1010101111.11000101）$_2$。

十六进制与二进制之间的转换极为方便，用十六进制书写比用二进制书写简短，口读也方便；特别是计算机存储器以字节为单位，1 字节包含 8 个二进制位，用两个十六进制位即可表示。因此，十六进制常用于指令的书写、手编程序或目标程序的输入与输出。

（5）八进制数和十六进制数的相互转换

要实现八进制数与十六进制数之间的转换，最简单的方法是借助于二进制数来实现，即将八进制数转换为二进制数，再将二进制数转换为十六进制数；同理，十六进制数转换为八进制数时，也可采用相同的方法，即将十六进制数转换为二进制数，再将二进制数转换为八进制数即可。

十进制数与二进制数、八进制数、十六进制数的对照表如表 1-2 所示。

表 1-2　十进制数与二进制数、八进制数、十六进制数的对照表

十进制	二进制	八进制	十六进制	十进制	二进制	八进制	十六进制
0	0000	0	0	8	1000	10	8
1	0001	1	1	9	1001	11	9
2	0010	2	2	10	1010	12	A
3	0011	3	3	11	1011	13	B
4	0100	4	4	12	1100	14	C
5	0101	5	5	13	1101	15	D
6	0110	6	6	14	1110	16	E
7	0111	7	7	15	1111	17	F

1.3.2　计算机数据的存储方式及信息单位

1. 存储方式

计算机只识别二进制数，即在计算机内部，运算器运算的是二进制数。

因此，计算机中数据的最小单位就是二进制的一位数，简称为位，英文名称是 bit，音译为比特。1 位只能表示两种状态（0 或 1），2 位就能表示 4 种状态（00、10、01、11）。对于人们平时常用的字母、数字和符号，只需要用 8 位二进制进行编码就能将它们区分开来。因此，将 8 个二进制位的集合称为字节，英文名称是 Byte，它是计算机存储和运算的基本单位。这样，一个数字、字母或字符就可以用 1 字节来表示。例如，字符"A"就表示成"01000001"。由于汉字不像英文那样可以由 26 个字母组合而成，为了区分不同的汉字，每个汉字必须用 2 个字节来表示。

在计算机内部的数据传送过程中，数据通常是按字节的整数的倍数传送的，将计算机一次能同时传送数据的位数称为字长（word size）。字长是由中央处理器本身的硬件结构所决定的，它与数据总线的数目是对应的。不同的计算机系统内的字长是不同的。计算机中常用的字长有 8 位、16 位、32 位、64 位等。图 1-2 表示组成计算机字长的位数。

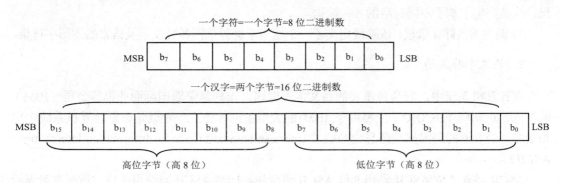

图 1-2　组成计算机字长的位数

一个字长最右边的一位称为最低有效位，最左边的一位称为最高有效位。在 8 位字长中，自右而左，依次为 $b_0 \sim b_7$，为 1 字节。在 16 位字长中，自右而左，依次为 $b_0 \sim b_{15}$，为 2 个字节，左边 8 位为高位字节，右边 8 位为低位字节。

2. 计算机中的信息单位

为了度量数据的大小，计算机中引入位、字节和字长等几种单位。

（1）位

位（bit）是数据的最小单位，一个二进制位就是 1bit，如 1101 为 4bit。bit 通常简写为"b"。

（2）字节

字节（Byte）是信息存储和组织的基本单位，1 字节由 8 个二进制位组成（1Byte=8bit），通常简写为"B"。由于字节的单位太小，计算机中又引入了 KB、MB、GB、TB 的概念，它们之间的关系如下。

　　　　　1KB=1024B　　1MB=1024KB　　1GB=1024MB　　1TB=1024GB

（3）字长

字长（word）是指 CPU 在一次操作中所能处理的二进制数的位数，通常取字节的整数倍。字长用于衡量计算机硬件的性能。例如，32 位机表示每执行一条指令可以处理 32 个二进制位；64 位机则表示一次处理 64 个二进制位。计算机一次可处理的二进制位数越多，也就是字长越大，计算机的运算速度就越快。

1.3.3　字符编码

信息是人们对客观世界的认识，即对客观世界的一种反映。数据是表达现实世界中各种信息的一组可以记录、可以识别的记号或符号，是信息的载体，是信息的具体表现形式。数据可以是字符、符号、表格、声音、图像等。计算机中用到的数据都是以二进制的形式存储的，因而必须研究这些数据如何转换成二进制，即编码问题。编码（character code）就是规定用怎样的二进制码来表示字母、数字及一些专用符号的。

对计算机编码的研究共分为以下 3 个阶段。

1）西文字符编码阶段：一开始计算机只支持英语，其他语言不能在计算机上存储和显示，故英文编码首先被使用。

2）编码的本地化阶段：随着计算机的发展，不同的国家和地区均需制定本民族语言的编码，这就产生了基于不同标准的各种编码。

3）编码的国际化阶段：该阶段定义了一个通用于世界范围各种文字及语言的图形字符集。

1.　西文字符编码

在计算机系统中，有两种重要的西文字符编码，一种是美国国际商业机器公司（IBM）的扩充二进制码 EBCDIC，主要用于 IBM 的大型主机，还有一种就是微型计算机系统中用得最多、最普遍的美国标准信息交换码（American Standard Code for Information Interchange，ASCII）。

ASCII 码有 7 位 ASCII 码和 8 位 ASCII 码两种。标准 ASCII 码使用 7 位二进制数来表示阿拉伯数字 0~9、52 个英文大小写字母、32 个字符和运算符及 34 个控制码，一共 128 个字符，具体编码如表 1-3 所示。

当微型计算机采用 7 位 ASCII 码作机内码时，每字节的 8 位只占用了 7 位，而把最左边的那 1 位（最高位）置 0。

8 位 ASCII 码称为扩充 ASCII 码。由于 128 个字符不够，就把原来的 7 位码扩展成 8 位码，因此它可以表示 256 个字符，前面的 ASCII 部分不变，在编码的 128~255 内，增加了一些字符，如一些法语字母。

扩展的 ASCII 码所提供的 256 个字符，用来表示世界各地的文字编码还显得不够，还需要表示更多的字符和意义，因此又出现了 Unicode 编码。

表 1-3　标准 ASCII 码字符集

十进制	十六进制	字符	十进制	十六进制	字符	十进制	十六进制	字符	十进制	十六进制	字符
0	00	NUL	5	05	ENQ	10	0A	LF	15	0F	SI
1	01	SOH	6	06	ACK	11	0B	VT	16	10	DLE
2	02	STX	7	07	BEL	12	0C	FF	17	11	DC1
3	03	ETX	8	08	BS	13	0D	CR	18	12	DC2
4	04	EOT	9	09	HT	14	0E	SO	19	13	DC3

续表

十进制	十六进制	字符	十进制	十六进制	字符	十进制	十六进制	字符	十进制	十六进制	字符
20	14	DC4	47	2F	/	74	4A	J	101	65	e
21	15	NAK	48	30	0	75	4B	K	102	66	f
22	16	SYN	49	31	1	76	4C	L	103	67	g
23	17	ETB	50	32	2	77	4D	M	104	68	h
24	18	CAN	51	33	3	78	4E	N	105	69	i
25	19	EM	52	34	4	79	4F	O	106	6A	j
26	1A	SUB	53	35	5	80	50	P	107	6B	k
27	1B	ESC	54	36	6	81	51	Q	108	6C	l
28	1C	FS	55	37	7	82	52	R	109	6D	m
29	1D	GS	56	38	8	83	53	S	110	6E	n
30	1E	RS	57	39	9	84	54	T	111	6F	o
31	1F	VS	58	3A	:	85	55	U	112	70	p
32	20	SP	59	3B	;	86	56	V	113	71	q
33	21	!	60	3C	<	87	57	W	114	72	r
34	22	"	61	3D	=	88	58	X	115	73	s
35	23	#	62	3E	>	89	59	Y	116	74	t
36	24	$	63	3F	?	90	5A	Z	117	75	u
37	25	%	64	40	@	91	5B	[	118	76	v
38	26	&	65	41	A	92	5C	\	119	77	w
39	27	`	66	42	B	93	5D	]	120	78	x
40	28	(	67	43	C	94	5E	^	121	79	y
41	29	)	68	44	D	95	5F	_	122	7A	z
42	2A	*	69	45	E	96	60	'	123	7B	{
43	2B	+	70	46	F	97	61	a	124	7C	|
44	2C	,	71	47	G	98	62	b	125	7D	}
45	2D	-	72	48	H	99	63	c	126	7E	~
46	2E	.	73	49	I	100	64	d	127	7F	DEL

2. Unicode 编码

Unicode 是一种 16 位的编码，能够表示 65000 多个字符或符号。目前，世界上的各种语言一般所使用的字母或符号都在 3400 个左右，因此 Unicode 编码可以用于任何一种语言。Unicode 编码与现在流行的 ASCII 码完全兼容，二者的前 256 个符号是一样的。目前，Unicode 编码已经在 Windows NT、OS/2、Office 等软件中使用。

3. BCD 码

BCD（binary coded decimal）码是二进制编码的十进制数，有 4 位 BCD 码、6 位 BCD 码和扩展的 BCD 码 3 种。

（1）8421 BCD 码

8421 BCD 码是用 4 位二进制数表示一个十进制数字，4 位二进制数从左到右其位权依次为 8、4、2、1，它只能表示十进制数的 0～9 这 10 个字符。为了能对一个多位十进制数进行编码，需要有与十进制数的位数一样多的 4 位组。

（2）6 位 BCD 码和扩展 BCD 码

由于 8421 BCD 码只能表示 10 个十进制数，所以在原来 4 位 BCD 码的基础上又产生了 6 位 BCD 码。它能表示 64 个字符，其中包括 10 个十进制数、26 个英文字母和 28 个特殊字符。但在某些场合，还需要区分英文字母的大小写，这就提出了扩展 BCD 码，它是由 8 位组成的，可表示 256 个符号，其名称为 extended binary coded decimal interchange code，缩写为 EBCDIC。EBCDIC 码是常用的编码之一，IBM 及 UNIVAC 计算机均采用这种编码。

1.3.4　汉字的编码

1. 汉字的编码分类

ACSII 码对英文字母、数字和标点符号进行编码。为了在计算机内表示汉字，用计算机处理汉字，同样也需要对汉字进行编码。对汉字编码就是设计一套有序的二进制数，使其与汉字一一对应。汉字数量多，不能像英语国家一样用字母拼出所有的文字，故汉字编码技术比英文字符复杂得多，它涉及多个汉字的编码和编码间的转换。这些编码主要包括汉字信息交换码、汉字输入码、汉字机内码、汉字字形码及汉字地址码等。

（1）汉字信息交换码

汉字信息交换码是用于汉字信息处理系统之间或汉字信息处理系统与通信系统之间进行信息交换的汉字代码，简称交换码，也称国标码。它是为了使系统、设备之间信息交换时能够采用统一的形式而制定的。

我国于 1980 年颁布了国家标准——《信息交换用汉字编码字符集（基本集）》，代号为 GB 2312—1980，即国标码，其规定了进行一般汉字信息处理时所用的 7445 个字符编码，其中有 682 个非汉字图形符号（如序号、数字、罗马数字、英文字母、日文假名、俄文字母、汉语注音等）和 6763 个汉字的代码。按照汉字使用频度，汉字代码中又有一级常用字 3755 个，二级常用字 3008 个。一级常用汉字按汉语拼音字母顺序排列，二级常用字按偏旁部首排列，部首依笔画多少排序。把 7445 个国标码放置在一个 94 行×94 列的阵列中。阵列的每行称为一个汉字的区，用区号表示；每列称为一个汉字的位，用位号表示。显然，区号范围是 1～94，位号范围也是 1～94。这样，一个汉字在表中的位置可用它所在的区号与位号来确定。一个汉字的区号与位号的组合就是该汉字的区位码。区位码的形式是高两位为区号，低两位为位号。例如，"中"字的区位码是 5448，即 54 区 48 位。区位码与每个汉字之间具有一一对应的关系。国标码在区位码表中的安排：1～15 区是非汉字图形符区；16～55 区是一级常用汉字区；56～87 区是二级常用汉字区；88～94 区是保留区，可用来存储自造字代码。此外，GB 2312—1980 还规定：区位码是一个 4 位的十进制数，而国际码是 4 位的十六进制数。区位码和国标码之间有一个简单的转换关系，即将区位码的区号和位号分别转换为十六进制数，再加上 2020H 可得国标码，即国标码=区位码+2020H。

由于 1 字节只能表示 2^8（256）种编码，显然用 1 字节不可能表示汉字的国标码，因此一个国标码必须用 2 字节来表示。"中"字的 2 字节是 01010110 01010000。

（2）汉字输入码

为将汉字输入计算机而编制的代码称为汉字输入码，也叫外码。目前，汉字主要是经标准键盘输入计算机的，所以汉字输入码都是由键盘上的字符或数字组合而成的。目前，流行的汉字输入码的编码方案已有许多，如全拼输入法、双拼输入法、自然码输入法、五笔输入法等。汉字输入码可分为音码、形码、音形结合码三大类。全拼输入法和双拼输入法是根据汉字的发音进行编码的，称为音码；五笔输入法是根据汉字的字形结构进行编码的，称为形码；自然码输入法是以拼音为主，辅以字形字义进行编码的，称为音形结合码。

对于同一个汉字，不同的输入法有不同的输入码。例如，"中"字的全拼输入码是 zhong，双拼输入码是 vs，而五笔输入码是 kh。不管采用何种输入方法，输入的汉字都会转换成对应的机内码并存储在介质中。

（3）汉字机内码

汉字机内码是为在计算机内部对汉字进行存储、处理而设置的唯一编码，一个汉字对应一个内码。当一个汉字输入计算机后就转换为机内码，然后才能在机器内传输和处理。为在计算机中同时处理汉字和英文，汉字机内码必须与 ASCII 码兼容，即允许两者同时使用，且不发生冲突。国标码每字节的最高位为 0，ASCII 码最高位也为 0，故二者难以区分，为此，将国标码的每字节的最高位由 0 改为 1，其余位保持不变，就形成了汉字机内码，其过程相当于将国标码加上二进制数 10000000B，而 10000000B=80H，故有机内码=国标码+8080H=区位码+A0A0H。

（4）汉字字形码

汉字字形码是在显示和打印输出时，用于表示汉字字形的代码，也称字模或汉字输出码。目前有两种表示方式，一是点阵方式，二是矢量方式。

汉字是方块字，将方块等分成有 n 行 n 列的格子，简称点阵。笔画所到的格子点为黑点，用二进制数"1"表示，否则为白点，用二进制数"0"表示。这样，一个汉字的字形就可用一串二进制数表示了。例如，16×16 汉字点阵有 256 个点，需要 256 位二进制位来表示一个汉字的字形码。这样就形成了汉字字形码，亦即汉字点阵的二进制数字化。图 1-3 所示为"中"字的 16×16 点阵字形示意图。

在计算机中，8 个二进制位组成 1 字节，它是存储空间的基本单位。可见，一个 16×16 点阵的字形码需要 16×16÷8=32B 存储空间；同理，24×24 点阵的字形码需要 24×24÷8=72B 存储空间；32×32 点阵的字形码需要 32×32÷8=128B 存储空间。例如，用 16×16 点阵的字形码存储"中国"两个汉字，需占用 2×16×16÷8=64B 的存储空间。

显然，点阵中行、列数划分越多，字形的质量越好，锯齿现象也就越小，但存储汉字字形码所占用的存储空间也就越大。汉

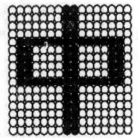

图 1-3　"中"字的 16×16 点阵字形示意图

字字形通常分为通用型和精密型两类。通用型汉字字形点阵分成以下 3 种。

　　1）简易型：16×16 点阵。

　　2）普通型：24×24 点阵。

　　3）提高型：32×32 点阵。

精密型汉字字形用于常规的印刷排版，由于信息量较大（字形点阵一般在 96×96 点阵以上），通常都采用信息压缩存储技术。

汉字的点阵字形的缺点是放大后会出现锯齿现象，很不美观。为此，人们找到了另外一种方式——矢量方式来表示汉字，该方式表示汉字时采用了数学方法来描述一个汉字的字形码，如存储笔画的开始和终止、坐标、半径、圆弧等信息。中文 Windows 中广泛采用了 TrueType 类型的字形码，可以实现无限放大而不产生锯齿现象。

（5）汉字地址码

汉字地址码是指汉字库（这里主要是指字形的点阵式字模库）中存储汉字字形信息的逻辑地址码。汉字库中，字形信息都是按一定顺序（大多数按国标码中汉字的排列顺序）连续存放在存储介质中，所以汉字地址码大多也是连续有序的，而且与汉字机内码间有着简单的对应关系，以简化汉字机内码到汉字地址码的转换。

2. 汉字的处理过程

汉字的输入、处理和输出的过程，实际上是汉字的各种编码之间的转换过程，或者说汉字编码在系统有关部件之间传输的过程。从键盘上输入汉字时，由计算机中特定的程序模板，即输入管理模板将输入码转换为机内码，计算机再以机内码为基础对汉字进行存储、运算和通信等操作，如图 1-4 所示。

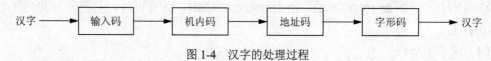

汉字 → 输入码 → 机内码 → 地址码 → 字形码 → 汉字

图 1-4　汉字的处理过程

在计算机的内部处理过程中，汉字信息的存储和各种加工，以及向硬盘或磁带存储汉字信息，都是以汉字机内码形式进行的。

在汉字的显示和输出过程中，处理器根据汉字机内码计算出汉字地址码，按地址码从字库中取出汉字字形码，实现汉字的显示或输出。

1.3.5　声音、图像、视频信息编码处理

对声音、图像和视频信息等数据，需通过采样、量化和编码 3 个步骤后，将模拟信息转换为数字信息，在计算机中以二进制的形式存储起来。播放时，计算机再将数字信号转化成模拟信号。

1.4　计算机系统组成

一个完整的计算机系统由硬件系统和软件系统两大部分组成，如图 1-5 所示。

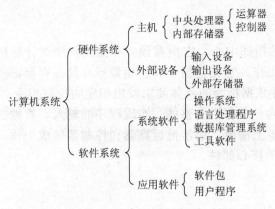

图 1-5　计算机系统组成

　　硬件是计算机的物理实体，是指那些能看得见、摸得着的计算机器件的总称，如主板、电源、存储器、键盘、显示器、打印机等物理实体。各个器件按一定方式组织起来就形成一个完整的计算机硬件系统。

　　软件是指挥计算机硬件工作的各种程序的集合。如果说硬件是计算机的物理实体，那么软件就是计算机的灵魂。硬件是计算机的物质基础，软件是发挥计算机功能的关键，两者是不可分割的。

1.4.1　冯·诺依曼结构的计算机硬件系统

　　冯·诺依曼结构的计算机硬件系统由 5 个基本部分构成，如图 1-6 所示。

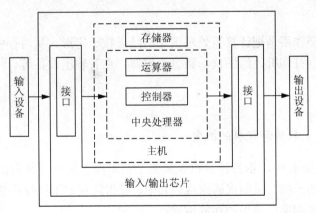

图 1-6　计算机硬件系统组成

1. 运算器

　　运算器由算术逻辑单元（arithmetic logic unit，ALU）、累加器、状态寄存器、通用寄存器等组成，是计算机对各种数据进行算术运算（加、减、乘、除等）和逻辑运算（比较大小、异同、正负等）的主要部件，是一种能对二进制数进行算术运算和逻辑运算的装置。在运算过程中，运算器不断得到由存储器提供的数据，运算后再把结果送回存储器保存起来。整个运算过程是在控制器统一指挥下按程序编排的次序进行的。

2. 控制器

控制器是计算机的指挥中心。它根据预先存储的程序对计算机进行控制，指挥计算机各部件有条不紊地工作。它先把指令和初始数据存储在存储器里，然后把指令逐条从存储器取出、分析，并依据指令的具体要求发出相应的控制指令，使计算机各部分自动、连续并协调动作，成为一个有机的整体，实现程序的输入、数据的输入、运算，并把运算结果传送到输出设备上输出。通常把运算器和控制器做成一体，构成中央处理器，简称 CPU，它是计算机的核心部件。

3. 存储器

存储器是用来存储程序、数据及运算中间结果和最后结果的记忆装置，分为内部存储器（内存或主存储器）和外部存储器（外存或辅助存储器）两种。存储器所具有的存储空间大小即所包含的存储单元总数称为存储容量。内存主要暂时存放将要执行的指令和运算数据，存储容量较小，但存取速度快。外存的存储容量大、成本低、存取速度慢，但能够长期存储程序和数据。

4. 输入设备

输入设备主要用于把信息、数据和程序转换成电信号，并通过计算机的接口电路将这些信号传输到计算机的内存中。常用的输入设备有键盘、鼠标、扫描仪、手写输入设备、声音输入设备、磁盘存储器等。

5. 输出设备

输出设备的主要作用是把计算机处理信息的结果按一定形式从内存中输送出去。常用的输出设备有显示器、打印机、绘图仪、磁盘存储器、声音输出设备等。

1.4.2 软件系统

1. 指令、程序、软件和裸机的概念

1）指令。在计算机中，指挥计算机完成某个基本操作的命令称为指令。一条指令由包含操作码和地址码的一串二进制代码组成。其中，操作码规定了操作的性质（做何种操作），地址码指明了操作数和操作结果的存放地址。

2）程序。程序是为解决某一特定问题而设计的一系列有序的指令或语句的集合。语句实质包含了一系列指令。

3）软件。软件是能够指挥计算机工作的程序和程序运行时所需要的数据，以及与这些程序和数据有关的文字说明、图表资料等文档的集合。

4）裸机。没有安装任何软件的计算机称为裸机。

2. 计算机语言

为解决人和计算机的对话问题，就产生了计算机语言。计算机语言是用于编写计算机程

序的语言，它随着计算机技术的发展，为了解决实际问题也在逐步发展。

1）机器语言。机器语言即二进制语言，它直接用二进制代码（0、1）表示指令，是计算机硬件系统唯一能直接识别、直接执行的计算机语言（可执行代码）。因为不同计算机的指令系统不同，所以用机器语言编写的程序没有通用性。

2）汇编语言。汇编语言是用一些助记符表示指令功能的计算机语言。它是把机器语言符号化的语言，和机器语言基本上是一一对应的，便于记忆。用汇编语言编写的程序称为汇编语言源程序，汇编语言源程序不能直接执行，需要用汇编程序将其汇编（翻译）成机器语言程序（目标程序），计算机才能执行。

汇编语言和机器语言都是面向机器的程序设计语言，不同计算机具有不同的指令系统。一般将汇编语言和机器语言称为低级语言。

3）高级语言。高级语言更接近人类语言和数学语言。高级语言与具体的计算机指令系统无关，其表达方式更接近人们对求解过程或问题的描述方式。这是面向程序的、易于掌握和书写的程序设计语言。使用高级语言编写的程序称为源程序，必须由编译程序编译成目标程序，再与有关的库程序连接成可执行程序，才能在计算机上运行，如图 1-7 所示。

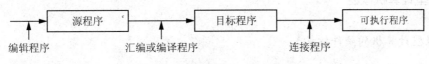

图 1-7　源程序输入可执行程序

3. 软件系统

计算机软件系统一般包含系统软件和应用软件两大类，如图 1-5 所示。

（1）系统软件

系统软件是实现计算机管理、监控、操作和维护的软件，并且由它完成应用程序的安装、编译等任务。它有两个主要特点：一是通用性，即无论哪个应用领域的用户都要用到它；二是基础性，即所有应用软件都在系统软件支持下编写和运行。系统软件主要包括操作系统、各种语言处理程序、数据库管理系统和各种工具软件。

系统软件中最基本的是操作系统。操作系统是所有软件的核心，它是一个庞大的程序，控制着计算机上运行的所有程序并管理该计算机的所有硬件资源。操作系统的任务是充分利用计算机的所有资源，最大限度地发挥计算机系统各部分的作用。操作系统是用户与计算机的接口，它是最贴近硬件的系统软件，用户通过操作系统来操作计算机，如 Windows 7、Windows 10 等就是大家熟悉的操作系统。

（2）应用软件

应用软件是指用户或专门的软件公司利用计算机及其提供的系统软件为解决各种实际问题而编制的计算机程序，如文字处理软件（Word 2016）、绘图软件（Auto CAD）、电子表格软件（Excel 2016）、幻灯片制作软件（PowerPoint 2016）、财务管理软件（用友 U8）等。

1.4.3　计算机的工作过程

计算机系统的各个部件能够有条不紊地工作，都是在控制器的控制下完成的。计算机的工作过程可以归结为以下几步：

1）控制器控制输入设备将数据和程序从输入设备输入内部存储器中。

2）在控制器的指挥下，从存储器取出指令送入指令寄存器。

3）控制器对指令寄存器中的指令进行分析，指挥运算器、存储器执行指令规定的操作。

4）由操作控制线路发出完成该操作所需要的一系列控制信息，去完成该指令所要求的操作。程序计数器加1或将转移地址送入程序计数器，然后回到第2）步，如此反复，直到程序结束。

1.5 微型计算机及其硬件系统

近年来由于大规模和超大规模集成电路技术的发展，微型计算机的性能飞速提高，价格不断降低，使个人计算机（personal computer，PC）全面普及，成为计算机市场的主流。个人计算机大体上可分为固定式和便携式两种。固定式个人计算机主要为台式（桌上式）机，便携式个人计算机又可分为膝上型、笔记本型、掌上型和笔输入型等。

1.5.1 微型计算机概述

1. 微型计算机的硬件结构

微型计算机的硬件结构亦遵循冯·诺依曼型计算机的基本思想，但其硬件组成也有自身的特点，微型计算机采用总线结构，其结构示意图如图1-8所示。由图可以看出，微型计算机硬件系统由CPU、内存、外存、输入/输出（input/output，I/O）设备组成。其中，核心部件CPU通过总线连接内存构成微型计算机的主机。主机通过接口电路配上I/O设备就构成了计算机系统的基本硬件结构。通常它们按照一定的方式连接在主机板上，通过总线交换信息。

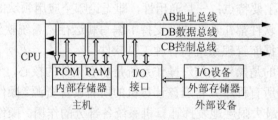

图1-8　计算机硬件系统结构示意图

所谓总线，就是一组公共信息传输线路，由3部分组成：数据总线（data bus，DB）、地址总线（address bus，AB）、控制总线（control bus，CB）。三者在物理上做在一起，工作时各司其职。总线可以单向传输数据，也可以双向传输数据，并能在多个设备之间选择出唯一的源地址和目的地址。早期的微型计算机采用单总线结构，当前较先进的微型计算机采用面向CPU或面向主存的双总线结构。

2. 微型计算机的基本硬件配置

现在常用微型计算机硬件系统的基本配置通常包含CPU、主板、内存、硬盘、光驱、显示器、显卡、声卡、键盘、鼠标、主机箱、电源等。根据需要还可以配置音箱、打印机、扫描仪和绘图仪等。

主机箱是计算机的主要设备的封装设备,有卧式和立式两种。卧式机箱的主板水平安装在主机箱的底部;而立式机箱的主板垂直安装在主机箱的右侧。立式机箱具有更多的优势。

在主机箱内安装有 CPU、内存、主板、硬盘及硬盘驱动器、光盘驱动器、软盘驱动器、主机箱电源和各种接口卡等部件,如图 1-9 所示。主机箱面板上有一个电源开关(power)和一个重启动开关(reset)。按电源开关可启动计算机,当计算机在使用过程中无法正常运行(如死机)时,按重启动开关可重新启动计算机。计算机主机箱的背面有许多专用接口,主机通过它可以与显示器、键盘、鼠标、打印机等输入、输出设备连接。

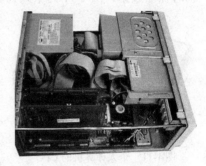

图 1-9   主机箱内部结构图

主板,又称主机板、系统板或母板。它安装在机箱内,是微型计算机基本的也是重要的部件之一。主板一般为矩形电路板,上面安装了组成计算机的主要电路系统,一般有基本输入/输出系统(basic input/output system,BIOS)芯片、I/O 控制芯片、键盘和面板控制开关接口、指示灯插接件、扩充插槽、主板及插卡的直流电源供电接插件等元件。

主板上插有中央处理器(CPU),它是微型计算机的核心部分,还有用于插内存条的插槽等。另外,还有 6~8 个长条形插槽,它们是扩展插槽,是主机通过系统总线与外部设备连接的通道,用来扩展系统功能的各种接口卡都插在扩展插槽上,如显卡、声卡、网卡、防计算机病毒卡等。主板外形如图 1-10 所示。

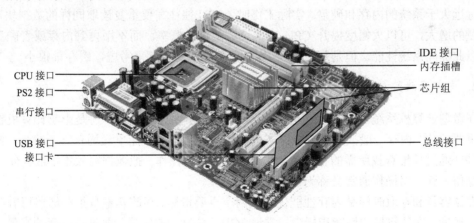

CPU 接口
PS2 接口
串行接口
USB 接口
接口卡

IDE 接口
内存插槽
芯片组
总线接口

图 1-10   主板外形

1.5.2　微型计算机的主机

随着集成电路制作工艺的不断进步,出现了大规模集成电路和超大规模集成电路,就可以把计算机的核心部件运算器和控制器集成在一块集成电路芯片内,称为微处理器(microprocessor unit,MPU)。CPU、内存、总线、I/O 接口和主板构成了微型计算机的主机,被封装在主机箱内。

1. 中央处理器

中央处理器主要包括运算器和控制器两大部件，是计算机的核心部件。CPU 是一个体积不大而元件集成度非常高、功能强大的芯片，一般由逻辑运算单元、控制单元和高速缓冲存储器组成。在逻辑运算和控制单元中包括一些寄存器，寄存器用于 CPU 在处理数据过程中暂时保存数据。图 1-11 为个人计算机的 CPU。

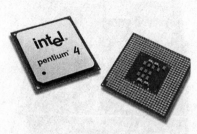

图 1-11　个人计算机的 CPU

CPU 是决定计算机档次的关键部件。CPU 性能的主要参数包括主频、字长、外频、接口、工作电压等。CPU 的性能指标（主要是字长和时钟频率）直接决定了由它构成的计算机系统的性能。

1）主频：也称时钟频率，单位是 MHz，用来表示 CPU 的运算速度。当然，主频和实际的运算速度是有关的，但只能说主频仅仅是 CPU 性能表现的一个方面，而不代表 CPU 的整体性能。

2）字长：CPU 的另一个性能指标就是字长，CPU 的字长表示 CPU 一次可以同时处理的二进制数据的位数，它是 CPU 最重要的一个性能标志。人们通常所说的 32 位机、64 位机就是指该计算机中的 CPU 可以同时处理 32 位或 64 位的二进制数据。CPU 的字长取决于 CPU 中寄存器、加法器和数据总线的位数。字长的长短直接影响计算机的计算精度、功能和速度。字长越长，CPU 性能越好、速度越快。目前，CPU 多为 32 位机和 64 位机。

3）缓存：高速缓存（cache）的大小也是 CPU 的重要指标之一，而且缓存的结构和大小对 CPU 速度的影响也非常大，CPU 内缓存的运行频率极高，一般是和 CPU 同频运作，工作效率远远大于系统的内存和硬盘。实际工作时，CPU 往往需要重复读取同样的数据块，而缓存容量的增大，可以大幅度提升 CPU 内部读取数据的概率，而不用再到内存或者硬盘上寻找，以此提高系统性能。但是从 CPU 芯片面积和成本的因素来考虑，缓存都很小。

2. 内部存储器

在微型计算机系统内部，内存是仅次于 CPU 的重要元器件之一，是影响计算机整体性能的重要部分。内存一般按字节分成许多的存储单元，每个存储单元均有一个编号，称为地址。CPU 通过地址查找所需的存储单元，此操作称为读操作；把数据写入指定的存储单元称为写操作。读、写操作通常又称为访问或存取操作。

存储容量和存取时间是内存性能优劣的两个重要指标。存储容量是指存储器可容纳的二进制信息量，在计算机的性能指标中，常说 2GB、4GB、8GB 等，即是指内存的容量。通常情况下，内存容量越大，程序运行速度相对就越快。存取时间是指存储器收到有效地址到其输出端出现有效数据的时间间隔，存取时间越短，则性能越好。

根据功能，内存又可分为随机存储器（random access memory，RAM）、只读存储器（read only memory，ROM）和高速缓冲存储器（cache，简称高速缓存）。

（1）RAM

RAM 中的信息可以随时读出和写入，是计算机对程序和数据进行操作的工作区域，我们通常所说的计算机的内存也是指 RAM。在计算机工作时，只有将要执行的程序和数据放入 RAM 中，才能被 CPU 执行。由于 RAM 中存储的程序和数据在关机或断电后会丢失，不能长期存储，通常要将程序和数据存储在外存储器中（如硬盘），当要执行该程序时，再将其从硬盘中读入 RAM 中，然后才能运行。目前，计算机中使用的内存均为半导体存储器，它是由一组存储芯片焊制在一条印制电路板上而成的，因此通常又称为内存条，如图 1-12 所示。

对于 RAM，人们总是希望其存储容量大一些，存取速度快一些，所以 RAM 的容量和存取时间是内存的两个重要指标。目前，内存条常见的容量为 2GB、4GB、8GB，而存取时间一般常见的有 60ns、70ns、80ns、120ns 等几种。容量越大、存取速度越快，其价格也随之上升。在选配内存时，在满足容量要求的前提下，应尽量挑选与 CPU 时钟周期相匹配的内存条，这将有利于最大限度地发挥内存条的效率。内存慢而主板快，会影响 CPU 的速度，还有可能导致系统崩溃；内存快而主板慢，结果只能是大材小用。

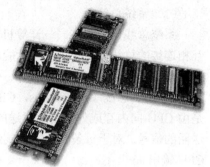

图 1-12　内存条

RAM 根据其半导体元器件的结构不同，又分为静态随机存储器（static RAM，SRAM）和动态随机存储器（dynamic RAM，DRAM）。

DRAM 是将信息以电荷形式保存在 MOS 电路和电容器中，由于电容器存在放电回路，超过一定时间后，存放在电容器中的电荷就会消失，信息就会丢失。因此，为了保证数据不丢失，必须有一个刷新逻辑电路对 DRAM 进行周期性刷新（定时充电），因此也称为动态存储器。它具有集成度高、结构简单、功耗低、生产成本低等特点，主要应用在计算机的内部存储器中。SRAM 用一个双极型电路或 MOS（metal oxide semiconductor，金属、氧化物、半导体）电路的触发器来保存信息，不必周期性刷新。只要有电源正常供电，触发器就能稳定地存储数据，因此称为静态存储器。它结构相对比较复杂、集成度低、造价高、速度快，所以一般 SRAM 多应用于高速小容量存储器，如高速缓冲存储器。

（2）ROM

ROM 中的内容只能读出、不能写入，它的内容是由芯片厂商在生产过程中写入的，并且断电后 ROM 中的信息也不会丢失，因此，常用 ROM 来存放重要的、固定的并且反复使用的程序和数据。

众所周知，在计算机通电后，CPU 得到电能就开始准备执行指令，可由于刚开机，RAM 中还是空的，没有需要执行的指令，所以就需要 ROM 中保存一个称为 BIOS（基本输入/输出系统）的小型指令集。BIOS 非常小，但是非常重要。当打开计算机时，CPU 执行 ROM 中的 BIOS 指令，首先对计算机进行自检，如果自检通过，便开始引导计算机从软盘上读入、执行操作系统，最后把对计算机的控制权交给操作系统。ROM 的只读性保证了存于其中的程序、数据不遭到破坏。由此可见，ROM 是计算机系统中不可缺少的部分。

3. 总线

总线（bus）是连接 CPU、存储器和外部设备的公共信息通道，各部件均通过总线连接在一起进行通信。总线的性能主要由总线宽度和总线频率来表示。总线宽度为一次能并行传输的二进制位数，总线越宽，速度越快。总线频率即总线中数据传输的速度，单位仍用 MHz 表示。总线时钟频率越快，数据传输越快。由于总线连接的部件不同，可分为内部总线、系统总线和外部总线。

（1）内部总线

内部总线用于同一部件内部的连接，如 CPU 内部连接各内部寄存器和运算器的总线。

（2）系统总线

系统总线用于连接同一计算机的各部件，如 CPU、内部存储器、I/O 设备等接口之间的互相连接的总线。系统总线按功能可分为控制总线、数据总线和地址总线，分别用来传送控制信号、数据信息和地址信息。

1）控制总线（control bus，CB）：用来传送各种控制信号和应答信号，分为两类：一类是由 CPU 向内存或外部设备发送的控制信号；另一类是由外部设备或有关接口电路向 CPU 送回的信号。对于每条具体的控制线，信号的传递方向是固定的，不是输入到 CPU，就是从 CPU 输出。

2）数据总线（data bus，DB）：用于传送数据。DB 位数的多少反映了 CPU 一次可以接收数据的能力。数据总线上传送的信息是双向的，数据既可以从 CPU 传送到其他部件，也可以从其他部件传送至 CPU。

3）地址总线（address bus，AB）：用来传送存储单元或 I/O 接口地址信息，以便选择需要访问的存储单元和 I/O 接口电路。地址总线是单向的，它只能由 CPU 发出地址信息，地址总线的数目决定了可以直接访问的内部存储器的范围，如寻址 1MB 地址空间需要 20 条地址总线。

（3）外部总线

外部总线是指与外部设备接口相连的，实际上是一种外部设备的接口标准。负责 CPU 与外部设备之间的通信。例如，目前计算机上流行的接口标准 IDE、SCSI、USB 和 IEEE 1394 等，前两种主要是与硬盘、光驱等 IDE 设备接口相连，后面两种新型外部总线可以用来连接多种外部设备。

目前使用的微型计算机大多采用总线连接，所以当需要增加一些部件时，只要这些部件发送与接收信息的方式能够满足总线规定的要求就可以与总线直接挂接。这给计算机各类外部设备的生产及应用都带来了极大的方便，拓展了计算机的应用领域。总线在发展过程中也形成了许多标准，如 ISA、PCI、AGP 等总线。

4. 输入/输出接口

CPU 与外部设备、存储器的连接和数据交换都需要通过接口设备来实现，前者称为 I/O 接口，而后者则被称为存储器接口。存储器通常在 CPU 的同步控制下工作，接口电路比较简单；而 I/O 设备品种繁多，其相应的接口电路也各不相同，因此，习惯上说到接口只是指 I/O 接口，I/O 接口也称适配器或设备控制器。

由于主机中的 CPU 和内存都是由大规模集成电路组成的，而 I/O 设备是由机电装置组合而成，它们之间在速度、时序、信息格式和信息类型等方面存在着不匹配。I/O 接口的作用就是解决上述这些不匹配，使主机与外部设备能协调地工作。由于这些 I/O 接口一般制作成电路板的形式，所以常把它们称为适配器，如声卡、显示卡、网卡等。

（1）接口的功能

在计算机中，当增加外部设备时，由于各种外部设备的使用信号不同，或工作速度不能与 CPU 相匹配，因此不能直接将外部设备挂在总线上，必须经过 I/O 接口电路才能连接到总线上。接口电路具有设备选择、信号转换及缓冲等功能，以确保设备与 CPU 工作协调一致。

（2）接口的类别

1）总线接口：主板一般提供多种总线类型，如 PCI、AGP 等，供插入相应的功能卡，如显卡、声卡、网卡等。

2）串行口：采用一次传输一个二进制位的传输方式。主板上提供 COM1 和 COM2 两个串行口。

3）并行口：采用一次传送 8 位二进制位的传输方式。打印机通常连接在并行口上。主板上提供 LPT1 和 LPT2 两个并行口。

4）USB 接口：通用串行总线（universal serial bus，USB）是一种新型的接口标准。随着计算机应用技术的发展，外部设备使用越来越多，原来提供的有限接口已经不够使用。USB 接口只需一个就可以接 127 个 USB 外部设备，有效扩展了计算机的外接设备能力；另外，在硬件设置上也非常容易，支持即插即用，可以在不关闭电源的情况下作热插拔。现在采用 USB 接口的外部设备种类有很多，如鼠标、键盘、调制解调器（modem）、数码照相机、扫描仪、音箱、打印机、摄像头、U 盘和移动硬盘等。

5. 主板

主板是一个提供了各种插槽和系统总线及扩展总线的电路板。主板上的插槽用来安装组成微型计算机的各部件，而主板上的总线可实现各部件之间的通信，所以说主板是计算机各部件的连接载体。

主板结构就是根据主板上各部件的布局、排列方式、尺寸大小、形状及所使用的电源规格等制定出的通用标准，主要分为 AT、ATX、NLX 及 BTX 等主板结构。AT 是多年前使用已被淘汰的主板结构，ATX 是目前市场上最常见的主板结构，而 BTX 则是 Intel 制定的一种新型主板结构。

主板主要包括控制芯片组、CPU 插座、内存插槽、BIOS、CMOS、各种 I/O 接口、扩展插槽、键盘/鼠标接口、外存储器接口和电源插座等元器件，有些主板还集成了显卡、声卡和网卡等适配器。

主板在整个微型计算机系统中起着很重要的作用，主板的类型和性能决定了系统可安装的各部件的类型和性能，从而影响整个系统的性能。

1.5.3　微型计算机的外存储器

外存属于外部设备。它既是输入设备，又是输出设备，是内存的后备与补充。与内存相比，外存容量较大，关机后信息不会丢失，但存取速度较慢，一般用来存放暂时不用的程序和数据。它只能与内存交换信息，不能被计算机系统中的其他部件直接访问。当 CPU 需要访问外存的数据时，需要先将数据读入内存中，然后 CPU 从内存中访问该数据。当 CPU 要输出数据时，也是将数据先写入内存，然后由内存写入外存中。

在计算机发展过程中曾出现过许多种外存，目前微型计算机中常见的外存有磁盘、磁带、光盘和移动存储设备等。

1. 磁盘存储器

磁盘存储器是各类计算机中应用广泛的外存设备，它以铝合金或塑料为基体，两面涂有一层磁性材料。通过电子方法可以控制磁盘表面的磁化，以达到记录信息（0 和 1）的目的。

磁盘的读写是通过磁盘驱动器完成的。磁盘驱动器是一个电子机械设备，它的主要部件包括：一个安装磁盘片的转轴，一个旋转磁盘的驱动电机，一个或多个读写头，一个定位读写头在磁盘位置的电机，以及控制读写操作并与主机进行数据传输的控制电路。磁盘分为软磁盘和硬磁盘两大类，分别简称软盘和硬盘。

关于磁盘存储器有如下几个常用术语。

1）磁道（track）：每个盘片的每一面都要划分为若干条形如同心圆的磁道，这些磁道就是磁头读写数据的路径。磁盘的最外层是第 0 道，最内层为第 n 道。每个磁道上记录的信息一样多，这样，内圈磁道上记录的密度比外圈磁道上记录的密度大。

2）柱面（cylinder）：一个硬盘由几个盘片组成，每个盘片又有两个盘面，每个盘面都有相同数目的磁道。所有盘面上相同位置的磁道组合在一起，叫作一个柱面。例如，有一个硬盘组，一个盘片的盘面上有 256 个磁道，对于多个盘片组成的盘片组来说，就是有 256 个柱面。

3）扇区（sector）：为了记录信息方便，每个磁道又划分为许多称为扇区的小区段。每个磁道上的扇区数是一样的。通常扇区是磁盘地址的最小单位，与主机交换数据是以扇区为单位的。磁道上的每一扇区记录等量的数据，一般为 512B。小于或等于 512B 的文件存放在一个扇区内，大于 512B 的文件存放于多个扇区。

图 1-13 给出了磁盘的磁道、扇区和柱面的示意图。

在磁盘存储器的历史上，软盘曾经扮演过重要的角色，但是由于其存储容量小，数据保存不可靠，目前已被淘汰。现在提到的磁盘存储器一般是指硬盘存储器。

硬盘存储器简称硬盘，如图 1-14 所示。它安装在主机箱内，盘片与读写驱动器均组合在一起，成为一个整体。硬盘的指标主要体现在容量和转速上。转速是指硬盘在 1min 内能够完成的最大转数，单位为 r/min（转/分），常见的转速有 5400r/min、7200r/min、10000r/min。

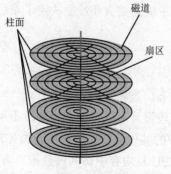

图 1-13　磁盘的磁道、扇区和柱面

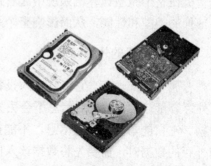

图 1-14　硬盘及硬盘内部结构

硬盘转速越快，存取速度也就越快，访问时间也就越短，但对磁盘读写性能的要求也就越高。硬盘的容量已从过去的几十兆字节、几百兆字节，发展到现在的上百吉字节甚至上太字节。微型计算机中的大量程序、数据和文件通常都保存在硬盘上，一般的计算机可配置不同数量的硬盘，且都有扩充硬盘的余地。

硬盘由多个盘片垂直叠放组成，各盘片间隔以适当的距离，在电动机的驱动下高速地转动。每个盘片的两面各有一个读/写磁头，装在硬盘的机械臂上。当需要访问硬盘时，移动机械臂使读/写磁头定位在盘片上数据所在的位置上进行读、写。由于盘片和磁头是密封起来的，所以硬盘防尘性能良好、可靠性高，对环境要求不高。但需要注意的是，在硬盘工作时，要避免振动，以免磁头划坏盘片，造成损坏。

硬盘的格式化分为低级格式化和高级格式化。低级格式化就是将硬盘划分磁道和扇区，这操作一般由厂家完成。只有当硬盘出现严重问题或被计算机病毒感染无法清除时，用户才需要对硬盘重新进行低级格式化。进行低级格式化必须使用专门的软件。在系统安装前，还要对硬盘进行分区和高级格式化。分区是将一个硬盘划分为几个逻辑盘，分别标识出 C 盘、D 盘、E 盘等，并设定主分区（活动分区）。硬盘分区可以使用专门软件，也可以用 DOS 来进行。高级格式化的作用是建立文件的分配表和文件目录表。硬盘必须经过低级格式化、分区和高级格式化后才能使用。

2. 光盘存储器

光盘存储器是一种大容量外部存储器，它具有体积小、容量大、可靠性高、保存时间长、价格低和便于携带等特点，是目前计算机中使用较多的一种存储设备。光盘分为 CD 光盘和 DVD 光盘，如图 1-15 所示。

（1）CD 光盘

CD 光盘根据使用情况的不同，分为如下 3 种类型。

1）只读型光盘（CD-ROM）：只能读出数据，不能写入数据。它是厂商在出厂时已经预先写入信息，写入的信息将永久保存在光盘上，每张光盘容量可达 650MB。目前，多数软件是以此种光盘为介质来提供给用户的。

2）一次写入型光盘（CD-R）：只能写一次信息，可以反复读取，常用于资料保存、自制多媒体和光盘复制。

3）可擦写型光盘（CD-RW）：可重复擦写光盘。

（2）DVD 光盘

DVD 光盘是一种大容量存储设备，其容量根据盘片的结构不同而不同，单面单层结构的容量为 4.7GB，双面双层结构的容量为 17GB。从 DVD 的读写方式来分，可分为 DVD-ROM（只读型 DVD 盘，即常说的 DVD 盘）、DVD-R（一次写入型 DVD 盘）和 DVD-RW（可擦写型 DVD 盘）。

光盘存储系统由光盘、光盘驱动器（图 1-16）和接口设备组成。光盘驱动器（简称光驱）是多媒体计算机重要的输入设备，它内装小功率的激光光源，读取信息时根据光盘凹凸不平的表面对光的反射强弱的变化来读出数据。目前，微型计算机中配置的光驱多为 DVD 刻录光驱，利用该刻录光驱，既可以读取 CD 光盘和 DVD 光盘的数据，又可以向可写的 CD 光盘和 DVD 光盘中写入数据。

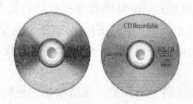
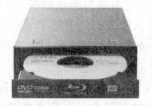

图 1-15　光盘　　　　　　　　　　　图 1-16　光盘驱动器

　　CD 光驱最重要的性能指标是光驱的倍速，它用来描述 CD 的刻录速度。在制定 CD-ROM 标准时，把 150Kb/s 的传输率定为标准，后来驱动器的传输速率越来越快，就出现了倍速、4 倍速直至现在的 32 倍速、40 倍速或者更高。

　　DVD 驱动器的基准数据传输速率为 1.385Mb/s，比 CD 驱动器要快得多。DVD 的性能指标也是用倍速来描述，目前市场中的 DVD 刻录机能达到的最高刻录速度为 24 倍速。

　　3. 移动存储设备

　　随着通用串行总线（USB）开始在个人计算机上出现并逐渐盛行，借助 USB 接口，移动存储产品已经逐步成为现在存储设备的主要成员，并作为随身携带的存储设备被广泛使用。常用移动存储设备如图 1-17 所示。

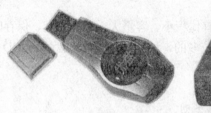

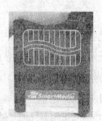

（a）U 盘　　　　　　　　　（b）移动硬盘　　　　　　　（c）存储卡

图 1-17　移动存储设备

　　1）U 盘（flash memory）：一种基于 USB 接口的移动存储设备，可使用在不同的硬件平台。目前，U 盘的容量一般在几百兆字节到几百吉字节。U 盘的价格便宜，体积很小，便于携带，使用极其方便，是非常适宜随身携带的存储设备。

　　2）移动硬盘：基于 USB 接口的存储产品。它可以在任何不同硬件平台（个人计算机、MAC、笔记本式计算机）上使用，容量可高达几百吉甚至上太字节，具有体积小、重量轻、携带方便等优点，同时具有极强的抗震性，称得上是一款实用、稳定的移动存储产品，得到了越来越广泛的应用。

　　3）存储卡：自从计算机应用变得越来越广泛之后，很多人喜欢随身携带小巧的 IT 产品，如数码照相机、数码摄像机等。数码照相机采用存储卡作为存储设备，将数据保存在存储卡中，可以方便地与计算机进行数据交换。现在存储卡的容量也越来越大。

1.5.4　微型计算机的输入设备

　　键盘和鼠标是计算机常用的输入设备，其他输入设备还有扫描仪、磁卡读入机等，这里重点介绍键盘和鼠标。

1. 键盘

键盘（keyboard）是人机对话的最基本的设备，用户可以用它来输入数据、命令和程序。键盘内部有专门的控制电路，当按下键盘上的某一个键时，键盘内部的控制电路就会产生一个相应的二进制代码，并将此代码输入到计算机内部。现在的主流键盘主要采用 PS/2 接口和 USB 接口。传统微型计算机的键盘是 101 键/102 键，为了适应网络与其他计算机连接的需要，已增加到 104 键/106 键/108 键。键盘是通过键盘连线插入主板上的键盘接口与主机相连接的。键盘的主键盘区设置与英文打字机相同，另外还设置了一些专门键和功能键以便于操作和使用。从结构上分，键盘可分为机械式键盘和电容式键盘两类。机械式键盘的优点是信号稳定，不受干扰，缺点是触点容易磨损；电容式键盘的手感较好，操作省力，比较流行。

按各类按键的功能和位置将键盘划分为 4 个部分：主键盘区、数字小键盘区、功能键区、编辑和光标控制键区，如图 1-18 所示。

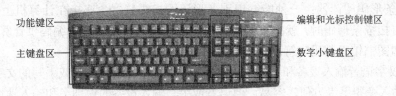

图 1-18　键盘

除标准键盘外，还有各类专用键盘，它们是专门为某种特殊应用而设计的。例如，银行计算机管理系统中供储户使用的键盘，按键数不多，只是为了输入储户标识码、口令和选择操作之用。专用键盘的主要优点是简单，即使没有受过训练的人也能使用。

2. 鼠标

随着 Windows 操作系统的普及，鼠标（mouse）也成为微型计算机必不可少的输入设备。在图形环境下，鼠标可以通过光标定位来完成操作，速度较快。常见鼠标从按键上分，有两键和 3 键。从控制原理上看，鼠标主要有 3 种，机械式鼠标、光电式鼠标和无线鼠标，如图 1-19 所示。

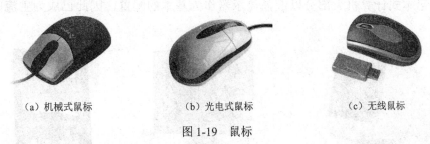

（a）机械式鼠标　　　　（b）光电式鼠标　　　　（c）无线鼠标

图 1-19　鼠标

1）机械式鼠标：下面有一个可以滚动的小球，当鼠标在桌面上移动时，小球与桌面摩擦转动，带动鼠标内的两个光盘转动，产生脉冲，测出 $X—Y$ 方向的相对位移量，从而反映出屏幕上鼠标的位置。机械式鼠标价格便宜，但故障率较高，要经常清洗。

2）光电式鼠标：下面有作为光电转换装置的两个平行放置的小光源（发光管），光源发出的光经反射后，由鼠标接收，从而把移动过的小方格转换为移动信号送入计算机，并使屏幕光标随着移动。光电式鼠标较可靠，故障率较低。

3）无线鼠标：红外线型无线鼠标对鼠标与主机之间的距离有严格要求。无线电波型无线鼠标较灵活，但价格贵，用得较少。

在计算机上常用的鼠标接口分为串行接口、PS/2 接口、总线接口、USB 接口等，目前使用最多的是 USB 接口的鼠标。

3. 其他输入设备

键盘和鼠标是微型计算机中常用的输入设备，此外，还有一些常用的输入设备，下面简要说明这些输入设备的功能和基本原理。

1）图形扫描仪：一种图形、图像输入设备，可以直接将图形、图像、照片或文本输入计算机中，如可以把照片、图片经扫描仪输入计算机中。随着多媒体技术的发展，扫描仪的应用将会更为广泛。

2）条形码阅读器：一种能够识别条形码的扫描装置，连接在计算机上使用。当阅读器从左向右扫描条形码时，就把不同宽窄的黑白条纹翻译成相应的编码供计算机使用。许多自选商场和图书馆里都用它管理商品和图书。

3）汉字语音输入设备和手写输入设备：可以直接将人的声音或手写的文字输入计算机中，使文字输入变得更为方便、容易，但语音或手写输入设备的识别率和输入速度还有待提高。

1.5.5 微型计算机的输出设备

显示器和打印机是计算机基本的输出设备，其他常用的输出设备还有绘图仪等。

1. 显示系统

计算机的显示系统由显示器、显卡和相应的驱动软件组成。

（1）显示器

显示器（图 1-20）用来显示计算机输出的文字、图形或影像。早期主流的显示器是阴极射线管（cathode ray tube，CRT）显示器，但是目前 CRT 显示器已经逐渐被液晶显示器（liquid crystal display，LCD）所取代。液晶显示器的特点是轻、薄、耗电少，并且无辐射，目前台式机和笔记本式计算机大部分以液晶显示器作为基本的配置，因此已成为主流的显示器产品。

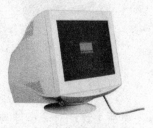　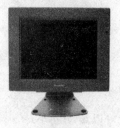　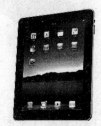

（a）CRT 显示器　　　　（b）液晶显示器　　　　（c）触摸屏显示器

图 1-20　显示器

LCD 显示器主要有 5 个技术参数，分别是亮度、对比度、可视角度、信号反应时间和色彩。

1）亮度的单位是坎/平方米（cd/m^2）（每平方米烛光）。亮度值越高，画面越亮丽。

2）对比度越高，色彩越鲜艳饱和，立体感越强。对比度低，颜色显得贫瘠，影像也变得平板。对比度值的差别很大，有 100：1 和 300：1，甚至更高，一般应用最好在 250：1 以上。

3）可视范围是指在屏幕前用户观看画面可以看得清楚的范围。可视范围越大，浏览越轻松；而可视范围越小，稍微变动观看位置，画面可能就会看不全面，甚至看不清楚。可视角度是指从画面中间，至上、下、左、右 4 个方向画面清楚的角度范围。数值越大，范围越广，但 4 个方向的范围不一定对称。

4）信号反应时间（即响应时间），是指系统接收键盘或鼠标的指示，经 CPU 计算处理后，反应至显示器的时间。信号反应时间关系到用 LCD 观察文本，以及视频（如 VCD/DVD）时，画面是否会出现拖尾现象，此现象一般只发生在 LCD 上，传统的 CRT 显示器则无此问题，中高档 LCD 的信号反应时间大多在 15～25ms。

5）大多数 LCD 的真正色彩为 26 万色（262×144 色）左右，彼此之间差距不大。色彩越多，图像色彩还原就越好。

目前，除了 LCD，触摸屏显示器（touch screen）也得到很多应用。触摸屏显示器可以让使用者只要用手指轻轻地碰计算机显示屏上的图符或文字就能实现对主机操作，这样摆脱了键盘和鼠标操作，使人机交互更为直截了当。触摸屏显示器主要应用于公共场所大厅信息查询、领导办公、电子游戏、点歌点菜、多媒体教学、机票/火车票预售等，随着 iPad 的流行及触摸屏手机的广泛使用，触摸屏显示器目前更是在手持式计算机中得到了很大的发展。

触摸屏显示器可分为电容式、电阻式和红外式 3 种，常用的为前两种。电容式触摸屏的工作原理是在荧光屏前安装一块特殊玻璃屏，其正反面涂的是专门的材料，当手指触摸屏幕时，引起触点正反面间电容值发生变化，控制器将这种变化编译成（X, Y）坐标值，传给计算机处理；而电阻式触摸屏所涂材料是当手指触摸屏幕时，引起触点正反面间电阻值发生变化。

（2）显卡

显卡也称显示适配器，它是显示器与主机通信的控制电路和接口，如图 1-21 所示。显卡的作用主要是将 CPU 送来的影像资料处理成显示器可以接收的格式，并在显示器上显示出来。显示器的效果如何，不只要看显示器的质量，还要看显卡的质量。目前，常用的显示卡标准有以下两种。

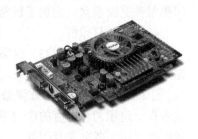

1）VGA 标准：适用于高分辨率的显示器，图形分辨率为 640×480 像素或更高，能显示 16 种或更多颜色。

图 1-21　显卡

2）SVGA 和 TVGA 标准：与 VGA 全兼容，分辨率可达到 1280×1024 像素，能显示 256 种以上的颜色。目前，计算机中使用最多的显卡标准是 SVGA。

（3）显示内存

显示内存简称显存或 VRAM，设置在显卡内，是 CPU 与显示器之间的数据缓冲区。显示过程是 CPU 把要显示的信息存放在显存中，然后显示器从显存中读出信息，再进行显示。显存的容量大小会影响显示器的分辨率和能够显示的颜色。所需的显存容量的计算公式是：

显示内存容量=显示器总像素数×颜色位数。一般为 2GB 或 4GB，现在高档显卡的显存可达8GB。

2. 打印机

打印机是计算机常用的输出设备之一，也是品种、型号较多的输出设备之一。

按打印机印字过程所采用的方式，可将打印机分为击打式打印机和非击打式打印机两种。击打式打印机利用机械动作将印刷活字压向打印纸和色带进行印字。击打式打印机依靠机械动作实现印字，因此工作速度不高，并且工作时噪声较大。非击打式打印机种类繁多，有静电式打印机、热敏式打印机、喷墨式打印机和激光打印机等，印字过程无机械击打动作，速度快，无噪声。

按字符形成的过程，可将打印机分为全字符式打印机和点阵式打印机。全字符式打印机的一个字符通过一次击打成形。点阵式打印机的字符以点阵形式出现，所以点阵式打印机可以打印特殊字符（如汉字）和图形。击打式打印机有全字符式打印机和点阵式打印机之分，但非击打式打印机一般为点阵式打印机，印字质量的高低取决于组成字符的点数。

按工作方式，打印机又可分为串行打印机和行式打印机。所谓串行打印机，是逐字打印成行的。行式打印机则是一次输出一行，故比串行打印机快。此外，还有具有彩色印刷效果的彩色打印机。

（1）点阵式打印机

点阵式打印机（图 1-22）主要由打印头、运载打印头的装置、色带装置、输纸装置和控制电路等几部分组成。打印头是点阵式打印机的核心部分，对打印速度、印字质量等性能有决定性影响。常用的有 9 针和 24 针点阵式打印机，其中 24 针点阵式打印机可以打印出质量较高的汉字，是目前使用较多的点阵式打印机。

（2）喷墨式打印机

喷墨式打印机属于非击打式打印机。工作时，喷嘴朝着打印纸不断喷出带电的墨水雾点，当它们穿过两个带电的偏转板时接受控制，然后落在打印纸的指定位置上，形成正确的字符。喷墨式打印机可打印高质量的文本和图形，还能进行彩色打印，而且噪声很小。但喷墨式打印机常要更换墨盒，增加了日常消费。

（3）激光打印机

激光打印机（图 1-23）也属于非击打式打印机，工作原理与复印机相似，涉及光学、电磁学、化学等原理。简单说来，它将来自计算机的数据转换成光，射向一个充有正电的旋转的鼓上。鼓上被照射的部分便带上负电，并能吸引带色粉末。鼓与纸接触再把粉末印在纸上，接着在一定压力和温度的作用下熔结在纸的表面。激光打印机的打印速度快，印字质量高，常用来打印正式公文及图表。

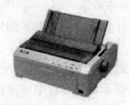　　　　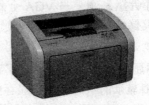

图 1-22　点阵式打印机　　　　图 1-23　激光打印机

3. 其他输出设备

较为常用的输出设备还有绘图仪、投影仪、音箱或耳机等。这些设备都能以某种形式将计算机中的信息输出。绘图仪以图形的形式输出，音箱将数字信息转换成相应的声音，投影仪放大显示器屏幕并投射在投影屏上。

计算机中有一些设备既是输入设备，又是输出设备，如磁盘驱动器、光盘刻录机、调制解调器等。调制解调器用于数字信号和模拟信号之间的相互转换。计算机内的信息是由 "0" 和 "1" 组成的数字信息，但是在电话线等介质上传递的只能是模拟信号。因此，需要一个设备负责数字信号与模拟信号的转换，这个数-模转换设备就是调制解调器。

1.5.6 微型计算机的主要性能指标

微型计算机的技术性能指标标志着其性能的优劣及应用范围的广度。在实际应用中，常见的微型计算机性能指标主要有如下几种。

1. 速度

不同配置的计算机按相同的算法执行相同的任务所需要的时间可能不同，这与计算机的速度有关。计算机的速度可用主频和运算速度两个指标来衡量。

1）主频即计算机的时钟频率，即 CPU 在单位时间内的平均操作次数，是决定计算机速度的重要指标，以兆赫（MHz）为单位。它在很大程度上决定了计算机的运行速度，主频越高，计算机的运算速度相应也就越快。

2）运算速度是指计算机每秒能执行的指令数，以每秒百万条指令（million instructions per second，MIPS）为单位，此指标更客观地反映微型计算机的运算速度。

计算机的速度是一个综合指标，影响计算机速度的因素很多，如存储器的存取速度、内存大小、字长、系统总线的时钟频率等。

2. 字长

字长是计算机运算部件一次能同时处理的二进制数据的位数。字长越长，计算机的处理能力就越强。计算机的字长总是 8 的倍数。早期的计算机字长为 16 位（如 Intel 8086、Intel 80286 等），从 80386、80486 到 Pentium Ⅱ、Pentium Ⅲ和 Pentium Ⅳ芯片字长均为 32 位，酷睿系列则可以支持 64 位。字长越长，数据的运算精度也就越高，计算机的运算功能也就越强，可寻址的空间也越大。因此，计算机的字长是一个很重要的技术性能指标。

3. 存储容量

存储容量是指计算机能存储的信息总字节量，包括内存容量和外存容量。计算机的性能指标主要看内部存储器的容量。显然，内存容量越大，计算机所能运行的程序就越大，处理能力就越强。尤其是当前微型计算机应用多涉及图像信息处理，要求存储容量会越来越大，如果没有足够大的内存容量就无法运行某些软件。目前，主流微型计算机的内存容量一般为 2GB 以上，外存容量在几百吉字节以上。

4. 存取周期

存储器完成一次读（或写）操作所需的时间称为存储器的存取时间或访问时间。连续两次读（或写）所需的最短时间称为存储周期。内部存储器的存取周期也是影响整个计算机系统性能的主要性能指标之一。

除以上的各项性能指标外，还有计算机的可靠性、可维护性、平均无故障时间和性能价格比也都是计算机的技术指标。

1.5.7　个人计算机的基本配置

计算机的基本配置主要由主机、显示器、键盘、鼠标组成。具有多媒体功能的计算机配有传声器和游戏操纵杆等。除此之外，计算机还可以连接打印机、扫描仪、数码照相机等设备。表 1-4 所示为联想某商用计算机配置清单。

表 1-4　联想某商用计算机配置清单

配置项目	联想 A4600K PDC E5700 2G500DH
处理器	Intel Pentium E5700 3.0GHz 奔腾 E 双核
显卡	集成显卡
内存	DDR3 2GB
硬盘	SATA2 硬盘 7200r/min 500GB
显示器	宽屏液晶 19 寸分辨率 1440×900
声卡	板载声卡
网卡	板载 10-100-1000M 网卡
键盘、鼠标	USB 浮岛式键盘、USB 光电式鼠标
其他	耳机
服务	3 年保修

1.6　多媒体技术

多媒体时代的到来，为人们创造出一个多姿多彩的视听世界。多媒体的应用是 20 世纪 90 年代计算机的时代特征，是 20 世纪 90 年代计算机的又一次革命。它不是某个设备所要进行的变革，也不是某种应用所特别需要的特殊支持，而是在信息系统范畴内的一次革命。

1.6.1　多媒体技术概述

媒体是信息表示和传播的载体。在计算机领域媒体有多种含义，如存储信息的媒体（磁带、硬盘、光盘等）、传播信息的媒体（电缆、电磁波等）、表示信息的媒体（数值、文字、声音、图形、图像、动画、视频等）。多媒体技术是指能够同时获取、处理、编辑、存储和展示两个以上不同类型信息媒体的技术，这些信息媒体包括数值、文字、声音、图形、图像、动画、视频等。需要注意的是，图形和图像并不完全相同。图形多指由计算机绘制的直线、曲线、圆、矩形、图表等，通常为矢量图，任意缩放时不会失真。图像多指由扫描仪、摄像机等输入设备捕捉实际的画面而产生的数字图像，含有大量丰富的细节，通常为由像素点阵构成的位图。

现在所说的多媒体常常不是指多种媒体本身，而是指处理和应用它的一整套多媒体技术。多媒体计算机技术的定义是：利用计算机综合处理多种媒体信息，使多种信息建立逻辑连接，集成为一个系统并具有交互性。多媒体技术中使用数字化技术，与模拟方式相比数字信号不存在衰减和噪声干扰。由于数字信号在复制和传送过程中不会因噪声的积累而产生衰减，所以适合数字电子计算机进行加工和处理。

多媒体技术具有以下特点。

1）集成性：将多种媒体有机地组织在一起，共同表达一个完整的多媒体信息，做到声、文、图、像一体化，使人通过多种感官获取知识，并得到全身心的享受。

2）交互性：多媒体技术的关键特征。通过人和计算机的"对话"，能够对其进行人工干预控制，如交互式视频游戏。

3）数字化：多媒体中的各个媒体都是以数字化的形式存放在计算机中，这样计算机才能进行存储和处理。

4）音频、视频处理能力强：多媒体技术中音频、视频处理能力的高低直接影响多媒体系统的性能。

多媒体技术主要包括对媒体设备的控制和媒体信息的处理与编码技术、多媒体系统技术、多媒体信息组织与管理技术、多媒体通信网络技术、多媒体人机接口与虚拟现实技术及多媒体应用技术 6 个方面。

1.6.2 多媒体计算机的组成

多媒体计算机是指具有能捕获、存储并展示包括文字、图形、图像、声音、动画、视频等信息处理能力的计算机。多媒体计算机简称 MPC（multimedia personal computer）。

多媒体计算机一般由硬件系统和软件系统组成。

1. 多媒体计算机硬件系统

多媒体计算机硬件系统主要包括以下组成部分。

1）多媒体主机：高性能的 CPU、高内存、高存储容量的硬盘等。

2）多媒体输入设备：摄像机、传声器、数码照相机、录像机、录音机、硬盘、扫描仪等。

3）多媒体输出设备：打印机、绘图仪、音箱、录音机、录像机、高分辨率显示器等。

4）多媒体存储设备：硬盘、光盘、声像磁带等。

5）多媒体功能卡：视频卡、声卡、压缩卡、家电控制卡、通信卡等。

6）操纵控制设备：鼠标、操纵杆、键盘、触摸屏等。

2. 多媒体计算机软件系统

多媒体计算机软件系统以操作系统为基础，还包括多媒体数据库管理系统、多媒体压缩/解压缩软件、多媒体声像录制软件、多媒体声像播放软件、多媒体通信软件等。需要特别指出的是，多媒体开发和创作工具为多媒体系统提供了方便直观的创作方法。一些多媒体开发软件包提供了图形、图像、声音、动画及其他各种媒体文件的转换与编辑手段，如三维动画制作软件等。

1.6.3　多媒体设备和接口

1. 光存储系统

光存储系统由光盘驱动器和光盘组成。常用的光存储系统有只读型、一次写入型和可重写型三大类。目前，应用的光存储系统主要有 CD-ROM（只读型）、CD-R（一次写入型）、CD-RW（可擦写型）、DVD 和光盘库系统等。

2. 音频接口

音频接口负责音频信号的处理、输入和输出，它有多种接口形式。最简单的接口形式是插在 PCI 扩展槽上的声卡，又称音频卡。音频卡处理的音频媒体包括数字化声音（wave）、合成音乐（MIDI）和 CD 音频。音频卡的主要功能是录制和回放数字音频文件、混音和实时（解）压缩数字音频文件、编辑与合成、文字语音转换，另外还具有支持 MIDI 接口、CD-ROM 接口、游戏接口等功能。音频卡一般不具备语音特征识别功能。

平时的广播、录音机、音箱等所涉及的音频都是模拟信号，但多媒体计算机只能对数字信号进行处理，在多媒体计算机系统中，通过模-数转换器（模拟到数字的转换器，简称 A-D 转换器）将模拟声音信号编码成二进制数字序列，经存储和传输，最后由解码器将二进制信号恢复成模拟声音信号。将声音的模拟信号转换成声音的数字信号时，其主要参数包括采样频率和采样量化位数（信号编码的位数），这两个参数决定了数字化音频的质量。采样频率是指每秒对模拟声音波形进行采样的次数。为了保证声音不失真，目前民用声卡最高采样频率通常是 44.1kHz 或 48kHz。经常使用的采样频率还有 11.025kHz 和 22.05kHz 等。采样频率越高，声音失真就越小，音频数据量也越大。采样量化位数也称采样精度，它决定了每个采样点的振幅动态响应范围和信噪比。经常采用的采样量化位数有 8 位、16 位和 24 位。例如，量化位数为 8 位时，每个采样点可以表示 256（0～255）个不同量化值，而 16 位量化级则可表示 65536 个不同量化值。采样量化位数越高，音质就越好，数据量也越大。

反映音频数字化质量的另一个因素是通道（或声道）个数。记录声音时，如果每次生成一个声波数据，则称为单声道。如果每次生成两个声波数据，则称为立体声（双声道），立体声更能反映人的听觉感受。

除了上述因素外，数字化音频的质量还受其他一些因素的影响，如扬声器的质量、传声器的优劣及各个设备连接线屏蔽效果的好坏等。

综上所述，影响数字声音质量的主要因素有 3 个，即采样频率、采样精度（采样量化位数）和通道数。

3. 视频接口

常用的视频格式有两大类：一类是接显示器的，主要应用于多媒体计算机系统；另一类是接显示终端的，其视频信号是按制式来分的，如 PAL、NTSC、SECAM，主要用于广播电视系统。

多媒体计算机系统中使用数字视频信号，而且要通过视频卡把视频信息输入计算机系统中。视频卡是所有用于视频信号输入/输出的接口功能卡的总称，目前常用的视频卡主要有 DV 卡、视频采集卡等。视频采集、显示播放是通过视频卡、播放软件和显示设备来实现的。视频卡主要用于捕捉、数字化、冻结、存储、输出、放大、缩小和调整来自激光视盘机、录像机或摄像机的动态图像。多媒体中的数字视频标准是根据其采用的压缩方法来分类的，微型计算机中常用的数字视频标准有以下两类。

第一类是 AVI（audio video interactive，音频视频交错）标准，它允许视频和音频信号混合交错地存储在一起并同步播放。但 AVI 文件并没有制定具体的压缩标准，因此，采用不同的压缩算法生成的 AVI 文件，必须使用相应的解压缩算法才能实现正常的播放。

第二类是 MPEG（moving pictures experts group，活动图像专家组）标准。目前，MPEG 已经制定了 5 项国际标准：MPEG-1、MPEG-2、MPEG-4、MPEG-7 和 MPEG-21。为了提高数据压缩比，采用了帧内图像数据与帧间图像数据压缩的方法。

广播电视系统大部分还在使用模拟视频信号。世界上有 3 种广播电视视频标准和记录格式（制式），即 PAL、NTSC 和 SECAM 制式。

PAL 制式是由德国制定的一种兼容的彩色电视制式。中国、新加坡、澳大利亚和大部分西欧国家采用这种制式。每帧视频由 625 行（分辨率）水平扫描线构成，采用 50Hz 扫描频率，每秒 25 帧。

NTSC 制式是由美国制定的一种兼容的彩色电视制式。美国、日本、加拿大、墨西哥等国采用这种制式。每帧视频由 525 行（分辨率）水平扫描线构成，采用 60Hz 扫描频率，每秒 30 帧。

SECAM 制式是用于法国、埃及、俄罗斯及几个东欧国家的彩色电视制式。虽然 SECAM 制式的分辨率也是 625 行，但其基本技术及广播的方法与 NTSC 和 PAL 制式有很大区别。

4. 多媒体 I/O 设备

笔输入：常见的有手写板、手写笔、数字化仪等。

触摸屏：一种定位设备，常用于多媒体演示和教学等。

扫描仪：一种把照片、图画变成数字图像并可把数字图像传送到计算机的仪器。当计算机接收到扫描仪送来的图像后，就可以对这些图像进行操作，如打印或在文档中使用这些图像。

数码照相机：不用胶片，而使用 CCD 阵列，把来自 CCD 阵列的电压信号传送到模–数转换器后，变成图像的像素值。目前，数码照相机已成为主流的照相设备。

虚拟现实的三维交互工具：虚拟现实 I/O 工具，主要包括跟踪探测设备、手持数字化设备、立体显示设备等，是多媒体技术未来发展的方向之一。

输入/输出接口：主要包括 SCSI、USB 等。

1.6.4 多媒体技术的应用

近年来，多媒体技术获得了飞速发展，多媒体技术及其应用必将深入千家万户，渗透到社会生活的各个领域。现在，利用多媒体技术可以在计算机上观看数字电影。

多媒体系统除了具有部分家用电器的功能外，还具有声像图书馆的功能。人们可以欣赏各种声像资料，阅读图、声、文并茂的电子杂志，还可以向信息中心订购各种节目。另外，多媒体技术使教学形式更加生动活泼，使教学质量进一步提高。这种技术还可以使通信更加方便，不但使通信者之间能闻其声、见其面，而且还能保存其内容。它还将进一步提高办公自动化程度，届时人们就可以在家中办公了。此外，多媒体技术为科学家提供了更方便的科研工具，使计算机辅助设计更为直观、形象。这种技术还为视听艺术提供了创作途径，人们利用多媒体计算机可以制作出更加逼真的动画片，绘出更精美的图画，谱出更美妙的音乐。

视频会议系统是通过网络通信技术来实现的虚拟会议，支持人们进行远距离实时信息交流与共享、开展协同工作的应用系统。视频会议通过传送协作成员的视频与音频信息，使协作成员之间的交流更加便捷，也更加真实和直观。

1. 多媒体技术对远程教学的影响

多媒体技术的使用使教学的思想性、科学性、艺术性充分结合，为各学科教学提供了丰富的视听环境，给用户以全方位的、多维的信息，提高了形象视觉和听觉的传递信息速率，缩短了教学时间，扩大了教学规模。多媒体技术在这方面能够提供逼真的、生动的学习和交互环境。多媒体教材以图文声像并茂的方式提供知识，提供示范、练习、讨论及边演示边讲解的启发式教学方法，具有高趣味性和高启发性，同时可以弥补实践教学环节的不足。

2. 多媒体技术对远程教学传输模式的影响

网络远程教学模式依靠现代通信技术及多媒体计算机技术的发展，大幅提高了教育传播的范围和时效，使教育传播不受时间、地点、国界、气候等影响。只要有 Internet 的地方就可以进行网上学习，真正打破了校园界限，改变了传统课堂的概念。学生能突破时空限制，接受来自不同国家、不同教师的指导，可以获得除文本以外更丰富、更直观的多媒体信息，共享世界各地图书馆的资料。

1.6.5　常见多媒体文件格式简介

1. 常见的图像文件格式

常见的图像文件格式主要有 BMP、JPEG、GIF、PNG、PSD、TIFF 和 WMF 等。

1）BMP（*.bmp）是 Windows 采用的基本图像文件格式。在 Windows 环境下运行的所有图像处理软件都支持这种格式。这种格式无压缩，所以占用空间较多。正由于无压缩，BMP 不会丢失任何图像元素（即保真度好），故十分适合对图像有严格要求的行业。

2）JPEG（*.jpg）是一种有损压缩图像文件格式。它提供（2∶1）～（40∶1）的压缩比率。所谓压缩，就是通过去除图像数据中多余的数据，减少它所占的储存空间，但在压缩过程中丢失的部分原始图像数据是无法恢复的。在使用相同压缩比率的条件下，一些颜色较简单的图像失真度较小，反之，失真度就大一些。一般 JPEG 格式的图像在 10∶1 的压缩比率下，不会觉得有明显失真。

3）GIF（*.gif）是位图图像文件格式，有静态和动态之分，最大支持 256 种颜色，所以通常用来显示简单的图像及字体。静态 GIF 数据在压缩过程中，图像的像素资料不会丢失，丢失的是图像的色彩。动态 GIF 的压缩方式与静态 GIF 的压缩方式相似，它支持动画格式和透明效果，一般用在网页中。

4）PNG（*.png）是一种较新的位图图像文件格式，与 GIF 格式相似，支持透明效果，但不支持动画。最大可支持 24 位真彩色。PNG 格式对 8 位及以下位图的压缩能力比 JPEG 格式要好，但储存 24 位真彩图时，压缩比率较低。

5）PSD（*.psd）是 Photoshop 专用的图像文件格式，保真度与 BMP 类图像文件相同。但是因为要记录层，而且每个层就是一幅大的图像，所以此类文件所占存储空间比 BMP 的还要大。不过，正是因为这个层的存在，使得它可以存储许多 BMP 所不能存储的效果。因此，很多美工、图像编辑人员用它来存储作品。

6）TIFF（*.tif）是标记图像文件格式。它采用一种非失真的压缩技术（最高 3 倍的压缩比）。这种压缩是文件本身的压缩，即把文件中某些重复的信息采用一种特殊的方式记录，文件可以完全还原，能保持原有图像的颜色和层次。优点是图像质量好，缺点是占用空间大。

7）WMF（*.wmf）是一种位元图形文件格式，是 Windows 自定义的一种矢量图格式，Office 剪辑库中的剪贴画就是这种格式。

2．常见的音频文件格式

常见的音频文件格式主要有 WAV、MIDI、MP3、RA 和 WMA 等。

1）WAV（*.wav）是 Windows 系统最早、最基本的音频文件格式，也称波形声音文件。此种格式的文件占用巨大的硬盘空间，1min 音乐占用大约 10MB 硬盘空间。但是音质最好，支持音乐与语音。通常采样频率使用 44.1kHz，采样数位为 16 位，立体声，双声道，CD 音质。

2）MIDI（*.mid）是电子合成音乐文件格式。与 WAV 格式截然不同，它只有音乐，没有语音。此种格式中使用音色库回放，而且十分节省硬盘空间，但是音质回放对声卡依赖性较大。

3）MP3（*.mp3）是目前较流行的音频文件格式。此种格式节省硬盘空间，采用有损压缩，无法复原。音质与不同压缩编码软件有关。支持音乐与语音，可以使用各种采样频率。

4）RA（*.ra）是网上常见的新型流式音频格式文件（流媒体）。RA 格式的音频文件需要用 Real Player 来播放，由于其小巧玲珑而在网络上颇为流行。只可惜许多 MP3 播放器不支持这种格式，导致其无法播放。

5）WMA（*.wma）是与 MP3 格式齐名的一种新的音频文件格式。WMA 在压缩比和音质方面都超过了 MP3，更是远胜于 RA；即使在较低的采样频率下也能产生较好的音质；再加上 WMA 有 Microsoft 公司的 Windows Media Player 这一强大的后盾，所以一经推出就赢得一片喝彩。网上的许多音乐纷纷转向 WMA，许多播放器软件也纷纷开发出了支持 WMA 格式的插件程序。

3．常见的视频文件格式

常见的视频文件格式主要有 AVI、MPEG、MOV、RM、ASF 和 WMV 等。

1）AVI（*.avi）由 Microsoft 公司开发，其突出的优点是兼容性好、调用方便、图像质量好。但缺点也是比较突出的，即文件体积过于庞大。

2）MPEG（*.mpeg/.mpg/.dat）包括 MPEG-1、MPEG-2 和 MPEG-4 在内的多种视频格式。MPEG-1 是大家接触得最多的，目前正在被广泛地应用在 VCD 的制作和一些视频片段下载的网络应用上。MPEG-2 则应用在 DVD 的制作（压缩）方面，同时在一些 HDTV（高清晰电视广播）和一些高要求视频编辑、处理方面也有相当的应用。

3）MOV（*.mov）具有跨平台、存储空间要求小的技术特点，采用了有损压缩方式，画面效果较 AVI 格式要稍微好一些，由 QuickTime 播放。

4）RM（*.rm）是网上常见的新型流式视频文件格式（流媒体），主要用来在网络上实时传输活动视频影像，可以根据网络数据传输速率的不同而采用不同的压缩比率，在数据传输过程中一边下载一边播放视频影像，从而实现影像数据的实时传送和播放。客户需要用专门的 Real Player 播放器进行播放。

5）ASF（*.asf）是 Microsoft 公司为了与 Real Player 竞争而开发出来的一种可以直接在网上观看视频节目的视频文件格式。由于它使用了 MPEG-4 的压缩技术，所以压缩比率和图像的质量都比较好，但是目前图像质量还是比 VCD 差。

6）WMV（*.wmv）是 Microsoft 公司新推出的一种流媒体视频文件格式，由"同门"的 ASF 格式升级延伸而来。在同等视频质量下，WMV 文件的体积非常小，因此很适合在网上播放和传输。

随着网络设施的不断改善和加强，多媒体技术有着非常广阔的应用前景。不难想象，不久的将来网络不会再被文字信息所统治，到处都可以听到优美的声音，看到精美的图像。多媒体技术的发展和应用必将给通信和互联网领域带来翻天覆地的变化。

1.7　计算机领域的新技术

1.7.1　大数据概述

人类是数据的创造者和使用者，自结绳计数起，它就已慢慢产生。随着互联网、传感器及各种数字化终端设备的普及，一个万物互联的世界正在成型，人类产生、创造的数据量呈爆炸式增长，数字化已经成为构建现代社会的基础力量，并推动着人们走向一个深度变革的时代。据国际数据公司（International Data Corporation，IDC）发布的《数据时代 2025》报告显示，全球每年产生的数据将从 2018 年的 33ZB 增长到 2025 年的 175ZB，相当于每天产生 491EB 的数据。中国大力发展新技术、新应用，5G 通信技术、物联网、人工智能等领域发展迅速，已成为全球数据总量最大、数据类型最丰富的国家之一。

1. 大数据单位

175ZB 的数据到底有多大呢？为了对这个数据单位有一个准确的概念，下面先介绍一下各数据单位。

1）1B（byte，字节）=8b（bit，位）。

2）1KB（kilobyte，千字节）=1024B。

3）1MB（megabyte，兆字节，简称兆）=1024KB。

4）1GB（gigabyte，吉字节，又称千兆）=1024MB。

5）1TB（trillionbyte，万亿字节，又称太字节）=1024GB。

6）1PB（petabyte，千万亿字节，又称拍字节）=1024TB。

7）1EB（exabyte，百亿亿字节，又称艾字节）=1024PB。

8）1ZB（zettabyte，十万亿亿字节，又称泽字节）=1024EB。

9）1YB（yottabyte，一亿亿亿字节，又称尧字节）=1024ZB。

1ZB 相当于 11 亿 TB，175ZB 相当于全球每人每年产生 35TB 的数据。

2. 大数据的特征

大数据具有以下 4 个特征，也称为 4V 特征。

1）规模性（volume）：数据量大。大数据的起始计量单位是 PB、EB 或 ZB。

2）多样性（variety）：数据类型繁多。网络日志、音频、视频、图片、地理位置信息等多类型的数据对数据的处理能力提出了更高的要求。

3）价值性（value）：数据价值密度相对较低。随着物联网的广泛应用，信息感知无处不在，信息海量，但价值密度较低，如何通过强大的机器算法更迅速地完成数据的价值"提纯"，是大数据时代亟待解决的难题之一。

4）高速性（velocity）：处理速度快，时效性要求高。这是大数据区别于传统数据挖掘最显著的特征。

目前，有些机构提出大数据具有 5V 特征，比 4V 多了真实性（veracity）。真实性是指数据的准确和可信赖，即数据的可信性。

3. 大数据的应用

大数据广泛应用于各个行业，下面仅从电商行业、金融行业、传统工业、政府决策等方面做简单介绍。

（1）电商行业

电商行业是最早利用大数据进行精准营销的行业，初期使用商品推荐系统，根据用户的访问记录等信息为用户推荐商品。目前，大数据已可帮助电商根据客户的消费习惯推荐生产资料，进行物流管理等，有利于社会大生产的精细化。

（2）金融行业

大数据在金融行业的应用比较深入。例如，很多股权交易、期货交易利用大数据算法进行，这些算法越来越多地考虑了社交媒体和网站新闻等因素的影响。

（3）传统工业

大数据驱动传统工业向前发展，助力工业提质增效，实现转型升级，从设计到生产，从运维到管理，大数据正在重新定义工业的未来。

（4）政府决策

大数据时代的大门已经开启，数据智慧已成为政府决策的科学依据之一。

1.7.2 云计算及其应用

1. 云计算概述

云计算（cloud computing）是分布式计算的一种，是指通过网络"云"将巨大的数据计算处理程序分解成无数个小程序，然后通过多部服务器组成的系统处理和分析这些小程序，得到结果并返回给用户。云计算早期也称为网格计算，主要是通过网络进行分布式计算，可以在极短的时间内（几秒钟）完成对数以万计数据的处理。

目前所说的云计算已经不单是指分布式计算，而是指与信息技术、软件、互联网相关的一种服务，这种计算资源共享称为"云"，云计算把许多计算资源集中起来，通过软件实现自动化管理，只需很少的人参与，就能让资源被快速提供。

用户只需向"云"提出要求来获取服务，而无须了解云内部的细节。这里的"云"实际上是一个大量硬件资源和软件资源的集合体。这些软硬件资源集合通过网络与"云软件"连接和组织在一起，向用户提供各种服务。

云计算主要有两个发展方向：一是构建与应用程序紧密结合的大规模底层基础设施，使应用能够扩展到更大的规模；二是通过构建新型的云计算应用程序，在网络上提供更好的用户体验。虽然现在的云计算并不能完美地解决所有问题，但是相信在不久的将来，一定会有更多的云计算应用投入使用，云计算系统也将得到不断完善，并推动其他科学技术的发展。

2. 云计算服务类型

云计算通过互联网向用户提供服务，主要有基础设施即服务、平台即服务和软件即服务3种服务类型。

（1）基础设施即服务

基础设施即服务（infrastructure as a service，IaaS）是云计算主要的服务类型之一，向云计算提供商的个人或组织提供虚拟化计算资源，如虚拟机、存储、网络和操作系统。

（2）平台即服务

平台即服务（platform as a service，PaaS），为开发人员提供通过全球互联网构建应用程序和服务的平台。PaaS 为开发、测试和管理软件应用程序提供按需开发环境。

（3）软件即服务

软件即服务（software as a service，SaaS），通过互联网提供按需软件付费应用程序，云计算提供商托管和管理软件应用程序，并允许其用户连接到应用程序并通过全球互联网访问应用程序。

3. 云计算应用场景

较为简单的云计算技术已经普遍应用于当今的互联网服务中，常见的就是网络搜索引擎和电子邮箱。搜索引擎如百度，在任何时刻，只要使用联网的移动终端就可以在搜索引擎上搜索任何想要的资源，在云端共享自己的数据资源。电子邮箱也是如此，在云计算技术和网络技术的推动下，电子邮箱成为人们社会生活中的一部分，只要在网络环境下，就可以实现实时的邮件的收发。其实，云计算技术已经融入当今社会的各个领域。

（1）存储云

存储云，又称为云存储，是在云计算技术上发展起来的一个新的存储技术。存储云是一个以数据存储和管理为核心的云计算系统。用户可以将本地资源上传至云端上，可以在任何地方连入互联网来获取"云"上的资源。亚马逊、Microsoft 等大型网络公司均提供存储云的服务。在国内，百度网盘是市场占有量最大的存储云。此外，各大手机厂商也提供专用存储云服务，用于为手机提供数据备份等服务。

（2）医疗云

医疗云，是指在云计算、移动技术、多媒体、5G 通信、大数据，以及物联网等技术的基础上，结合医疗技术，使用云计算来创建医疗健康服务云平台，以实现医疗资源的共享和医疗范围的扩大。由于云计算技术的运用与结合，医疗云提高了医疗机构的效率，方便了居民就医，如医院的预约挂号、电子病历、医保系统等都是云计算与医疗领域相结合的产物。此外，医疗云还具有数据安全、信息共享、动态扩展、布局全国的优势。

（3）金融云

金融云是指利用云计算模型，将信息、金融和服务等功能分散到由庞大分支机构构成的互联网"云"中，旨在为银行、保险和基金等金融机构提供互联网处理和运行服务，同时共享互联网资源，从而解决现有问题并且达成高效、低成本的目标。2013 年 11 月，阿里云整合阿里巴巴旗下资源推出了阿里金融云服务，即目前已基本普及的快捷支付服务，金融与云计算的结合，使用户只需在手机上简单操作，就可以完成银行存取款、购买保险和买卖基金等操作。目前，不仅阿里巴巴推出了金融云服务，苏宁金融、腾讯等企业也相继推出了自己的金融云服务。

（4）教育云

教育云，实质上是教育信息化的一种发展。具体而言，教育云可以将所需要的任何教育硬件资源虚拟化，然后将其传入互联网，以向教育机构、学生和教师提供一个方便快捷的平台。慕课（massive open online course，MOOC）即大规模开放在线课程，就是教育云的一种应用。2012 年，美国各知名顶尖大学陆续设立网络学习平台，用以在网上提供免费课程，Coursera、Udacity、edX 三大课程提供商的兴起，给更多学生提供了系统学习的可能。2013 年，MOOC 大规模进入亚洲，香港科技大学、北京大学、清华大学、香港中文大学等相继提供网络课程。2013 年 10 月，清华大学推出了 MOOC 平台——"学堂在线"。2014 年 5 月，由网易云课堂承接教育部国家精品开放课程任务，与爱课程网合作推出的"中国大学 MOOC"项目正式上线。"中国大学 MOOC"和"学堂在线"平台为学习者提供了大量高质量的课程，学习者可以免费学习，获得相应证书。国内除了这两大平台外，还有很多其他的网络教学平台，如华文慕课、好大学在线、学习通等。

1.7.3　人工智能

1. 人工智能的概念

人工智能（artificial intelligence，AI），是研究、开发用于模拟、延伸和扩展人的智能的理论、方法、技术及应用系统的一门新的技术科学。

人工智能是计算机科学的一个分支，它企图了解智能的实质，并生产出一种新的能以人类智能相似的方式做出反应的智能机器，该领域的研究包括机器人、语言识别、图像识别、自然语言处理和专家系统等。人工智能自诞生以来，其相关理论和技术日益成熟，应用领域也在不断扩大，可以设想，未来人工智能带来的科技产品，将会是人类智慧的"容器"。人工智能可以对人的意识、思维的信息过程进行模拟。人工智能不单是人的智能，但却能像人那样思考、甚至也可能超过人的智能。

人工智能是一门极富挑战性的科学，从事这项工作的人必须熟知计算机知识、心理学和哲学。人工智能是一门涵盖广泛的科学，由不同的领域组成，如机器学习、计算机视觉等。总体而言，人工智能研究的一个主要目标是使机器能够胜任一些通常需要人类智能才能完成的复杂工作。但不同的时代、不同的人对这种"复杂工作"的理解不相同。2017 年 12 月，人工智能入选"2017 年度中国媒体十大流行语"。

2. 人工智能的发展

1942 年，美国科幻作家艾萨克·阿西莫夫提出了"机器人三定律"，其后来成为学术界默认的研发原则。

1956 年，在达特茅斯会议上，科学家们探讨用机器模拟人类智能等问题，并首次提出了人工智能的术语，人工智能的名称和任务得以确定，同时出现了最早的一批研究者，并取得了最初的成就。

1959 年，乔治·德沃尔与约瑟夫·英格伯格联手制造了世界上第一台工业机器人。随后，成立了世界上第一家机器人制造工厂——Unimation 公司。

1965 年，兴起研究"有感觉"的机器人，约翰斯·霍普金斯大学应用物理实验室研制出了机器人 Beast。Beast 能通过声呐系统、光电管等装置，根据环境校正自己的位置。

1968 年，美国斯坦福研究所公布研发成功的机器人 Shakey，它可以被认为是世界上第一台智能机器人。Shakey 带有视觉传感器，能根据人的指令发现并抓取积木，但控制它的计算机却有一间房间那么大。

2002 年，美国 iRobot 公司推出了吸尘器机器人 Roomba，它能避开障碍，自动设计行进路线，还能在电量不足时，自动驶向充电插座。Roomba 是目前世界上销量较大的智能家用机器人之一。

2014 年，在英国皇家学会举行的"2014 图灵测试"大会上，聊天程序"尤金·古斯特曼"首次通过了图灵测试，预示着人工智能进入全新的时代。

2016 年 3 月，AlphaGo 对战世界围棋冠军、职业九段选手李世石，并以 4∶1 的总比分获胜。

3. 人工智能的应用

人工智能的应用十分广泛，如机器视觉、指纹识别、人脸识别、视网膜识别、虹膜识别、掌纹识别、专家系统、自动规划、智能搜索、定理证明、博弈、自动程序设计、智能控制、机器人学、语言和图像理解、遗传编程等。

日常生活中的智能家居、自动驾驶、人脸识别、围棋博弈等都是人工智能的实际应用。此外，太空中也有人工智能的影子，如送至月球和火星的机器人、在太空轨道上运行的卫星等。动画片、电子游戏、卫星导航系统和搜索引擎也都以人工智能技术为基础。金融家们预测股市波动，以及各国政府用来指导制定公共医疗和交通决策的各项系统，也是基于人工智能技术开发的。还有虚拟现实中的虚拟替身技术，以及为"陪护"机器人建立的各种"试水"情感模型，甚至是美术馆也在使用人工智能技术，如网页和计算机艺术展览等。当然，人工智能在军事领域也得到广泛应用，如在战场上穿梭的军事无人机等。

人工智能也向人类发出了挑战——如何看待人性，以及未来在何方。有些人预言人工智能将全面超过人的智能。虽然某些人对这种预想充满了期待，但是大多数人还是会对此感到恐惧。他们会问，如果是这样，那么还有什么地方能保留人类的尊严和责任？

1.7.4 物联网

1. 物联网的概念

物联网（internet of things，IoT），即"万物相连的互联网"，是在互联网基础上延伸和扩展的网络，将各种信息传感设备与网络结合起来而形成的一个巨大网络，实现任何时间、任何地点，人、机、物的互联互通。物联网的内涵包含以下两个方面：一是物联网的核心和基础仍是互联网，是在互联网基础上延伸和扩展的一种网络；二是其用户端延伸和扩展到了物品与物品之间，能在物品与物品之间进行信息交换和通信，即物联网时代的每一件物品均可寻址、通信、控制。物联网的核心技术是通过射频识别（radio frequency identification，RFID）装置、传感器、红外感应器、全球定位系统和激光扫描器等信息传感设备，按照约定的协议，把相应的物品与互联网相连，进行信息交换和通信，以实现智慧化识别、定位、跟踪、监控和管理。

物联网是新一代互联网技术的充分运用。具体而言，就是把感应器嵌入电网、铁路、桥梁、隧道、公路、建筑、油气管道等各种物体中，然后将物联网与现有的互联网整合起来，实现人类社会与物理系统的整合。在这个整合的网络中，需要功能超级强大的中心计算机群，能够对整合网络内的人员、机器、设备和基础设施进行实时的管理和控制，以更加精细和动态的方式管理生产和生活，以期达到"智慧"状态，最终提高资源利用率和生产力水平，改善人与物之间的关系。

2. 物联网的产生与发展

物联网概念最早可追溯到 1995 年，比尔·盖茨在《未来之路》一书中首次提出了物联网的概念，但受限于无线网络、硬件及传感器的发展，当时并未引起太多关注。

1999 年，美国自动识别（auto identification，Auto-ID）中心首先提出物联网的概念，主要建立在物品编码、RFID 技术和互联网的基础之上。以前国内物联网被称为传感网，中国科学院早在 1999 年就启动了传感网的研究。同年，在美国召开的移动计算和网络国际会议上提出了"传感网是下一个世纪人类面临的又一个发展机遇"。

2003 年，美国《技术评论》杂志提出，传感网技术将是未来改变人们生活的十大技术中的重要技术。

2005 年，国际电信联盟（International Telecommunications Union，ITU）在信息社会世界峰会上发布了《ITU 互联网报告 2005：物联网》，正式提出了物联网的概念。该报告指出，无所不在的物联网通信时代即将来临，世界上所有的物体，从轮胎到牙刷、从房屋到纸巾都可以通过因特网主动进行交换。射频识别技术、传感器技术、纳米技术、智能嵌入技术将得到更加广泛的应用和关注。

2021 年 7 月，中国互联网协会发布了《中国互联网发展报告（2021）》，提及国内 2020 年物联网市场规模已达 1.7 万亿元，人工智能市场规模已达 3031 亿元。

2021 年 9 月，工业和信息化部、中央网络安全和信息化委员会办公室等八部门联合印发了《物联网新型基础设施建设三年行动计划（2021—2023 年）》，明确到 2023 年底，在国内主要城市初步建成物联网新型基础设施，社会现代化治理、产业数字化转型和民生消费升级的基础更加稳固。

3. 典型的物联网应用

物联网技术已经比较成熟，在很多领域已得到广泛应用。下面介绍几个典型的物联网应用。

（1）智能交通

随着物联网技术的日益发展和完善，其在智能交通中的应用越来越广泛、深入，在世界各地出现了很多成功应用物联网技术提高交通系统性能的实例。例如，电子收费（electronic toll collection，ETC）系统就是物联网在智能交通方面的一个典型应用。

电子收费系统通过安装在车辆前风窗玻璃上的车载电子标签与在收费站 ETC 车道上的微波天线进行专用短程通信，利用计算机联网技术与银行进行后台结算处理，从而达到车辆通过高速公路或桥梁收费站无须停车就能缴纳高速公路或桥梁费用的目的。在车辆驶过收费站时自动收取相关费用，不停车缴费降低了收费站附近产生交通拥堵的概率。截至 2021 年 9 月底，我国全网 ETC 平均使用率已超过 66%，高速公路网通行效率大幅提升，物流降本增效成效明显。

辅助驾驶和自动驾驶也是未来的发展方向之一。车辆上的车载设备可以通过无线通信技术，对信息网络平台中的所有车辆动态信息进行有效利用，提升车辆整体的智能驾驶水平，为用户提供安全、舒适、智能、高效的驾驶感受与交通服务，同时提高交通运行效率，提升社会交通服务的智能化水平。

（2）智能家居

智能家居是指通过物联网技术将家中的音视频、照明系统、窗帘、空调、网络家电等设备连接到一起，提供家电控制、照明控制、电话远程控制、室内外遥控、防盗报警、环境监测、暖通控制、红外转发及可编程定时控制等多种功能和手段。例如，小米智能家居围绕小米手机、小米电视、小米路由器三大核心产品，由小米生态链企业的智能硬件产品组成一套完整的闭环体验，已构成智能家居网络中心小米路由器、家庭安防中心智能摄像机、影视娱乐中心小米盒子等产品矩阵，轻松实现智能设备互联，提供智能家居真实落地、简单操作、无限互联的应用体验。

（3）智能农业

农业与物联网的融合，表现在农业种植、畜牧养殖等方面。农业种植利用传感器、摄像头、卫星来促进农作物和机械装备的数字化发展。畜牧养殖通过耳标、可穿戴设备、摄像头收集数据，然后分析并使用算法判断畜禽的状况，精准管理畜禽的健康、喂养、位置等。典型应用有自动喷灌系统、无人机放牧等。

（4）智能零售

智能零售是通过运用互联网、物联网技术，感知消费者的消费习惯，预测消费趋势，引导生产制造，为消费者提供多样化、个性化的产品和服务。例如，无人超市利用人脸识别、货物识别、轨迹识别等物联网技术为人们服务。在某些零售店内，智能零售系统还能通过人脸识别自动分析会员信息，并推荐相关产品。

（5）智能安防

智能安防可以利用设备，减少对人员的依赖。智能安防的核心是智能安防系统，该系统主要包括门禁、报警器、视频监控等，其中，视频监控应用比较多，同时该系统可以传输存储图像，也可以进行分析处理。智能安防设备包括智慧门禁、智能门锁、智慧猫眼、智能门铃等。智能安防通过硬件设备联网，智能分析访客，以保护家庭和社区安全。

（6）智慧物流

智慧物流是指通过智能硬件、物联网、大数据等智慧化技术与手段，提高物流系统分析决策和智能执行的能力，提升整个物流系统的智能化、自动化水平。目前，智慧物流已经应用在智能分拣设备、智能快递柜、无人配送车、运输监测等领域。结合物联网技术，智慧物流可以监测货物的温湿度和运输车辆的位置、状态、油耗、速度等。从运输效率来看，智慧物流提高了物流行业的智能化水平。

（7）智能制造

制造领域涉及的行业范围较广。制造与物联网的结合，主要是数字化、智能化工厂，如机械设备监控和环境监控。设备厂商们能够远程升级维护设备，了解产品的使用状况，收集其他关于产品的信息，以利于以后的产品设计和售后。通过物联网和互联网把人、设备、数据打通，进而降低生产成本，提高生产效率。

1.7.5　大数据时代对计算机教育形成的挑战

大数据时代的来临，是对人类社会生活的一个新冲击，其影响无处不在，大到国家层面的国防安全、公共安全、经济决策，小到个人生活的方方面面。其中，与计算机科学和信息技术息息相关的计算机教育更是如此。

在大数据时代背景下，对计算机教育形成的挑战主要体现在以下 5 个方面。

1. 计算思维与认知模式的改变

随着大数据时代的来临，计算思维更加被重视，将同数学、物理思维一样成为人类的基本思维方式之一。对计算思维能力的培养成为计算机教学（特别是基础教学）的重要组成部分之一。

随着大数据时代的来临，认知过程也将从基于猜测假定的设计转变为基于事实与经验的归纳总结。与此同时，科学发展的范式也将从过去几十年间的计算模拟型转变成数据探索型。各种理论、实验、模拟都将统一在信息处理这种数据探索框架之下。

2. 大数据时代为计算机教学提供了海量的学习对象与辅助教学资源

在大数据时代，互联网上充斥着海量的教学资源，除了政策引导下的各类精品课程外，还有广播电视大学、各类网络学院等远程教育提供的教学视频，以及个人自由上传的 PPT 课件等学习资料，资源之多让人应接不暇。同时，一些学校还建立了规模不一的教学资源库。教育部在 2012 年年初，也倡导各类精品课程的"共享资源"建设，这既为学生提供了海量的学习资料，也扩展了学生获得知识的途径。

3. 开放课程等新型教育方式对传统教学模式产生了极大冲击

开放课程（Open Course）不以获得学历为目标，充分利用在线视频进行远程教学，为任何有意学习者提供学习的平台，其突破了学历的限制，回归学习的本质，配合社会化网络，实现了随时随地学习和讨论。

目前，Open Course 已经成为教育界的 Linux，对传统教育造成冲击并形成有益补充。受 Open Course 的影响，网络公开课已经成为很多大学提高教学水平和学校声誉的一种活动。

4. 基于新媒体模式的社会化互助学习，打破了教学的界限，将课堂讨论延伸到网络

比较和交流是学习进步的利器。互助学习可以实现学习者内部的自我互动。社交网络与移动互联网相结合，催生了社会化学习社区，打破了教学的界限，将课堂讨论延伸到网络。不受时间和空间限制的开放式主动学习或许将成为未来教学环境的主流形态，将改变传统课堂教学常见的被动学习状态的局面。

5. 对医学专业毕业生人才的基本要求发生变化

随着新一轮科技革命和产业革命的到来，大数据、云计算、物联网、人工智能等现代信息技术的快速发展，改变着人们的学习、工作或生活的思维方式，同时也推动着医学领域的变革。为推进健康中国、创新型国家发展战略以及教育强国战略的实施，医学专业毕业生将来不仅要具备医学实践能力，也需要"医工理文"融通，具有跨学科的基础知识和学习能力，并能够与来自不同领域的专家学者紧密合作。

第2章　操作系统基础

2.1　操作系统概述

2.1.1　操作系统基础知识

1. 操作系统的概念

操作系统（operating system，OS）是直接控制和管理计算机软、硬件资源，合理组织多个程序的运行，以及为用户提供良好的使用环境、充分发挥计算机作用的最基本的系统软件。操作系统作为最基本的系统软件，是对计算机硬件层的第 1 级扩充，其他的非操作系统软件都必须运行在操作系统的基础之上。计算机刚诞生时并没有操作系统，操作系统出现在第 2 代计算机上。

从操作系统的定义可见，在计算机系统中引入操作系统有两方面的意义：首先，操作系统要方便用户使用计算机。好的操作系统应给用户使用计算机提供好的界面，使用户不必了解硬件和系统软件的细节就可通过操作系统方便地使用计算机。其次，操作系统应最大限度地发挥计算机系统资源的使用效率。这里的系统资源既包括 CPU、内存、外部设备等硬件资源，也包括程序、数据等软件资源。

2. 操作系统的功能

从资源管理的角度看，操作系统应具备以下几项重要功能。

1）处理器管理。CPU 是计算机系统中最关键的资源。为了提高 CPU 的利用率，在计算机系统中常常有多个程序同时运行。因此，处理器管理的主要任务是如何根据一定的原则，做好 CPU 的调度工作，使其资源得到最充分的利用。

2）存储管理。存储管理的主要任务是对内存资源进行合理分配，当多个程序共享有限的内存资源时，如何为它们分配内存空间，使它们既彼此隔离、互不侵扰，又能保证在一定条件下及时调配，尤其是当内存不够用时，如何把当前未运行的程序与程序所需数据及时调出内存，要运行时再从外存调入内存等，都是存储管理的任务。

3）设备管理。设备管理是指计算机系统中除了 CPU 和内存以外的所有输入、输出设备的管理。除了进行实际输入/输出操作的设备外，还包括各种支持设备。设备管理的首要任务是为这些设备提供驱动程序或控制程序，使用户不必了解设备及接口技术细节，就可方便地对这些设备进行操作。另外，还要使用相对低速的外部设备尽可能与 CPU 并行工作，以提高设备的使用效率，并提高整个系统的运行速度。

4）文件管理。现代计算机系统中，操作系统不仅把程序、数据及各种信息，而且把外部设备、操作系统本身都当作文件来管理。因此，文件是计算机系统的软件资源。有效地组织、存储、保护文件，使用户能方便、安全地使用它们，是文件管理的任务。

5）作业管理。所谓作业，是指用户在一次使用计算机的过程中，要求计算机系统所做工作的集合。可以说，计算机的一切工作都是为了完成作业。用户应如何向计算机系统提交作业，系统如何以较高的效率来组织和调度它们的运行，是作业管理的任务。

在操作系统的上述功能中，前4种是对资源的管理，其管理的对象虽然不同，但彼此之间并非完全独立。对每种资源的管理，操作系统都要做到：记录资源的使用情况，以某种方案分配资源，回收资源。作业管理，则是用户使用操作系统的方法。

3. 常见操作系统的分类

不同的硬件结构，尤其是不同的应用环境，应有不同类型的操作系统，以实现不同的目标。通常操作系统可分为以下6类。

1）单用户操作系统。在这种操作系统的控制之下，计算机每次只能执行一个用户的程序，这个用户独占计算机的全部资源，目前微型计算机用的操作系统大部分是这种类型。按同时管理的作业数，单用户操作系统又可分为单用户单任务操作系统和单用户多任务操作系统。前者是指同一时间内只有一个作业在运行，如 DOS；后者是指在同一时间内可同时存在一个用户的多个作业，如 Windows。

2）批处理操作系统。这类系统的基本思想是把一批作业提交给计算机，操作系统把它们存入外存（如硬盘）等待运行，根据作业要求和一定的排队规则，操作系统转而执行另一个作业。如此反复，直到一批作业全部完成为止。批处理操作系统的特点是在计算机运行过程中，不允许用户与计算机交流，即用户一旦把作业提交给操作系统后，就无法再对它进行干涉。这样，作业间的交接时间大幅压缩，便于实现计算机工业流程自动化，充分发挥各种资源的利用率。批处理操作系统的主要缺点是用户使用不方便。用户把作业提交给系统后，无法对作业运行中可能出现的意外情况进行干预，可能程序中一个很小的错误就会导致了它无法继续运行。这种情况特别不利于程序的调试。

3）分时操作系统。分时操作系统也称多用户操作系统。在这类操作系统的控制下，多个用户可通过各自的终端把作业送入计算机，计算机又通过终端向各用户报告其作业的运行情况。分时操作系统能分时轮流地为各终端用户服务，并能及时地对用户服务请求予以响应。分时操作系统的主要优点是能及时响应用户的请示，方便了用户使用计算机，并在可能的条件下提高系统资源的利用率，大幅加快了程序的调试过程。应该说明的是，虽然计算机进行分时处理，但终端设备上的用户工作（如通过输入程序或指令）相对计算机 CPU 的速度来说慢得多，因此，操作系统能在较短时间内分别响应多个用户的请求，每个用户感觉好像是在独立使用计算机一样。

4）实时操作系统。实时操作系统适用于外部事件需要做出及时响应并立即处理的场合，可分为实时控制系统和实时信息处理系统。计算机对导弹发射进行控制和检测就属于实时控制系统，计算机用于联机售票系统和银行系统就属于实时信息处理系统。实时操作系统的特点是要对外部信号做出及时响应，并且响应所需时间要符合要求。实时操作系统要求完整、可靠性高、整体性强，对系统资源的利用率要求并不高，甚至为保证高可靠性而在硬件上采用冗余措施。

5）网络操作系统。与单用户操作系统的封闭性相比，网络操作系统是开放系统，因为只有这样才能适应网络中多个系统和多个用户之间的交往和全网资源的共享。一个计算机系统联网后，不但大大扩大了本机用户的可用资源范围，同时也使该机的用户范围从本机用户扩大到本网用户。这就要求网络环境下的操作系统，既要为本机用户提供有效使用网络资源的手段，又要为网络用户使用本机资源提供服务。因而，网络操作系统除了应具有单用户操作系统的功能之外，还应有网络管理模块，用于支持网络信息和提供各种网络服务。

6）分布式操作系统。这类操作系统在资源管理、进程同步和通信等方面都与其他类型的操作系统有较大区别。

一个具体的计算机操作系统，可能不纯属于其中一类，而是同时具备其中几类的特点，也可能以某一类为主，兼有其他类的特点，这样就形成了通用操作系统。这是由于不同类型操作系统间的差异，主要是由系统侧重面的不同造成的。例如，批处理操作系统重点放在计算机资源的利用率和作业的吞吐能力上；分时操作系统重点放在交互作业和响应时间上；实时操作系统放在系统的完整性、可靠性、严格的响应时间等问题上。

2.1.2 典型的操作系统

自从 1971 年美国 Intel 公司推出 4004 微处理器以来，全球计算机行业进入了微型计算机的新时代。现在世界上有成百上千种不同的微型计算机操作系统，为计算机配置的操作系统的种类也很多，它们的性能和复杂程度也各有差异，这里简要介绍有代表性的几种。

（1）MS-DOS 操作系统

MS-DOS（Microsoft diskette operating system）是由 IBM 公司和美国 Microsoft 公司开发，基于字符界面的一种单用户、单任务操作系统。20 世纪 80 年代，IBM 公司与 Microsoft 公司签订协议，用 MS-DOS 作为 IBM 生产的个人计算机的操作系统，并更名为 PC-DOS。这两种 DOS 除系统文件名不同外，其他几乎没有什么不同。进入 90 年代，两公司在发展策略上出现分歧，5.0 版本以上的 DOS 就只有 MS-DOS 了。Microsoft 公司随后又推出 6.0、6.2 版本。自 1981 年 10 月 MS-DOS 的 1.0 版本诞生，到 1993 年 6.2 版本问世，MS-DOS 已经数十次升高版本，显示出强劲的生命力，成为早期世界上普及最广的微型计算机操作系统。但 DOS 存在着很大的局限性，尽管 DOS 5.0 以上版本已具备了一些多任务处理能力，但仍是基于单用户单任务的操作系统，在激烈的高档微型计算机操作系统的竞争中，DOS 面临着巨大挑战。

（2）OS/2 操作系统

OS/2 是 Microsoft 公司和 IBM 公司联合开发的一个单用户多任务操作系统，主要配置于 IBM 公司推出的 PS/2（personal system/2）微型计算机系统上，但其不仅可运行于 PS/2 机型上，也可运行在各种 286、386 兼容机上。OS/2 具有虚拟存储的特征和完善、先进的多任务方式，用户界面清晰，窗口功能比较齐全，且有强大的绘图支持能力。OS/2 支持 DOS 兼容环境，但某些 DOS 程序在 OS/2 环境下运行起来有困难，并且这个问题至今没有显著的改进。

（3）UINX 操作系统

UINX 是通用的、交互式、多用户、多任务的操作系统，其功能强大、性能优良，成为被世界公认的工业化标准的操作系统。

UINX 是 1969 年 AT&T 公司的 Bell 实验室的里奇（Ritchie）和汤普森（Thompson）在 PDP-7 小型机上开发的，后来不断向大型计算机、中型计算机、多处理系统及微型计算机领域渗透。进入 20 世纪 90 年代后，UINX 系统又增添了一套有效支持计算机网络和 Internet 的网络软件，因此还可以将 UINX 系统配置在企业网络中作为网络操作系统，以提供支持 Internet 和 Intranet 的服务。UINX 能够运行在各种类型的计算机硬件平台上，从微型机、工作站到大型机、巨型机上的操作系统。

（4）Linux 操作系统

Linux 是免费使用和自由传播的、与 UNIX 完全兼容的类 UNIX 操作系统。Linux 最初是由芬兰赫尔辛基大学计算机系的学生李纳斯·托沃兹（Linus Torvalds）在 UNIX 的基础上开发的一个操作系统内核程序。Linux 以其高效性和灵活性著称，它能够在 PC 上实现 UNIX 操作系统的全部功能，而且它的源代码完全免费公开，因此吸引了越来越多的商业软件公司和 UNIX 爱好者加盟到 Linux 系统的开发行列中，使 Linux 不断快速地向高水平和高性能发展，在各种机器平台上使用的 Linux 版本不断涌现。目前，世界上许多著名的 Internet 服务提供商已把 Linux 作为主推操作系统之一。

Linux 同时提供字符界面和图形界面。在字符界面（图 2-1），用户可以通过键盘输入相应的指令来进行操作；在图形界面（类似 Windows 系统的图形界面，图 2-2），用户可以使用鼠标对其进行操作。

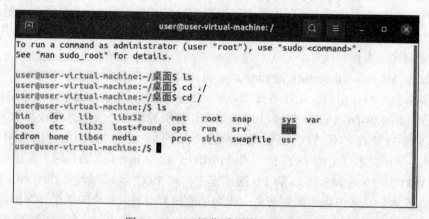

图 2-1　Linux 操作系统的字符界面

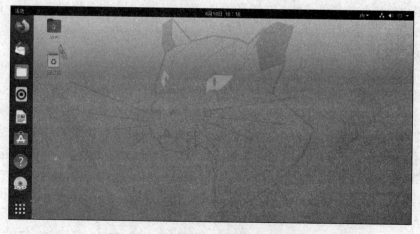

图 2-2　Linux 操作系统的一种图形界面

（5）Windows 操作系统

Windows 是 Microsoft 公司在 1985 年发布的第一代窗口式多任务系统，它使 PC 机开始进入图形用户界面（graphical user interface，GUI）时代。即使初学者，只要看懂屏幕上的图标，就能通过鼠标非常简单地运行 Windows 中的很多程序，比起从前的 MS-DOS，需要输入指令使用的方式更为人性化。随着 Microsoft 公司对其进行不断更新升级，提升其易用性，Windows 目前已成为应用广泛的操作系统之一。

（6）手持设备操作系统

1）Android。Android 是一种基于 Linux 的自由及开放源代码的操作系统，主要应用于移动设备，支持智能手机、平板计算机、可穿戴设备等多种类型的硬件设备，同时也为第三方应用软件开发者提供强大的开放性和兼容性。Android 操作系统最初由安迪·鲁宾（Andy Rubin）开发，主要支持手机，2005 年由 Google 收购注资，并组建开放手机联盟（open handset alliance，OHA）开发改良，随后，逐渐扩展到平板计算机及其他领域上。2008 年 10 月，第一部 Android 智能手机发布。2011 年第一季度，Android 在全球的市场份额首次超过 Symbian 操作系统，跃居全球第一。

2）iOS。iOS 是由 Apple 公司开发的手持设备操作系统。Apple 公司最早于 2007 年 1 月的 Macworld 大会上公布此操作系统，最初专门设计给 iPhone 使用，后来陆续使用到 iPod touch、iPad 及 Apple TV 等产品上。iOS 与 Apple 公司的 Mac OS 操作系统一样，也是以 Darwin 为基础的，因此同样属于类 UNIX 的商业操作系统。这个系统原名为 iPhone OS，在 2010 年 6 月改为 iOS。

2.2　Windows 10 操作系统

2.2.1　Windows 操作系统的发展史

1981 年 8 月，IBM 推出带有 Microsoft 16 位操作系统 DOS 1.0 的个人计算机，由于 DOS 操作系统的设计和开发都是以 20 世纪 70 年代末期的计算机为基础的，随着计算机硬件技术的不断发展，DOS 在技术上的局限性也随之显现出来。首先，DOS 只能支持 640KB 基本内存；然后，在使用上，DOS 的命令行方式枯燥单调，一般用户掌握起来比较困难。因此，随着微型计算机用户的急剧增加，图形界面的操作系统应运而生。在 1985 年和 1987 年，Microsoft 公司尝试推出了图形界面操作系统 Windows 1.0 和 Windows 2.0，但是，此时推出的 Windows 产品还很不成熟，功能也不多。1990 年 5 月，Microsoft 公司推出了 Windows 3.0，这是一个有着良好用户界面和强大功能并且建立在新的概念上的操作系统，它以形象生动的图形代替了 DOS 下难记的命令，用户操作十分方便，许多操作由鼠标实现，用户真实地感受到使用 Windows 操作系统的优越性，因而 Windows 3.0 成为 20 世纪 90 年代最流行的微型计算机操作系统。

以上 Windows 产品，从严格意义上讲并不是真正的操作系统，而只能算是基于 DOS 的多任务图形用户界面环境，它们必须在 DOS 上运行，是 16 位的操作系统，还存在许多局限性。

1995 年 8 月，Microsoft 公司推出了 Windows 95，这是一个独立的、完备的 32 位操作系统，完全抛开了 DOS 的支持，独立引导计算机并帮助用户完成各种操作。Windows 95 支持长文件名，支持多任务、多线程操作，通过文件和文件夹方式管理文件系统，用户可以利用鼠标的拖动，方便地实现对文件的打印、删除及复制等基本操作。

Windows 95 中集成了许多实用的应用软件或功能，如网络、服务器、传真、电子邮件和办公软件等，它们是 Windows 95 操作系统不可分割的一部分。用户若想使用网络、在线服务、电子邮件及附件等功能，只要在 Windows 95 环境中操作即可完成。

由于 Windows 95 操作系统充分考虑了计算机技术的发展状况，并在易用性和兼容性方面继承和发扬了 Windows 以前版本的优良传统，因此自 Windows 95 面世以来，得到了众多计算机用户的认可。

1998 年 6 月，Microsoft 公司推出了 Windows 98 操作系统。Windows 98 是在 Windows 95 强大功能的基础上演变来的，在许多方面与 Windows 95 非常相似，但是 Windows 98 增加了一些新的功能。Windows 98 易用性更强，性能更加可靠，运行速度更快，访问 Internet 更加容易和方便，并具有更强的娱乐性。

2000 年 2 月，Microsoft 公司推出了 Windows 2000 操作系统。Windows 2000 集 Windows 98 和 Windows NT 的很多优良功能和性能于一身，加强或新增了分布式文件系统、用户配额、加密文件系统、硬盘碎片整理和索引服务等特性，实现了数据安全性、企业间通信的安全性、企业和 Internet 的单点安全登录，以及易用和良好的扩展性的安全管理。

2001 年 10 月，Microsoft 公司推出了 Windows XP 操作系统。其中，XP 是英文 experience 的缩写，表示该版本是一个丰富的、充分扩张的全新体验。Microsoft 公司对 Windows XP 操作系统一直推崇备至，比尔·盖茨甚至说："Windows XP 是 Microsoft 公司自发布视窗软件以来，所推出的意义最为重大的操作系统软件。"

2005 年 7 月，Microsoft 公司推出了 Windows Vista 操作系统。与 Window XP 相比，Windows Vista 在界面、安全性和软件驱动集成性上有了很大的改进。

2009 年 10 月，Microsoft 公司推出了 Windows 7 操作系统。该系统旨在让计算机操作更加简单和快捷，为人们提供高效易行的工作环境。

2012 年 10 月，Microsoft 公司正式推出 Windows 8 操作系统。Windows 8 支持个人计算机和平板计算机，提供了更佳的屏幕触控支持。

Windows 10 是由 Microsoft 公司开发的应用于计算机和平板计算机的操作系统，于 2015 年 7 月发布正式版。Windows 10 操作系统在易用性和安全性方面有了极大的提升，除了将云服务、智能移动设备、自然人机交互等新技术进行融合外，还对固态硬盘、生物识别、高分辨率屏幕等硬件进行了优化、完善与支持。

2.2.2 Windows 10 的特点

Windows 10 操作系统是 Microsoft 公司在 2015 年正式推出的一款操作系统。Windows 10 操作系统具有如下特点。

（1）增强的 Cortana 搜索功能

Windows 10 中任务栏上的 Cortana 按钮可以用来搜索硬盘内的文件、系统设置、安装的应用，甚至是互联网中的其他信息。Cortana 还可以实现设置基于时间和地点的备忘。

（2）实用的任务视图按钮

Windows 10 中任务栏上的任务视图按钮不再仅显示应用图标，而是通过大尺寸缩略图的方式对内容进行预览。同时，还可以查看近期的任务列表，真实地提高了用户体验。

（3）"开始"菜单得到优化

Windows 10 回归了早期 Windows 版本中"开始"菜单的功能，并将其与 Windows 8 开始屏幕的特色相结合。单击屏幕左下角的 Windows 键可以打开"开始"菜单，其中包含系统设置的应用列表，标志性的动态磁贴也会出现在右侧。

（4）命令提示符窗口升级

在 Windows 10 中，用户不仅可以对命令提示符（CMD）窗口的大小进行调整，还可以使用复制、粘贴等熟悉的快捷键。

（5）支持平板模式

Windows 10 提供了针对触控屏设备优化的功能，同时还提供了专门的平板电脑模式，"开始"菜单和应用都可以全屏模式运行。

（6）兼容性增强

用户的计算机只要能运行 Windows 7 操作系统，就能更加流畅地运行 Windows 10 操作系统。Windows 10 操作系统针对固态硬盘、生物识别、高分辨率屏幕等硬件进行了优化、支持与完善。

（7）支持多桌面

如果用户没有配置多显示器，但依然需要对大量的窗口进行重新排列，Windows 10 支持的虚拟桌面就可以帮助用户。在该功能的帮助下，用户可以将窗口放进不同的虚拟桌面，并在其中进行轻松切换。

除此之外，Windows 10 的文件资源管理器也得到了升级，在易用性、安全性等方面进行了深入的改进与优化，针对云服务、智能移动设备、自然人机交互等新技术进行融合。

2.2.3 Windows 10 的基本操作

1. Windows 10 的启动与退出

（1）Windows 10 的启动

按下计算机的电源开关后，计算机会自动运行 Windows 10。在 Windows 10 启动的过程中，系统会进行自检，并初始化硬件设备。系统在正常启动的情况下，会直接进入 Windows 10 的登录界面，在密码文本框中输入密码后，按 Enter 键，便会直接进入 Windows 10 操作系统。

（2）Windows 10 的退出

在关闭或重新启动计算机之前，应先退出 Windows 10 操作系统，否则可能会破坏一些没有保存的文件和正在运行的程序。用户可以按以下步骤安全地退出系统。

1）关闭所有正在运行的应用程序。

2）单击桌面左下角的"开始"→"电源"按钮，可以看到 3 个电源选项，"睡眠"、"关机"和"重启"，如图 2-3 所示。

3）单击"睡眠"按钮，计算机进入睡眠状态，内存中的数据会被保存，以便用户重新开始操作时计算机立即恢复到睡眠前的状态；单击"关机"按钮，退出 Windows 10 操作系统并关闭计算机；单击"重启"按钮，重新启动计算机并进入 Windows 10

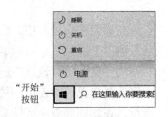

图 2-3　电源选项

工作界面。

2. Windows 10 的桌面组成

（1）Windows 10 的桌面元素

Windows 10 的桌面是启动 Windows 10 操作系统后呈现出的整个屏幕画面，包括桌面图标、任务栏、桌面背景等元素，如图 2-4 所示。

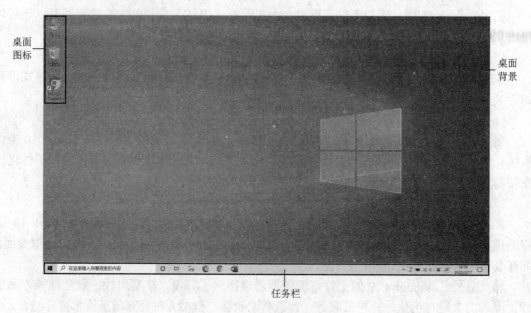

图 2-4　Windows 10 的桌面

在桌面图标中，一部分是计算机安装 Windows 10 操作系统后自动出现的系统图标，还有一部分是用户在 Windows 10 操作系统中安装应用软件后自动添加或用户自行添加的快捷方式图标。快捷方式图标在图形的左下角有箭头标志，如图 2-5 所示。快捷方式图标是为了用户能够快速找到并启动应用程序而在桌面设置的图标，用户对其进行修改、删除并不会影响应用程序本身在 Windows 10 操作系统上的运行。

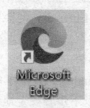 

图 2-5　快捷方式图标

在桌面空白处右击，在弹出的快捷菜单中选择"个性化"选项，在打开的"设置"窗口中，从左侧"个性化"导航栏中选择"主题"选项，进入主题设置界面，如图 2-6 所示，选择界面右侧的"桌面图标设置"选项，打开"桌面图标设置"对话框，如图 2-7 所示。用户可以根据需要选择自己经常使用的图标，单击"更改图标"按钮，打开"更改图标"对话框，如图 2-8 所示，在图标列表中或计算机存储的图片中选择合适的图形作为系统图标。

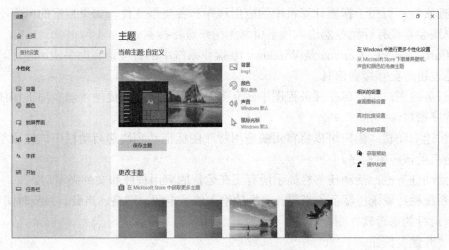

图 2-6　个性化主题设置界面

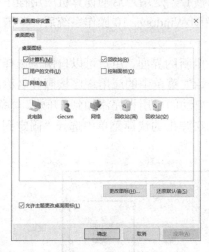

图 2-7　"桌面图标设置"对话框

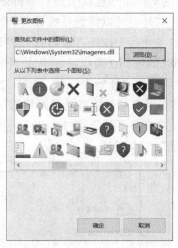

图 2-8　"更改图标"对话框

1）此电脑：包含计算机硬盘中存储的数据和各类对象。

2）回收站：用于存放和恢复被删除的文件。

3）Microsoft Edge：Windows 10 操作系统包含的默认网络浏览器。

4）网络：可浏览局域网中的设备。

5）Admin（或用户名）：用户可浏览自己账户的文件。

（2）任务栏

任务栏（图 2-9）是位于桌面底部的水平长条，显示了系统正在运行的应用程序和打开的窗口、当前时间等，用户可以通过任务栏完成许多操作，还可以对任务栏进行一系列的设置。

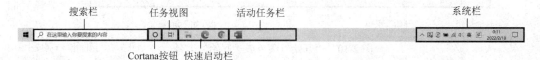

图 2-9　任务栏

1）搜索栏：可用于搜索计算机中的应用程序和各类型文件，如果搜索的内容不在计算机中，系统会直接打开浏览器进入搜索引擎为用户进行搜索。

2）Cortana 按钮：Cortana 是 Windows 10 操作系统中的智能语音助手应用程序，可以帮助用户通过语音交互搜索信息。

3）任务视图：用户可在任务视图中建立多个桌面，从而便捷地管理多项工作任务和多个应用程序窗口。

4）快速启动栏：用户可以将常用的应用程序图标拖动到快速启动栏中，然后单击图标即可快速启动该应用程序。

5）活动任务栏：活动任务栏显示所有正在运行的应用程序和文件夹窗口。

6）系统栏：系统栏显示了当前计算机的输入法、电源、网络、声音、系统时间等状态，以及后台运行的杀毒软件图标等。

（3）"开始"按钮

"开始"按钮一直以来都是 Windows 操作系统的核心，是用户启动计算机应用程序的主要途径，同时也可以找到系统设置和电源选项等。启动 Windows 10 操作系统后，单击桌面左下角的"开始"按钮，即可打开"开始"菜单。

在 Windows 10 操作系统中，"开始"菜单拥有了全新的界面，用户可以自由地选择使用"开始"菜单或"开始"屏幕，如图 2-10 所示。"开始"菜单中的应用程序按照其名称的首字母排序，用户可以按自己喜好将常用的或需要快速启动的应用程序添加到"开始"屏幕中，具体做法是在"开始"菜单中选中应用程序后右击，在弹出的快捷菜单中选择"固定到'开始'屏幕"命令即可。

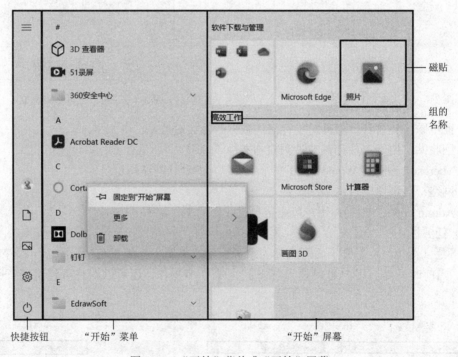

图 2-10　"开始"菜单或"开始"屏幕

"开始"屏幕是 Windows 8 新推出的一项功能，是 Windows 操作系统兼顾在平板计算机上应用的一次改变。在 Windows 10 的"开始"屏幕中，用户可以以"磁贴"的方式自由拖动排列应用程序，排列在一起的几个应用程序可以形成一组，用户可以编辑组的名称。同时，用户还可以像操作手机一样，在 Windows 10 的 Microsoft Store 中下载并安装应用程序，安装好的应用程序会自动显示在"开始"屏幕中。

（4）排列图标

当用户在桌面上创建了多个图标时，如果不进行排序，会显得非常凌乱，这样既不利于快速选择所需要的项目，又影响视觉效果。当用户需要对图标进行位置调整时，可在桌面或文件夹的空白处右击，在弹出的快捷菜单中选择"排序方式"选项，在其子菜单中包含了多种排序方式，如图 2-11 所示。

1）名称：按图标名称开头的字母或拼音顺序排列。

2）大小：按图标所代表文件的大小顺序来排列。

3）项目类型：按图标所代表文件的类型来排列。

4）修改日期：按图标所代表文件的最后一次修改时间来排列。

当用户选择"排列方式"或"查看"子菜单（图 2-12）中的某选项后，在其旁边会出现 ⦿ 或 √ 标志，表明该选项被选中。

如果用户选择了"自动排列图标"选项，则在对图标进行移动时会出现一个选定标志，这时用户只能在固定的位置将各图标进行位置的互换，而不能拖动图标到桌面上的任意位置。

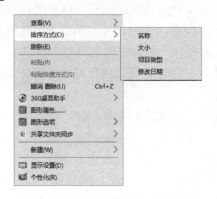
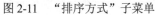

图 2-11　"排序方式"子菜单

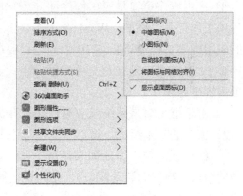

图 2-12　"查看"子菜单

当用户选择了"将图标与网格对齐"选项后，如果调整图标的位置，则调整后的图标在桌面上总是成行成列地排列，且不能移动到桌面上的任意位置。

当用户取消选择"显示桌面图标"选项后，桌面上将不再显示任何图标。

3. 窗口

当用户打开一个文件或应用程序时，都会打开一个窗口。窗口是用户重要的操作对象。熟练地对窗口进行操作，会提高用户的工作效率。窗口的结构如图 2-13 所示。

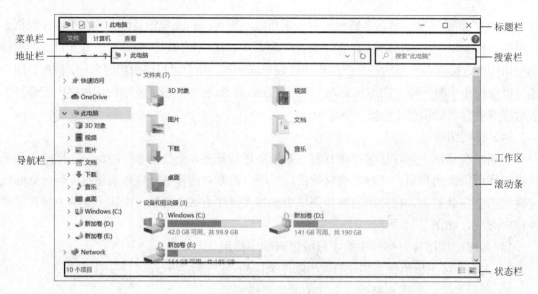

图 2-13　窗口的结构

（1）窗口概述

窗口是 Windows 操作系统中最常见的操作对象，它在屏幕上显示为一个矩形框。运行一个程序或打开一个文件、文件夹，系统都会在桌面上打开一个相应的窗口，这也是 Windows 这个名称的来由。

1）窗口的类型。窗口按用途可分为应用程序窗口、文件夹窗口和对话框窗口 3 种类型。

① 应用程序窗口是应用程序面向用户的操作平台，通过该窗口用户可以完成应用程序的各项工作任务。例如，Word 是用于文字处理的应用程序，PowerPoint 是用于制作演示文稿的应用程序。在 Windows 10 中，运行应用程序就会打开一个对应的应用程序窗口。

② 文件夹窗口是某个文件夹面向用户的操作平台，通过该窗口用户可以对文件夹中的各项内容进行操作。

③ 对话框窗口是系统或应用程序打开的、与用户进行信息交流的子窗口。

2）窗口的基本组成。窗口基本由以下几部分组成。

① 标题栏：位于窗口顶部，用于显示窗口的名称。当标题栏呈高亮显示时，此窗口称为当前窗口（或称为活动窗口）。在此栏上还有窗口的"最小化"、"最大化/还原"和"关闭"按钮。

② 菜单栏：在标题栏的下方，包含用户所能使用的各类命令按钮和选项。

③ 地址栏：显示当前打开的文件在硬盘中存储的位置。在此栏中输入文件夹路径或网址，单击"转到"按钮或按 Enter 键，将打开文件夹或网页。

④ 搜索栏：在搜索栏中输入关键词可快速找到硬盘中存储的相应文件。

⑤ 工作区：窗口的内部区域称为工作区或工作空间，是应用程序实际工作的区域，工作区中的内容就是窗口内容。

⑥ 滚动条：当窗口内文件比较多，无法在当前窗口中全部显示时，拖动位于窗口右侧和底部的小矩形块，就可以查看全部文件。

⑦ 导航栏：位于窗口左侧，通过导航栏可以查看计算机硬盘的整体存储结构，用户也

可以通过单击导航栏中某文件夹图标的方式快速访问该文件夹。

⑧　状态栏：状态栏位于窗口的最下方，用于显示文件、文件夹的总数量或一些帮助信息。

⑨　窗口边框：当鼠标指针移动到窗口边框时，鼠标指针会变成垂直或水平的双向箭头，此时按住鼠标左键拖动鼠标即可改变窗口的大小。

⑩　"最小化"按钮：单击该按钮，窗口将最小化，并缩小到任务栏中。

⑪　"最大化/还原"按钮：单击该按钮，程序窗口将最大化充满整个屏幕，当窗口最大化后，"最大化"按钮就变成了"还原"按钮，此时单击"还原"按钮，最大化的窗口就会还原成原来的窗口，包括窗口的大小和位置。

⑫　"关闭"按钮：单击该按钮，将关闭窗口及应用程序。

3）窗口中的菜单操作。Windows 操作系统常以菜单的形式提供一系列操作命令。应用程序窗口中的菜单栏是由若干个菜单组成的，单击某个菜单名或同时按住 Alt+菜单名右侧带下划线的字母，就能打开窗口或弹出下拉菜单。关闭下拉菜单的方法有多种，可以单击菜单名，或将鼠标指针移出菜单外单击，或按 Esc 键。

Windows 的菜单中常有一些特殊符号，这些特殊符号的含义具体如下。

①　灰色命令项：当菜单中的选项呈灰色（浅色）显示时，表明该命令当前不能使用。

②　省略号（…）：当带有"…"的选项被选择后，会弹出一个对话框。

③　箭头朝右的黑色三角形（▸）：表示该命令项后面还有子菜单，当鼠标指针指向该命令时，会自动显示其子菜单。

④　箭头朝下的黑色三角形（▾）：表示下拉式菜单，当鼠标指针移到需要的选项上单击，或使用方向键移动光标至所需的选项上按 Enter 键时，系统会操作该选项。

⑤　复选标记（☑）：出现在选项左侧的"☑"符号，表示该选项是一个开关式选项，并且当前为有效状态。若再次选中该选项，则会去掉前面的"☑"，表示为无效状态。

⑥　点标记（◉）：即单选按钮，在一组选项中，只允许一个选项前带有该标记，表示该选项当前被选中。

⑦　⯆标记：当下拉菜单太长时，会出现该符号，当鼠标指针指向该符号时，菜单会自动伸长。

4）对话框窗口。当完成一个操作，需要向 Windows 操作系统进一步提供信息时，会弹出一个对话框，如图 2-14 所示。对话框窗口是系统和用户之间通信的窗口，供用户从中阅读提示、选择选项、输入信息等。对话框的顶部有对话框标题（标题栏）和"关闭"按钮，但一般没有"最大化"和"最小化"按钮，因此对话框的大小通常不能改变，但可以移动（利用左键拖动标题栏即可）和关闭。

常见的对话框包括以下内容。

①　单选按钮：在一组相关的选项中，必须选中一个且只能选中一个。

②　复选框：一些具有开关状态的设置项，可选中其中的一个或多个，也可以一个也不

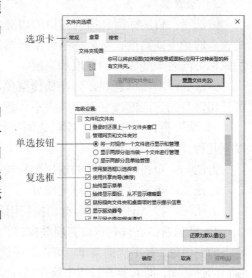

图 2-14　"文件夹选项"对话框

选（方框内出现标记"☑"时，即为选中）。

③ 文本框：可在文本框中输入文字信息。

④ 选择框（变数框、微调框）：单击上箭头增加数字，单击下箭头减少数字。如果当前数与需要的数相差较大，也可直接输入数字。

⑤ 列表框：列表框中列出了可供用户选择的多个选项。如果列表内容很多，不能一次全部显示，则列表框中会出现垂直或者水平滚动条。

⑥ 下拉列表框：与文本框相似，但下拉列表框右端带有一个向下的箭头，当单击该箭头时，会打开一个可供用户选择的列表。

⑦ 滑尺：对话框中的滑尺大多是用于调节系统组件的，如调节鼠标双击的速度、键盘的响应速度等。

⑧ 加减器：在加减器中，可选择几个数字中的一个，方便用户的输入。一般来说，用户可在加减器指定的数值范围内进行选择。

⑨ 按钮：单击某一个按钮，可执行相应的命令。如果按钮后跟"…"，则单击它可弹出另一个对话框。

（2）窗口的基本操作

应用程序窗口和文档窗口的操作主要有移动、缩放、切换、排列、最小化、最大化/还原、关闭等。

1）移动窗口。

方法一：按住鼠标左键拖动窗口的标题栏，窗口将随之移动，当到达需要的位置时释放鼠标即可。

方法二：右击标题栏，弹出快捷菜单，选择"移动"选项，当鼠标指针变为✥形状时，可使用键盘的方向键移动窗口位置，然后按 Enter 键结束移动。

2）缩放窗口。

方法一：将鼠标指针指向窗口的边框，当其变为双向箭头↔或↕形状时，拖动鼠标可改变窗口的宽度或高度；将鼠标指针指向窗口的 4 个角，当其变为双向箭头⤡或⤢形状时，拖动鼠标可同时改变窗口的宽度和高度。

方法二：右击标题栏，弹出快捷菜单，选择"大小"选项，当鼠标指针变为✥形状时，可使用键盘的方向键改变窗口的大小，然后按 Enter 键结束。

3）切换窗口。要在多个窗口之间进行切换，选择某个窗口为当前窗口，常用的方法有以下几种。

方法一：单击任务栏上的窗口图标按钮。

方法二：单击该窗口的可见部分。

方法三：按 Alt+Tab 组合键切换应用程序窗口。

4）排列窗口。排列窗口有层叠窗口、堆叠显示窗口和并排显示窗口 3 种方式。右击任务栏上的空白处，弹出快捷菜单，可在其中选择一种排列方式。层叠窗口是指活动窗口排在所有窗口的最前面，而其他窗口逐个排在活动窗口的后面，并且只能看见它们的标题栏；堆叠显示窗口是指按垂直方式排列窗口；并排显示窗口是指按水平方式排列窗口。

若要轻松地识别窗口，可指向其任务栏按钮。指向任务栏按钮时，将看到一个缩略图的窗口预览，无论该窗口的内容是文档、照片，还是正在运行的视频，如图 2-15 所示。如果无法通过其标题识别窗口，则此时预览特别有用。

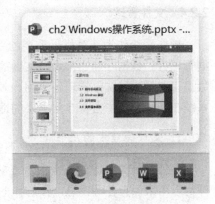

5）最小化窗口。

方法一：单击窗口右上角的"最小化"按钮。

方法二：右击标题栏，弹出快捷菜单，选择"最小化"选项。

6）最大化/还原窗口。

方法一：单击窗口右上角的"最大化/还原"按钮。

方法二：右击标题栏，弹出快捷菜单，选择"最大化/还原"选项。

图 2-15　指向窗口的任务栏按钮
会显示该窗口的预览

7）关闭窗口。

方法一：单击窗口右上角的"关闭"按钮。

方法二：右击标题栏，弹出快捷菜单，选择"关闭"选项。

方法三：按 Alt+F4 组合键关闭窗口。

4．帮助功能

Windows 10 提供了功能强大的帮助系统，当用户在使用计算机的过程中遇到了疑难问题无法解决时，可以选择"开始"→"获取帮助"选项，打开帮助系统，通过帮助系统进行搜索，如图 2-16 所示，获得官方提供的解决方法。

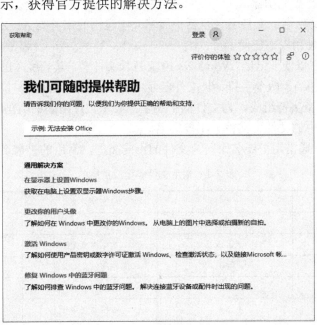

图 2-16　"获取帮助"窗口

2.2.4　文件管理

操作系统作为计算机最重要的系统软件，其提供的基本功能为数据存储、数据处理及数据管理等。数据存储通常是以文件的形式存放在硬盘或其他外存上。数据处理的对象是文件，数据管理是通过文件管理完成的。文件系统实现对文件的存取、处理和管理等操作，因此文件系统在操作系统中占有非常重要的地位。

1.　文件管理中的几个概念

文件是计算机中的一个很重要的概念，是操作系统用来存储和管理信息的基本单位。文件可以用来保存各种信息，用文字处理软件制作的文档、用计算机语言编写的程序及进入计算机的各种多媒体信息，都是以文件的方式存放的。文件的物理存储介质通常是硬盘、光盘、闪存盘等。

（1）文件系统

文件是一组相关信息的集合，可以是程序、数据或其他信息，如一篇文章或一张表格等。

1）文件名。每个文件都有一个文件名，使用文件名是为了区别不同的文件，将存放在硬盘上的文件添加一个标志。每个文件都有一个确定的名称，这样用户就不必关心文件的存储方法、物理位置及访问方式，直接以"按名存取"的方式来使用文件即可。文件名由两部分组成，即文件名和扩展名，两者之间用点隔开，具体格式如下。

```
[D:]filename[.ext]
```

文件的全名由驱动器号、文件名、扩展名 3 部分组成。其中，"[ ]"符号表示该项内容是可选的。[D:]表示驱动器号，软盘驱动器号为 A:或 B:，硬盘驱动器号或光盘驱动器号为 C:、D:…最后一个表示光盘驱动器。

filename 表示文件名。文件名（包括扩展名）中可用的字符为 A～Z、0～9、!、@、#、$、%、&等，不能使用以下任何字符：\、/、?、:、*、"、>、<、|。通常，用户所取的文件名应具有一定的意义，以便于记忆。Windows 10 支持长文件名，其长度（包括扩展名）可达 255 个字符，一个汉字相当于两个字符，长文件名显示出更强的描述能力，也更容易被人理解。

[.ext]由 3 或 4 个字符组成，为文件的扩展名，表示文件所属的类型。

同一个文件夹中的文件、文件夹不能同名。

2）文件类型。通常用扩展名来区分文件的不同类型，常用的扩展名如表 2-1 所示。

表 2-1　常用文件类型及扩展名

文件类型	扩展名	文件类型	扩展名
可执行的程序文件	.exe、.com	系统文件	.sys
Word 文档	.docx	数据库表文件	.dbf
文本文件	.txt	带格式的文本文件	.rtf
备份文件	.bak	压缩格式的文件	.zip、.rar
批处理文件	.bat	帮助文件	.hlp

（2）文件属性

文件属性包括两部分内容：一部分是文件所包含的数据，称为文件数据；另一部分是关于文件本身的说明信息或属性信息，称为文件属性。文件属性主要包括创建日期、文件长度、访问权限等，这些信息主要被文件系统用来管理文件。不同文件系统通常有不同种类和数量的文件属性。

右击文件或文件夹对象，弹出快捷菜单，选择"属性"选项，即可在弹出的属性对话框中查看到该对象的具体属性信息，如图 2-17 所示。使用属性对话框可以查看项目的当前属性，需要时还可修改它们，同时还可以得到文件和文件夹的大小、创建日期及其他重要的统计数据。

（3）文件夹

无论是操作系统的文件，还是用户自己生成的文件，其数量和种类都是非常多的。为了便于对文件进行存取和管理，系统引入了文件夹，文件夹是从 Windows 95 开始提出的一种名称，它实际上是 DOS 中目录的概念。例如，建立一个"下载资料"文件夹，用于存储读者从网络上获取的各种资源文档。

文件夹的命名规则与文件的命名规则一样，只是文件夹的扩展名不用做类型标识。

每个文件夹中还可以再创建文件夹（称为子文件夹），以便更细致地分类存储。例如，在"下载资料"文件夹下可以再创建"技术文档""图片素材""音乐素材" 3 个文件夹，在"图片素材"文件夹下，将风景图片放在"风景"文件夹中，将所有的人物图片放在"人物"文件夹中，如图 2-18 所示。

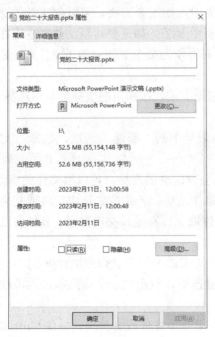

图 2-17　文件的属性对话框

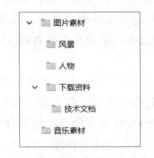

图 2-18　文件夹和子文件夹

2. 文件及文件夹操作

通过"此电脑"窗口和文件资源管理器可以实现对计算机资源的绝大多数操作和管理，两者是统一的。文件资源管理器是 Windows 文件管理的核心，双击任何一个文件夹图标，系统都会通过资源管理器打开并显示该文件的内容，通过文件资源管理器可以非常方便地完成对文件、文件夹和硬盘的各种操作，还可以作为启动平台去启动其他应用程序。

（1）"此电脑"窗口

"此电脑"窗口用于管理计算机上的所有资源。双击桌面上的"此电脑"图标，即可打开"此电脑"窗口，如图 2-13 所示，方便用户访问自己计算机上的各种资源。

（2）启动文件资源管理器的方法

启动 Windows 10 文件资源管理器有多种方法，常用的方法如下。

1）选择"开始"→"Windows 系统"→"文件资源管理器"选项。

2）单击快速启动栏中的"文件资源管理器"图标。

3）在"开始"按钮上右击，在弹出的快捷菜单中选择"文件资源管理器"选项。

（3）查看计算机资源

先双击"此电脑"图标，打开"此电脑"窗口或者打开"文件资源管理器"窗口，再双击要查看的驱动器图标，Windows 10 将显示驱动器上的文件和文件夹。文件夹可以包含文件和其他子文件夹。要想打开文件或文件夹，或者启动应用程序，只需双击其名称或图标即可。

（4）文件及文件夹管理

对文件和文件夹进行管理是 Windows 操作系统中的基本操作。前面介绍的"文件资源管理器"窗口和"此电脑"窗口是对文件和文件夹进行管理的工具，下面介绍一些基本的文件与文件夹管理方法，它们都是在资源管理器窗口或"此电脑"窗口中进行的。

1）新建文件夹。在从桌面开始的各级文件夹中，如果有需要，可以创建新的文件夹。在创建新文件夹之前，需要确定将新文件夹置于什么地方。如果要将新文件夹建立在硬盘的根结点上，则要单击该硬盘的图标；如果新文件夹将作为某个文件夹的子文件夹，则应该先打开该文件夹，然后在文件夹中创建新文件夹。

① 在桌面上建立一个新文件夹：在桌面空白处右击，在弹出的快捷菜单中选择"新建"菜单中的"文件夹"选项。

② 在窗口中建立新文件夹：选择"文件"菜单中的"新建"选项，选择"文件夹"选项。

在新建文件夹处单击，这时在文件夹名称处会有闪动的光标，可以给文件夹重命名。

2）选中文件或文件夹。在对文件或文件夹操作之前，一定要先选中文件或文件夹，一次可以选中一个或多个文件或文件夹，选中的文件或文件夹呈高亮度显示。具体方法有以下几种。

① 单击选中：单击要选定的文件或文件夹，用来选中一个文件或文件夹。

② 拖动选中：在文件夹窗口中按住鼠标左键拖动，将出现一个虚线框，用虚线框框住要选定的文件或文件夹，然后释放鼠标左键即可。

③ 多个连续文件或文件夹的选中：单击选中第一个文件或文件夹，按住 Shift 键，然后单击最后一个要选定的文件或文件夹，释放 Shift 键。

④ 多个不连续文件或文件夹的选中：单击选中第一个文件或文件夹，按住 Ctrl 键，然后依次单击需要选定的文件或文件夹，结束后释放 Ctrl 键。

⑤ 选中所有文件或文件夹：选择"编辑"菜单中的"全部选定"选项，将选中文件夹中的所有文件或文件夹。

⑥ 反向选中：选择"编辑"菜单中的"反向选定"选项，将选中文件夹中除已经选中项目之外的所有文件或文件夹。

⑦ 撤消选中：若要撤消某一选定，先按 Ctrl 键，然后单击要取消的项目；若要撤消所有选中，则单击窗口中的其他区域即可。

3）删除文件或文件夹。对于无用的文件或文件夹应及时删除，以释放更多的可用存储空间。具体删除方法如下。

① 菜单法：选中需要删除的文件或文件夹后，选择"文件"菜单中的"删除"选项。

② 快捷菜单法：选中待删除的文件或文件夹，右击，在弹出的快捷菜单中选择"删除"选项。

③ 键盘法：选中待删除的文件或文件夹后，直接按 Delete 键。

④ 鼠标拖动法：用鼠标拖动待删除的文件或文件夹到桌面上的回收站。

注意：执行删除操作后，系统会弹出确认删除操作的对话框。如果确认删除，则单击"是"按钮，文件或文件夹将被删除；否则单击"否"按钮，放弃所做的删除操作。

另外，删除文件夹操作将把该文件夹所包含的所有内容全部删除。对于从本地硬盘上删除的文件或文件夹而言，将被放在回收站中，而且在回收站被清空之前一直保存在其中。

如果要撤消对这些文件或文件夹的删除，可以到回收站中恢复文件或文件夹。具体方法如下：在回收站中选中需要恢复的对象，然后在"文件"菜单或右击弹出的快捷菜单中选择"还原"选项。

4）打开文件或文件夹。文件主要包括应用程序文件和文档文件两大类。在"文件资源管理器"窗口或"此电脑"窗口中打开文件的常用方法有以下几种。

① 在"文件资源管理器"窗口或"此电脑"窗口中，在导航栏中单击文件夹的图标，或在工作区中双击文件夹图标。

② 选中需要打开的文件，然后选择"文件"菜单中的"打开"选项，即可打开应用程序文件或文档文件。

③ 选中要打开的文件，右击，在弹出的快捷菜单中选择"打开"选项。

打开文件夹的方法如下：在"文件资源管理器"窗口左侧窗格中，单击文件夹图标，或在右侧窗格中双击文件夹图标，即可打开文件夹，在内容显示窗格中将显示被打开文件夹的内容。

5）重命名文件或文件夹。对文件或文件夹进行重命名的方法有多种，不论采用哪种方法，都必须先选中需要重命名的文件或文件夹，并且每次只能重命名一个文件或文件夹。

① 菜单法：选中文件或文件夹后，选择"文件"菜单中的"重命名"选项，则所选文件或文件夹名称周围会出现一个方框（重命名框），在重命名框中输入新名称，然后按 Enter 键或在其他地方单击加以确认即可。

② 快捷菜单法：右击需要重命名的文件或文件夹，弹出快捷菜单，选择"重命名"选项，则在该文件或文件夹名称周围会出现一个重命名框，在重命名框中输入新的名称，确认即可。

③ 鼠标法：单击需要重新命名的文件或文件夹，稍停顿后单击该文件或文件夹的名称处，会出现重命名框，在重命名框中输入新名称，确认即可。

④ 快捷键法：单击需要重新命名的文件或文件夹，然后按 F2 键，会出现重命名框，在重命名框中输入新名称，确认即可。

6）移动文件或文件夹。移动文件或文件夹操作是把选中的文件或文件夹从某个硬盘或文件夹中移动到另一个硬盘或文件夹中，原来位置中不再包含被移走的文件或文件夹。

① 使用菜单命令进行移动：选中需要移动的文件或文件夹，然后选择"编辑"菜单中的"剪切"选项，或右击某个文件或文件夹，在弹出的快捷菜单中选择"剪切"选项，然后单击目标盘或文件夹，选择"编辑"菜单中的"粘贴"选项，或右击目标盘或文件夹图标，在弹出的快捷菜单中选择"粘贴"选项，即可完成移动操作。

② 用鼠标左键拖动进行移动：选中需要移动的文件或文件夹，在按住 Shift 键的同时，用鼠标左键拖动选中的文件或文件夹至目标盘或文件夹图标（如果在同一个硬盘的不同文件夹之间进行移动操作，则可以直接用鼠标拖动进行移动，而不必按 Shift 键），然后释放鼠标左键和 Shift 键，完成移动操作。

③ 用快捷键进行移动：选中需要移动的文件或文件夹，按 Ctrl+X 组合键，再单击目标盘或文件夹，按 Ctrl+V 组合键完成移动。

7）复制文件或文件夹。复制是指在指定的磁盘和文件夹中产生一个与当前选定文件或文件夹完全相同的副本。复制操作完成以后，原来的文件或文件夹仍保留在原位置，并且在指定的目标盘或文件夹中多了一个副本。复制文件或文件夹的方法有以下几种。

① 使用菜单命令进行复制：选中需要复制的文件或文件夹，然后选择"编辑"菜单中的"复制"选项，或右击某个文件或文件夹，在弹出的快捷菜单中选择"复制"选项，单击目标盘或文件夹，选择"编辑"菜单中的"粘贴"选项，或右击目标盘或文件夹图标，在弹出的快捷菜单中选择"粘贴"选项，完成复制。

② 用鼠标左键拖动进行复制：确保能看到待复制的文件或文件夹，并且能看到目标硬盘和文件夹图标，选中要复制的文件或文件夹，在按住 Ctrl 键的同时，用鼠标左键拖动选中的文件或文件夹至目标盘和文件夹图标（如果在两个不同的盘之间进行复制，则可以直接用鼠标拖动进行复制，而不必按住 Ctrl 键），然后释放鼠标左键和 Ctrl 键，完成复制。

③ 用快捷键进行复制：选中需要移动的文件或文件夹，按 Ctrl+C 组合键，然后单击目标盘或文件夹，再按 Ctrl+V 组合键完成复制。

8）查找文件或文件夹。文件夹的引入使文件的排列比较随意且易于实现，但这种随意性和易用性也会给初学者带来一些困惑，一个不经意的拖动操作常常会把文件拖动到其他文件夹中。通过在任务栏的搜索框中输入要查找的文件的文件名，即可在计算机中开始查找；或者在桌面上双击"此电脑"图标，在打开的"此电脑"窗口的搜索框中输入要查找文件的文件名，即可在计算机的所有磁盘中进行查找。如果知道文件存放在哪个磁盘中，可以直接打开该磁盘，在搜索框中输入要查找文件的文件名，即可在当前目录中进行查找。

注意：只要一开始输入内容，搜索就开始了。例如，当输入"B"时，所有名称以字母 B 开头的文件都将显示在文件列表中。

若要查找文件，可打开最重要的文件夹作为搜索的起点，然后单击搜索框并输入文本。搜索框基于所输入文本筛选当前视图。如果搜索字词与文件的名称、标记或其他属性，甚至文本文档内的文本相匹配，则将文件作为搜索结果显示出来。

如果基于属性（如文件类型）搜索文件，可以在输入文本之前单击搜索框，然后单击搜索框正下方的某一按钮来缩小搜索范围。这样会在搜索文本中添加一条"搜索筛选器"（如"类型"），它将为用户提供更为准确的搜索结果。

3. 快捷方式的建立

快捷方式是指向某个程序的"链接"，只记录了程序的位置及运行时的一些参数。使用快捷方式可以快速访问程序，而不必打开多个文件夹来查找。桌面上见到的一些图标其实就是这些程序的快捷方式，Windows 允许用户在桌面上创建指向该对象的快捷方式。在桌面上创建快捷方式图标的方法有多种，常用的方法有以下几种。

（1）方法一

1）右击桌面空白处，弹出快捷菜单，选择"新建"→"快捷方式"选项，弹出"创建快捷方式"对话框，如图 2-19 所示。

2）在"请键入对象的位置"文本框中输入盘符、路径、文件名。也可以单击"浏览"按钮，在弹出的"浏览文件夹"对话框中依次选择盘符、路径、文件名，再单击"下一步"按钮，弹出如图 2-20 所示的对话框。

3）在"键入该快捷方式的名称"文本框中输入快捷方式的名称（或使用默认名称）。

4）单击"完成"按钮，即可完成快捷方式的创建。

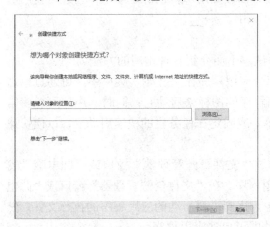

图 2-19　"创建快捷方式"对话框

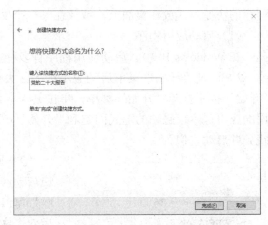

图 2-20　命名快捷方式

（2）方法二

在"文件资源管理器"窗口或"此电脑"窗口中找到需要创建快捷方式的对象文件右击，在弹出的快捷菜单中选择"创建快捷方式"选项，则新的快捷方式将出现在原文件所在的位置，将新的快捷方式拖动到所需的位置即可。

（3）方法三

在"文件资源管理器"窗口或"此电脑"窗口中找到需要创建快捷方式的对象文件右击，弹出快捷菜单，选择"发送到"→"桌面快捷方式"选项即可。

4. 回收站的使用

回收站用来存放用户删除的文件，默认图标是一个废纸篓。被删除的文件、文件夹等均放在回收站中。双击"回收站"图标，就可以打开回收站。回收站中的文件或文件夹可以彻底删除，也可以恢复到原来的位置。若要彻底删除回收站中的全部文件或文件夹，可选择"管理-回收站工具"→"清空回收站"选项或按 Ctrl+A 组合键选中回收站中的所有文件或文件夹，右击，在弹出的快捷菜单中选择"删除"选项。若要删除某些对象，则可选中对象后，右击，在弹出的快捷菜单中选择"删除"选项。若要对回收站中的某些对象进行还原，则可选中这些对象后，右击，在弹出的快捷菜单中选择"还原"选项。

2.2.5　程序管理

Windows 10 操作系统为各种各样的应用程序提供了一个良好的基础工作环境，负责完成程序和硬件之间的通信、内存管理等基本功能。

1. 应用程序的基本操作

程序以文件的形式存放，是能够实现某种功能的一类文件。通常把这类文件称为可执行文件（扩展名为.exe）。

在 Windows 10 中，"开始"按钮可以起到管理程序的作用。可以把各种类型的"快捷方式"（不是程序文件本身）分门别类地存放在"开始"菜单的"所有程序"项目中的不同文件夹内，以便于从"开始"菜单中运行程序；也可以按照用户自己的意愿把一些经常使用的程序的快捷方式放在桌面上，或放在某一个文件夹中。

（1）启动应用程序

在 Windows 10 中，启动应用程序有多种方法，下面介绍几种常用的方法。

1）通过"开始"菜单启动应用程序。大部分应用程序在"开始"菜单中，可通过单击"开始"按钮打开"开始"菜单，单击某一应用程序的图标来启动它；同时，用户可以将常用的应用程序以磁贴的形式固定到"开始"屏幕，或固定在任务栏的快速启动栏，以便快速找到并启动它们。

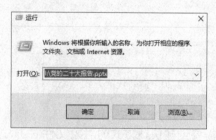

图 2-21　"运行"对话框

2）通过"文件资源管理器"窗口或"此电脑"窗口启动应用程序。在"文件资源管理器"窗口或"此电脑"窗口中，找到需要启动的应用程序的执行文件，然后双击文件即可启动应用程序。

3）单击"开始"按钮，选择"Windows 系统"菜单中的"运行"选项，弹出"运行"对话框，如图 2-21 所示。在"打开"文本框中输入要打开程序的完整路径和文件名。表 2-2 列出了常用应用程序的文件名。

表 2-2　常用应用程序的文件名

常用应用程序	文件名	常用应用程序	文件名
Windows 资源管理器	Explorer.exe	Windows Media Player	Wmplayer.exe
记事本	Notepad.exe	Internet Explorer	Iexplore.exe
写字板	Wordpad.exe	Outlook Express	Msimn.exe
画图	Mspaint.exe	剪贴簿查看器	Clipbrd.exe
命令提示符	Cmd.exe	Microsoft Word	Winword.exe

4）利用桌面快捷方式。若在桌面上放置了应用程序的快捷方式，则双击桌面上的相应快捷方式，即可快速启动应用程序。

（2）退出应用程序

在 Windows 10 中，退出应用程序的方法也有很多，主要有以下几种方法。

1）单击应用程序窗口右上角的"关闭"按钮。

2）选择应用程序"文件"菜单中的"退出"选项。

3）按 Alt+F4 组合键。

4）当某个应用程序不再响应用户操作时，可以按 Ctrl+Alt+Delete 组合键选择"任务管理器"命令，弹出"任务管理器"窗口如图 2-22 所示。在"进程"选项卡中选中要结束的程序，单击"结束任务"按钮，即可关闭程序。

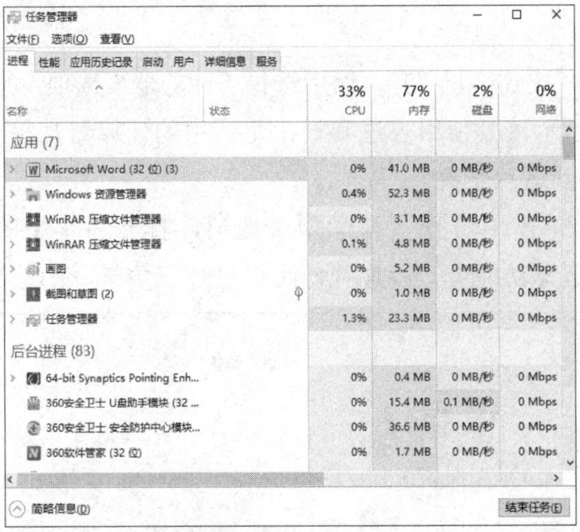

图 2-22　"任务管理器"窗口

（3）应用程序间的切换

Windows 具有多任务特性，可以同时运行多个应用程序。打开一个应用程序，在任务栏上就会产生一个对应的图标按钮。同一时刻，只有一个应用程序处于"前台"，称为当前应用程序，其窗口处于最前面，标题栏呈高亮显示状态，任务栏上的相应按钮呈亮色显示状态。切换当前应用程序的方法主要有以下 4 种。

1）单击任务栏中对应的图标按钮。

2）单击窗口中应用程序的可见部分。

3）按 Alt+Esc 组合键，循环切换应用程序。

4）按 Alt+Tab 组合键，打开显示所有活动程序的图标和名称的窗口，按住 Alt 键，不断按 Tab 键选择所需要程序的图标，选中之后，释放按键即可，如图 2-23 所示。

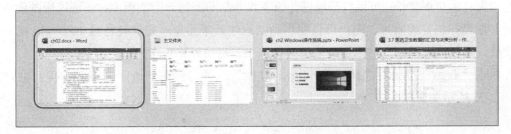

图 2-23　利用 Alt+Tab 组合键进行程序切换

有时可能需要使多个窗口同时可见，这时可以自动调整窗口的大小和位置，只要在任务栏的空白处右击，在弹出的快捷菜单中选择"层叠窗口"、"堆叠显示窗口"或"并排显示窗口"选项即可。选择"撤消××所有窗口"选项可以恢复为原来的布局状态。

2. 应用程序的使用

Windows 系统在"开始"菜单中自带了几个小的应用软件，常用的有计算器程序、画图程序、记事本程序、写字板程序等。下面通过这几个小程序的学习，了解 Windows 系统的特点。

（1）使用计算器

单击"开始"按钮，找到字母"J"，然后选择"计算器"选项，打开标准型的"计算器"窗口，如图 2-24（a）所示，其使用方法和日常生活中的计算器几乎一样，只需单击相应的数字和运算符就可以得到运算结果。

在"计算器"窗口单击 ≡ 选择"科学型"选项，打开科学型的"计算器"窗口，如图 2-24（b）所示，其运算功能进一步加强，可以进行三角学、函数等的数学计算。

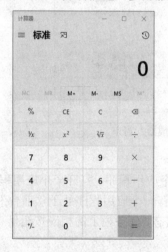
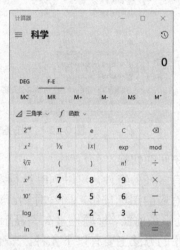

（a）标准模式　　　　　　　（b）科学模式

图 2-24 "计算器"窗口

（2）使用画图程序

可以使用画图程序创建简单或者精美的图画，这些图画可以是黑白的，也可以是彩色的，并可以保存为位图文件；可以打印绘图，或者将其粘贴到另一个文档中；还可以用画图程序查看和编辑扫描好的照片。用户可以使用画图程序处理图片，如扩展名为.jpg、.gif 或.bmp 的文件，可以将画图图片粘贴到其他已有文档中，也可以将其作为桌面背景。

单击"开始"按钮，选择"Windows 附件"选项，然后单击"画图"选项，会打开如图 2-25 所示的窗口。

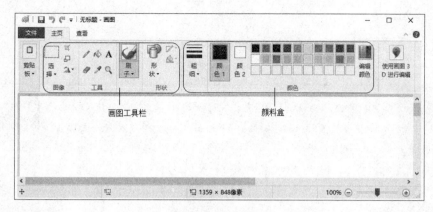

图 2-25　画图窗口

1）画图操作。窗口的上部左侧是画图工具栏，单击其中的某个按钮，拖动鼠标即可完成相应的画图操作。具体方法可以参考画图程序的"画图帮助"按钮。

2）颜色操作。颜料盒（调色板）在程序窗口的上部右侧，默认前景色为黑色，背景色为白色。要设置前景色，只要单击"颜色 1"按钮，再单击颜料盒中的颜色即可；要设置背景色，则单击"颜色 2"按钮，再单击颜料盒中的颜色即可。

3）对图像的操作。在工具栏中选择"选择"下拉按钮中的"矩形选择"选项，然后沿对角线拖动鼠标画出一个矩形，便可以选择矩形区域。选择"自由图形选择"选项，可以选择任意形状的区域，然后拖动鼠标画出一个选定区域。如果要删除已选定区域，在选定框外单击即可。

要复制或粘贴图片的一部分，按照上述方法选中要复制的区域，单击"复制"按钮，然后在目标位置单击"粘贴"按钮即可。

（3）写字板

写字板是 Windows 提供的一个比较简单的文字处理程序。利用写字板可以撰写报告、书信、文件等，并且可以在文档中插入图片，可以对文档格式化并且可以打印文档。写字板还支持对象的链接与嵌入，由写字板生成的文档可以通过剪贴板传送给其他 Windows 应用程序。写字板保存的文件的扩展名为.rtf。

1）写字板的启动。单击"开始"按钮，选择"Windows 附件"选项，选择"写字板"选项，打开如图 2-26 所示的写字板窗口。

写字板窗口中除了标题栏、菜单栏、工具栏、状态栏和标尺外，还有下列标志符号。

① I 形鼠标指针：鼠标指针以 I 形显示，表示指针在文本输入区域。I 形鼠标指针主要用来确定插入点位置。当显示菜单或鼠标指针在工作区外时，鼠标指针以指示箭头方式显示。

② 插入点：呈一条闪烁竖线，用于指示用户操作的位置。用户可以移动 I 形鼠标指针到所需位置并单击，以改变插入点的位置。

2）写字板的退出。可以选择控制菜单中的"关闭"选项，或选择"文件"菜单中的"退出"选项即可退出写字板，较为简单的方法是单击"关闭"按钮或双击"控制菜单"图标。

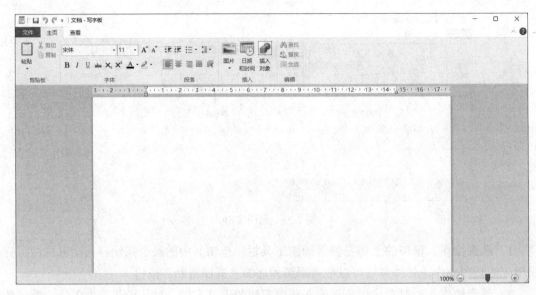

图 2-26　写字板窗口

3. 软件的安装与删除

应用软件（如办公自动化软件 Office、图像处理软件 Photoshop 等）并不包含在 Windows 操作系统内，要使用它们，必须进行安装。各种软件的安装方法大同小异，可以从资源管理器进入，通过双击软件中的 Setup 或 Install 程序进行安装。当不需要的时候，可以从系统中卸载，以节省系统资源。

在 Windows 10 中，软件的卸载可通过"应用和功能"工具来实现。该工具可以帮助用户管理系统中的程序。在"此电脑"窗口上方中双击"卸载或更改程序"，即可打开"应用和功能"窗格；或者单击"开始"按钮，打开"设置"窗口，如图 2-27 所示，单击"应用"选项，打开"应用和功能"窗格，如图 2-28 所示。

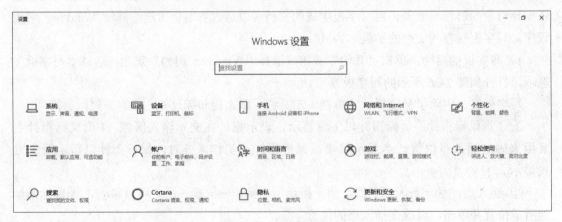

图 2-27　"设置"窗口

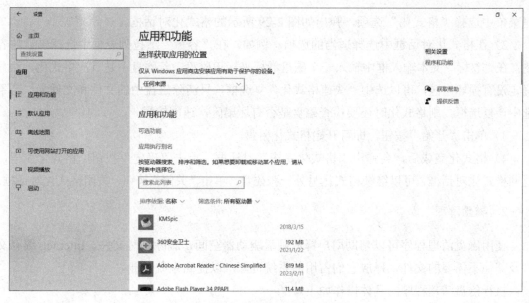

图 2-28 "应用和功能"窗格

（1）更改或删除程序

在"应用和功能"窗格中列出了已在 Windows 系统中安装的大部分应用程序，选中要操作的程序名称，然后单击"修改"或"卸载"按钮，即可更改或者卸载程序。在 Windows 中删除应用程序时，应该使用该方法来实现，不要只删除应用程序的文件夹或快捷方式，因为许多程序安装时会在操作系统的文件夹中加入程序的链接文件，删除方法不当会造成删除不彻底。

（2）添加新程序

当从光盘或硬盘上添加程序时，将要安装的软件所在的硬盘插入驱动器中，然后单击"光盘或硬盘"按钮，系统会自动搜索光盘驱动器或硬盘驱动器，列出所有的新程序，用户可以选择要安装的程序，然后按照向导进行安装即可。

2.2.6 磁盘管理

通过 Windows 文件资源管理器可实现对磁盘的管理，主要包括格式化磁盘、查看磁盘信息等。

1. 磁盘格式化

磁盘在首次使用之前，一般要经过格式化，通过格式化为磁盘划分磁道、扇区，建立目录区，并且检查磁盘中有无损坏的磁道、扇区。当磁盘感染计算机病毒，用杀毒软件无法杀毒时，也可以使用格式化操作，将磁盘上的所有信息全部清除。但是，格式化操作将删除磁盘上的所有数据，因此在格式化时一定要特别慎重，更不能随便格式化。

在 Windows 中，磁盘格式化的操作步骤如下。

1）双击"此电脑"图标，打开"此电脑"窗口，然后选中某个磁盘，右击在弹出的快捷菜单中选择"格式化"选项，弹出如图 2-29 所示的格式化对话框。

2）在格式化对话框中选择适当的选项。例如，在"容量"下拉列表框中选择磁盘的容量；在"卷标"文本输入框中输入一个磁盘卷标来标识磁盘。若磁盘不是首次格式化，而且确定没有损坏扇区，可以选中"快速格式化"复选框，只清除磁盘中的文件和文件夹；若不选中该复选框，则格式化时还要检查磁盘是否有坏扇区，速度较慢。

3）单击"开始"按钮，即可开始格式化磁盘。

4）格式化完成后，会弹出"格式化完毕"对话框，单击"确定"按钮，格式化完毕，返回格式化对话框，可以继续格式化另外一张磁盘，单击"关闭"按钮，关闭格式化对话框。

2. 磁盘清理

使用磁盘清理程序可以帮助用户释放硬盘驱动器空间，删除临时文件、Internet 缓存文件及其他不需要的文件，释放它们占用的系统资源，以提高系统性能。

执行磁盘清理程序的具体操作如下。

1）单击"开始"按钮，选择"Windows 管理工具"菜单中的"磁盘清理"选项，弹出如图 2-30 所示的驱动器选择对话框。

2）在该对话框中选择要进行清理的驱动器，然后单击"确定"按钮，会弹出该驱动器的磁盘清理对话框，如图 2-31 所示。

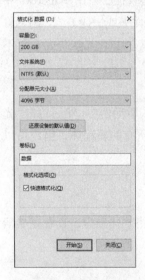
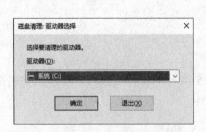
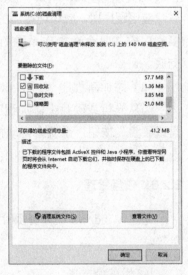

图 2-29　格式化对话框　　　　图 2-30　驱动器选择对话框　　　　图 2-31　磁盘清理对话框

3）在"磁盘清理"选项卡的"要删除的文件"列表框中列出了可删除的文件类型及其所占用的磁盘空间的大小，选中某文件类型前的复选框，在进行清理时即可将其删除；在"可获得的磁盘空间总量"中显示了删除所有选中复选框的文件类型后可得到的磁盘空间总量；在"描述"框中显示了当前选择的文件类型的描述信息。

4）单击"确定"按钮进行清理，清理完毕后，该对话框将自动关闭。

3. 磁盘碎片整理

磁盘（尤其是硬盘）经过长时间的使用后，难免会出现很多零散的空间和磁盘碎片，一个文件可能会被分别存放在不同的磁盘空间中，这样在访问该文件时系统需要到不同的磁盘空间中去寻找该文件的不同部分，从而影响了运行的速度。同时由于磁盘中的可用空间是零散的，创建新文件或文件夹的速度也会降低。使用磁盘碎片整理程序可以重新安排文件在磁盘中的存储位置，将文件整理到一起，同时合并可用空间，以实现提高运行速度的目的。

运行磁盘碎片整理程序的具体操作如下。

1）单击"开始"按钮，选择"Windows 管理工具"菜单中的"碎片整理和优化驱动器"选项，弹出"优化驱动器"窗口，如图 2-32 所示。

2）在窗口中显示了磁盘的一些状态和系统信息。选中一个磁盘，单击"分析"按钮，系统即可分析该磁盘是否需要进行磁盘整理。

3）单击"优化"按钮，即可开始对磁盘碎片进行整理。

4. 磁盘信息查看与查错

（1）信息查看

磁盘信息主要是指磁盘的卷标、容量、已用空间、可用空间等信息。查看磁盘信息的具体操作如下。

1）在"此电脑"窗口中单击某磁盘图标，如"本地磁盘（D:）"。

2）右击，在弹出的快捷菜单中选择"属性"选项，弹出如图 2-33 所示的磁盘属性对话框。

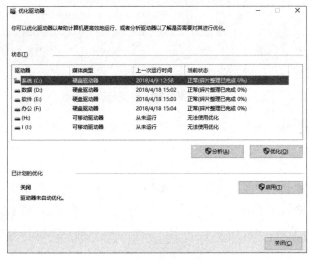
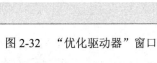

图 2-32 "优化驱动器"窗口

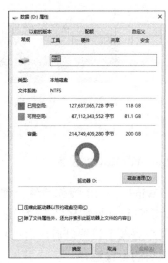

图 2-33 磁盘属性对话框

3）在"常规"选项卡最上面的文本框中输入磁盘的卷标。在该选项卡的中部显示了该磁盘的类型、文件系统、已用空间及可用空间等信息；在该选项卡的下部显示了该磁盘的容量，并用饼图的形式显示了已用空间和可用空间的比例信息。单击"磁盘清理"按钮，即可启动磁盘清理程序进行磁盘清理。

4）单击"应用"按钮，即可应用该选项卡中更改的位置。

（2）磁盘查错

经常进行文件的移动、复制、删除，以及程序的安装、删除等操作，可能会出现坏的磁盘扇区，这时可运行磁盘查错程序，来修复文件系统的错误、恢复坏扇区等。

执行磁盘查错程序的具体操作如下。

1）双击"此电脑"图标，打开"此电脑"窗口。

2）右击磁盘查错的磁盘图标，在弹出的快捷菜单中选择"属性"选项，弹出相应的属性对话框，选择"工具"选项卡，如图 2-34 所示。

3）在该选项卡中有"查错""对驱动器进行优化和碎片整理"2 个选项组，单击"查错"选项组中的"检查"按钮，会弹出错误检查对话框，如图 2-35 所示。

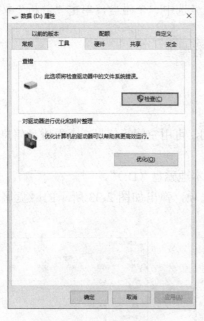

图 2-34　"工具"选项卡

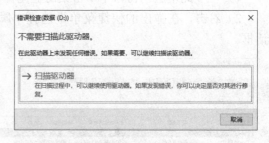

图 2-35　错误检查对话框

4）在该对话框中用户可选择"扫描驱动区"选项，单击即可开始进行磁盘查错。

2.2.7　Windows 设置

Windows 10 操作系统允许用户按照自己的需求和喜好对系统进行一些设置，如桌面背景、键盘和鼠标的属性、输入法等。这些设置都可以在"设置"或"控制面板"窗口中完成。当用户更改了设置以后，信息将保存在 Windows 10 注册表中，以后每次启动系统时都将按修改后的设置运行。

在推出 Windows 10 操作系统时，微软公司曾宣布要放弃经典的"控制面板"，将所有选项都迁移到"设置"中，但为了使从早期版本的 Windows 操作系统升级而来的用户能够顺畅使用 Windows 10，在 Windows 10 操作系统的历次更新中，"控制面板"仍一直存在。"设置"和"控制面板"窗口如图 2-27 和图 2-36 所示。

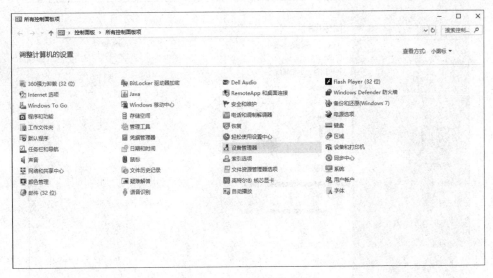

图 2-36　"控制面板"窗口

1. 鼠标

在安装 Windows 10 时，系统已自动对鼠标进行了设置，若默认的设置不符合用户的使用习惯，可以按个人的喜好进行一些调整。

调整鼠标的具体操作如下。

1）单击"开始"按钮，选择"设置"选项，打开"设置"窗口，单击"设备"选项，打开"蓝牙和其他设备"窗口。

2）在"蓝牙和其他设备"窗口左侧窗格"设备"中，单击"鼠标"选项，打开"鼠标"窗格，如图 2-37 所示，系统默认右手使用鼠标，即左边的键为主要键，在"选择主按钮"下拉列表中，可设置右边的键为主要键；在图 2-37 右侧"相关设置"中，选择"调整鼠标和光标大小"选项，打开"鼠标指针"窗格，可以对指针进行颜色和大小的修改，如图 2-38 所示。

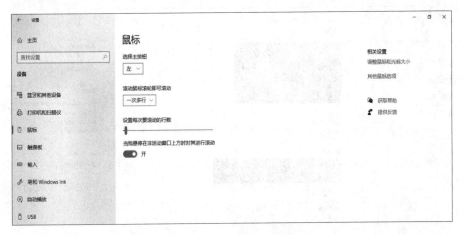

图 2-37　"鼠标"窗格

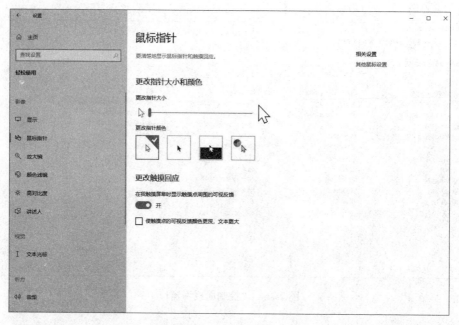

图 2-38 "鼠标指针"窗格

2. 桌面背景及屏幕保护

桌面背景就是打开计算机进入 Windows 10 操作系统后出现的桌面背景颜色或图片。若在一段时间内不使用计算机，设置了屏幕保护后，系统会自动启动屏幕保护程序，通过不断变化的图形显示使荧光层上的固定点不会被长时间"轰击"，从而避免了屏幕的损坏。

（1）设置桌面背景

Windows 10 桌面背景（也称壁纸）可以是用户个人收集的数字图片、Windows 10 提供的图片、纯色或带有颜色框架的图片。可以选择一个图像作为桌面背景，也可以显示幻灯片图片。

1）设置图片为桌面背景。设置桌面背景的具体操作步骤如下。

① 在"设置"窗口中选择"个性化"选项，进入到"背景"窗格，如图 2-39 所示。

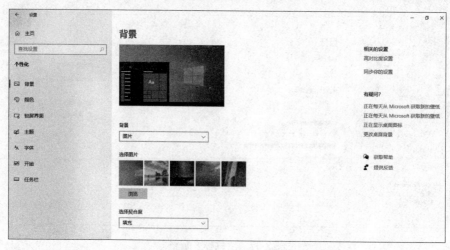

图 2-39 "背景"窗格

② 用户可以在如图 2-39 所示的窗格中选择系统自带的图片，单击图片后，Windows 10 桌面系统会立即把选择的图片作为背景显示。

③ 如果用户需要把其他位置的图片作为桌面背景，在图 2-39 所示的窗格中单击"浏览"按钮，弹出"打开"对话框，找到图片打开，即可把图片设为桌面背景。

④ 在"选择契合度"下拉列表框中有"填充""适应""拉伸""平铺""居中""跨区"6 个选项，用户可以根据个人的喜好进行选择，建议使用"适应"选项，以获得较好的显示效果。

2）设置幻灯片为桌面背景。在 Windows10 中，可以使用幻灯片（一系列不停变换的图片）作为桌面背景，既可以使用自己的图片，也可以使用 Windows 10 中某个主题提供的图片。

① 用户在如图 2-39 所示的窗格中选择"背景"下拉列表中的"幻灯片放映"，如图 2-40 所示，幻灯片的所有图片必须位于同一文件夹中，可以在相册中选择，也可以单击"浏览"按钮，弹出"选择文件夹"对话框，在计算机中查找图片所在的文件夹。

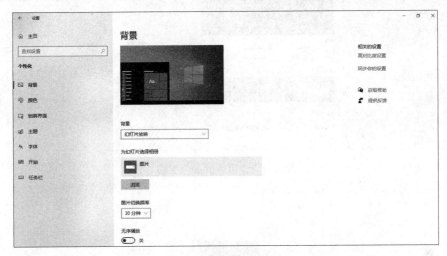

图 2-40　幻灯片放映

② 选择"图片切换频率"下拉列表框中的相应选项，设置幻灯片变换图片的时间间隔。若将"无序播放"设置为"开"，则可以使图片以随机顺序显示。

若要在桌面上创建幻灯片图片，则必须选择多张图片，如果只选择一张图片，幻灯片将会结束播放，选中的图片会成为桌面背景。

（2）设置屏幕保护

屏幕保护程序是指在一段指定的时间内没有鼠标或键盘事件时，在计算机屏幕上会出现移动的图片或图案。当用户离开计算机一段时间时，屏幕显示会始终固定在同一个画面上，即电子束长期轰击荧光层的相同区域，长此以往，会因为显示屏荧光层的疲劳效应导致屏幕老化，甚至显像管会被击穿。因此，可以设置屏幕保护程序，以动态的画面显示屏幕，来保护屏幕不受损坏；也可以给屏幕保护程序设置密码，这样既可以防止在离开时他人看到工作屏，也可以防止他人未经授权使用计算机。

设置屏幕保护的具体操作步骤如下。

1）选择屏幕保护程序。在"设置"窗口中选择"个性化"选项，找到"锁屏界面"窗格，如图 2-41 所示。锁屏界面是指当用户在一段指定的时间内没有使用计算机时，屏幕上自动出现的图案。锁屏界面可以减少屏幕的损耗并保障系统安全。用户可以选择单张图片或幻灯片放映作为锁屏界面的背景，还可以对屏幕保护程序进行设置。在"锁屏界面"窗口底部选择"屏幕保护程序设置"选项，即可弹出"屏幕保护程序设置"对话框，如图 2-42 所示。在该对话框的"屏幕保护程序"下拉列表框中选择所需的屏幕保护程序，在"屏幕保护程序设置"对话框中就可以预览到所选屏幕保护程序的效果。如果想全屏观看，单击"预览"按钮即可全屏预览。若有鼠标或键盘事件就会结束预览。单击"确定"按钮可以完成设置，并关闭"屏幕保护程序设置"对话框。

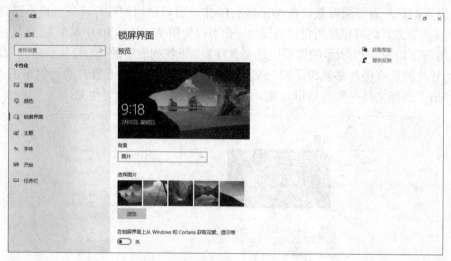

图 2-41　"锁屏界面"窗格

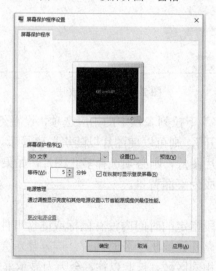

图 2-42　"屏幕保护程序设置"对话框

2）屏幕保护程序的设置。如果需要通过密码对屏幕保护程序进行保护，则选中"在恢复时显示登录屏幕"复选框，这样在退出屏幕保护程序时，需要输入密码才能解除对计算机的锁定。

另外，用户还可以根据自己的工作环境和工作习惯，设置进入屏幕保护程序的等待时间。

（3）分辨率、刷新频率和颜色的设置

Windows 根据监视器选择最佳的显示设置，包括屏幕分辨率、刷新频率和颜色深度。

这些设置根据所用监视器的类型、大小、性能及视频显卡的不同而有所差异。

1）分辨率的设置。屏幕分辨率是指屏幕上文本和图像的清晰度。分辨率越高，屏幕上显示的对象越清楚，同时屏幕上的对象显得越小，因此屏幕可以容纳更多内容；分辨率越低，屏幕上的对象越大，屏幕容纳的对象越少，但更易于查看。在非常低的分辨率情况下，图像可能会显示有锯齿状边缘。

是否能够增加屏幕分辨率取决于监视器的大小、性能及视频显卡的性能，其设置步骤如下。

① 在"设置"窗口中选择"系统"选项，弹出"显示"窗格，如图 2-43 所示；或者在桌面空白处右击，在弹出的快捷菜单中选择"显示设置"选项，弹出图 2-43 所示的窗格。

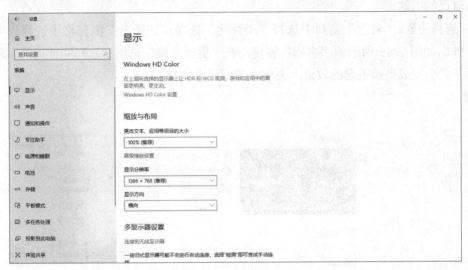

图 2-43 "显示"窗格

② 在"显示分辨率"下拉列表框中选择想要的分辨率，在弹出的界面中单击"保留更改"按钮则保留目前的分辨率设置，若单击"还原"按钮或者在 15s 之内没有应用更改，分辨率将返回到原始设置。

2）刷新频率的设置。影响监视器显示效果的另一个重要原因是屏幕刷新频率。如果刷新频率太低，监视器可能闪烁，从而引起眼睛疲劳和头疼，其设置步骤如下。

① 在"设置"窗口中选择"系统"选项，弹出"显示"窗格，如图 2-43 所示；或者在桌面空白处右击，在弹出的快捷菜单中选择"显示设置"选项，弹出"显示"窗格。

② 在"显示"窗格底部选择"高级显示设置"选项，弹出"高级显示设置"窗格，单击"显示器 1 的显示适配器属性"链接，弹出如图 2-44 所示的对话框。

③ 选中"监视器"选项卡，然后在"屏幕刷新频率"下拉列表框中选择新的刷新频率，监视器将花费一小段时间进行调整。单击"应用"按钮，系统将应用刚才选定的监视器刷新频率。

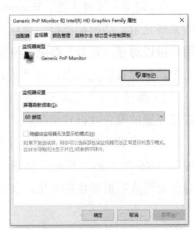

图 2-44 显示适配器属性对话框

单击"是"按钮保留目前的刷新频率设置；单击"否"按钮或者在 15s 之内没有应用更改，刷新频率将返回到原始设置。

（4）主题、颜色

Windows 主题是用于计算机桌面的可视元素和声音的集合。主题决定了桌面上各种可视元素的外观，如窗口、图标、字体和颜色，还可以包括声音。在选择主题后，用户也可以个性化设置桌面及窗口的外观、颜色及字体等。

1）选择和使用桌面主题。用户可以选择系统预置的主题，也可以进行个性化的修改后保存为自己的主题。

① 选择主题。"设置"窗口中选择"个性化"选项，在弹出左侧窗格中选择"主题"选项，弹出如图 2-45 所示的"主题"窗格，在"更改主题"选项中选择要使用的主题，这时桌面背景会变成当前主题的效果，关闭窗口即可完成操作。

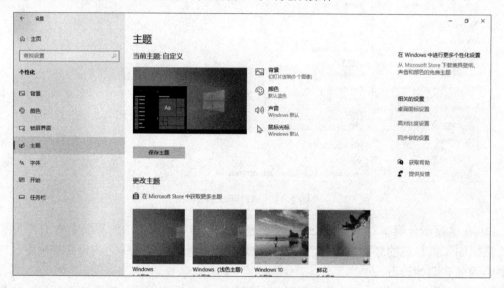

图 2-45　"主题"窗格

② 调整和管理主题。Windows 10 主题包含了很多系统设置，如果用户希望更改主题中的某些元素，如鼠标指针、系统操作时的声音等，可以在"主题"窗格中选择并进行更改。用户可以对桌面背景、颜色、声音和鼠标指针等进行个性化设置，同时可以对桌面图标进行设置，全部设置完成后，在"主题"窗格中选择"使用自定义主题"选项。

2）颜色。在 Windows 10 中，用户可以根据个人的喜好修改主题、窗口的颜色，并可以选择预置的颜色或自定义颜色。

在"设置"窗口中选择"个性化"选项，在弹出左侧窗格中选择"颜色"选项，弹出如图 2-46 所示的"颜色"窗格，在"选择你的主题色"选项中选择要使用的颜色，这时主题色会变成当前颜色的效果，关闭窗口即可完成操作。

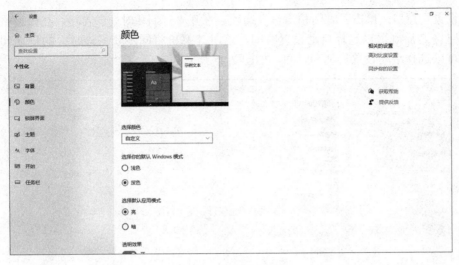

图 2-46 "颜色"窗格

3. 日期和时间

在任务栏的右端显示了系统提供的时间和日期，将鼠标指针指向时间栏即会显示系统日期。若用户不想显示日期和时间或需要更改日期和时间，可以按以下方法进行。

（1）隐藏时间

若用户不想显示日期和时间，可执行以下操作。

1）在任务栏空白处右击，在弹出的快捷菜单中选择"任务栏设置"选项，弹出"任务栏"窗格，在"通知区域"选项区中，选择"打开或关闭系统图标"超链接，弹出如图 2-47 所示窗格。

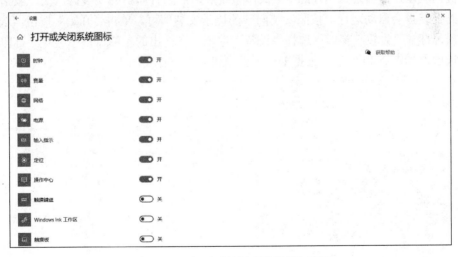

图 2-47 "打开或关闭系统图标"窗格

2）将"时钟"行设置为"关"即可。

（2）更改日期时间

若用户需要更改日期和时间，可执行以下步骤：单击时间栏，在弹出的对话框中单击"时间和日期设置"按钮，打开"日期和时间"窗格；或单击"开始"按钮，选择"设置"选项，打开"设置"窗口，单击"时间和语言"选项，打开"日期和时间"窗格。在该窗格中，用户选择时区之后既可以选择自动设置时间，这时计算机将同步获得该时区的日期和标准时间，也可以选择手动设置日期和时间，如图2-48所示。

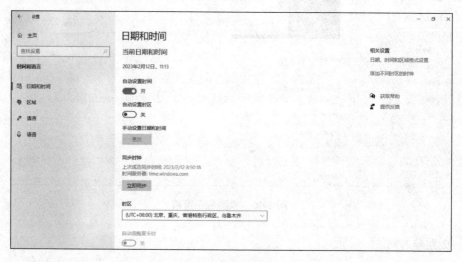

图2-48　"日期和时间"窗格

4. 打印机

打印机是计算机常用的外部设备，正确掌握其安装、设置和使用对于用户来说很重要，下面重点讲述打印机的安装和使用。

打印机是常用的输出设备，在使用一台新的打印机时，应首先进行硬件的连接，然后安装打印机的驱动，即在进入 Windows 操作系统后，放入打印机的安装盘，在一般情况下，打印机的安装盘会自动运行，按照安装向导的提示安装即可。单击"开始"按钮，选择"设置"选项，打开"设置"窗口，选择"设备"选项，在弹出的左侧窗格中选择"打印机和扫描仪"选项，如图2-49所示，根据窗口提示则可完成操作。

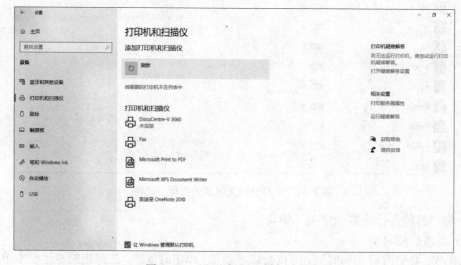

图2-49　"打印机和扫描仪"窗格

5. 账户设置

Windows 10 允许多个用户使用同一台计算机，每个用户都可以进行个性化的系统环境设置。Windows 10 的账户有两类，一类是管理员账户，另一类是普通账户。管理员账户可以对计算机系统进行更改、安装应用软件、访问计算机上所有文件，以及创建和删除计算机上其他用户的账户。被设置为普通账户的用户可以访问已经安装在计算机上的应用软件，但不能安装软件或硬件，不能删除系统的重要文件，也不能更改大多数计算机设置。这类用户可以更改其账户图片，可以创建、更改或删除其密码，但不可以更改账户名和账户类型。

单击"开始"按钮，选择"设置"选项，打开"设置"窗口，选择"帐户"选项，弹出"账户信息"窗格，如图 2-50 所示。在"帐户信息"窗格中，用户可以创建账户、选择登录账户及修改账户头像等，同时也可以在"登录选项"窗格中设置登录密码或其他登录账户的验证方式。

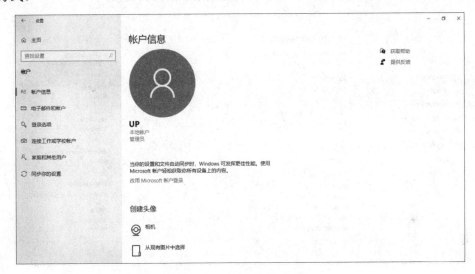

图 2-50　"帐户信息"窗格

6. Windows 防火墙

杀毒软件只能查杀计算机病毒和监视读入内存的计算机病毒，并不能监视连接到 Internet 的计算机是否受到网络上其他计算机的攻击。因此，需要一种专门监视网络的工具来监测、限制、更改跨越防火墙的数据流，尽可能地对外部屏蔽网络内部的信息、结构和运行状况，这种工具就是防火墙。

防火墙是一种计算机硬件和软件的组合，在外部网络与内部网络之间建立一个安全网关，设置一道屏障，是网络之间的一种特殊的访问控制设施，防止恶意程序和黑客攻击计算机或内部网络，其布局如图 2-51 所示。防火墙提供信息安全服务，是实现网络和信息安全的基础设施。使用防火墙是确保

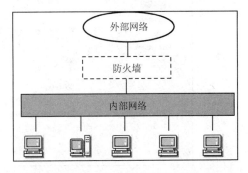

图 2-51　防火墙布局示意图

网络安全的方法之一。

　　防火墙有硬件防火墙和软件防火墙之分，一般所说的是软件防火墙。硬件防火墙具有更高的安全性。常见的软件防火墙有 360 防火墙等，Windows 10 操作系统也自带防火墙。

　　从 Windows XP 系统开始，微软公司就在其开发的操作系统中加入了防火墙工具，在 Windows 10 操作系统中，防火墙的功能更加完善，这也使得系统的安全性更强。

　　（1）查看防火墙设置

　　单击"开始"按钮，选择"设置"选项，打开"设置"窗口，然后选择"更新和安全"选项，在打开的"Windows 安全中心"窗格中选择"保护区域"中的"防火墙和网络保护"选项，打开"防火墙和网络保护"窗格，如图 2-52 所示。

　　该窗格对 Windows 防火墙当前的基本设置有一个简单的说明。如果用户需要打开或关闭防火墙，则根据用户自己所处的网络进行设置，若要关闭"专用网络"，选择窗格中的"专用网络"选项，弹出如图 2-53 所示的窗格，将防火墙下的开关设置为"关"，即可完成。

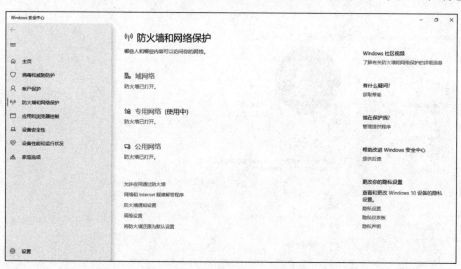

图 2-52　"防火墙和网络保护"窗格

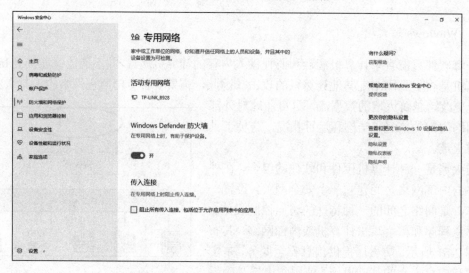

图 2-53　"专用网络"窗格

（2）设置防火墙

在"防火墙和网络保护"窗格中，用户可以设置是否启用 Windows 防火墙设置通知等，而对于防火墙能够拦防哪些程序及哪些链接，则需要对防火墙进行进一步的设置。

1）允许程序或功能通过 Windows 防火墙。默认情况下，Windows 防火墙会阻止大多数程序，以使计算机更安全。但有时需要允许某些程序通过防火墙进行通信，以便正常工作。

① 打开"防火墙和网络保护"窗格，在窗格中单击"允许应用通过 Windows 防火墙"链接，弹出"允许的应用"窗口，如图 2-54 所示。

② 单击"更改设置"按钮，选中允许通过防火墙的程序，选择要允许通信的网络位置，然后单击"确定"按钮。如果需要添加新的程序，则单击"允许其他应用"按钮，弹出如图 2-55（a）所示的对话框。

③ 选择要添加的程序名称，单击"浏览"按钮，在弹出的对话框中找到该应用程序，然后依次单击"打开"按钮、"添加"按钮，将程序添加到如图 2-55（b）所示的对话框中。添加后如果需要删除，则只需要在图 2-54 中选中对应的程序项，然后单击下面的"删除"按钮即可。当然，系统的服务项目是无法删除的，只能禁用。

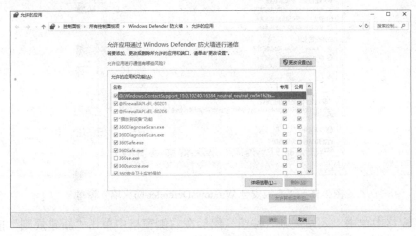

图 2-54　"允许的应用"窗口

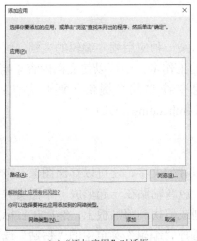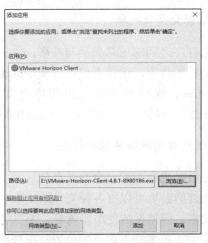

（a）"添加应用"对话框　　　　　　　（b）添加路径后的"添加应用"对话框

图 2-55　"添加应用"对话框

2）高级设置。如果 Windows 防火墙阻止某一程序，而用户又希望允许该程序通过防火墙进行通信，则通常可以通过在上面介绍的 Windows 防火墙允许的应用中选中该程序来实现，也称"例外列表"。如果没有列出该程序，则可能需要打开一个端口。例如，当与朋友联机进行多人游戏时，可能需要为该游戏打开一个端口，这样防火墙才能允许游戏信息到达计算机。

打开"防火墙和网络保护"窗格，在窗格底端单击"高级设置"链接，打开"高级安全 Windows Defender 防火墙"窗口，如图 2-56 所示。

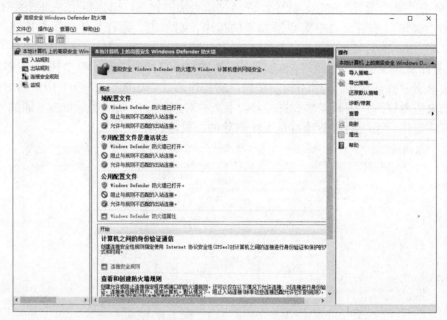

图 2-56　"高级安全 WindowsDefender 防火墙"窗口

在左侧窗格中单击"入站规则"按钮，然后在右侧窗格中单击"新建规则"按钮，按照新建入站规则向导中的说明进行操作。

2.2.8　信息交换与共享

应用程序之间的信息交换与共享，通常是指用某一种应用程序编辑的文档，可以插入来自其他文档的内容，这样不仅可以减少编辑人员的工作量，还可以使文档内容丰富多彩。

Windows 操作系统为应用程序之间的信息交换与共享提供了两种办法：剪贴板（clipboard）和对象链接与嵌入（object linking and embedding，OLE）。

1. 使用剪贴板共享数据信息

剪贴板是内存中的一个临时存储区，不仅可以存储文字，还可以存储图像、声音等其他信息。通过剪贴板可以将各种文件的文字、图像、声音粘贴在一起形成一个图文并茂、有声有色的文档。剪贴板的使用步骤是：先将信息复制或剪切到剪贴板上，然后在目标文档中将插入点定位在需要插入信息的位置，再选择应用程序"编辑"菜单中的"粘贴"选项，将剪贴板中的信息粘贴到目标文档中。

（1）将信息传递到剪贴板

把信息传递到剪贴板时，根据对象的不同，操作方法也有所不同。

1）把选中信息复制到剪贴板。

① 选择要复制的信息，使之高亮显示。所选择的信息可以是文本，也可以是文件或文件夹等其他对象。

② 选择应用程序"编辑"菜单中的"复制"或"剪切"选项。"复制"选项将选中的信息复制到剪贴板上，并且源文件保持不变；"剪切"选项将选中的信息移动到剪贴板上，同时在源文件中删除被选中的内容。

2）复制整个屏幕到剪贴板。要把整个屏幕上的内容复制到剪贴板上，按 Print Screen 键即可。

3）复制活动窗口到剪贴板。要把当前的活动窗口复制到剪贴板上，按 Alt+Print Screen 组合键即可。

（2）从剪贴板中粘贴信息

将信息复制到剪贴板后，就可以将剪贴板中的信息粘贴到目标文档中的任何位置了，具体操作步骤如下。

1）确认剪贴板上已有要粘贴的信息。

2）切换到要粘贴信息的应用程序。

3）将插入点定位到要放置信息的目标位置上。

4）选择目标程序"编辑"菜单中的"粘贴"或"选择性粘贴"选项。通常，在"选择性粘贴"对话框的可用格式列表中，可以进行嵌入的格式名称右侧均会有"对象"一词，如图 2-57 中所示的"Microsoft Word 97-2003 文档"。

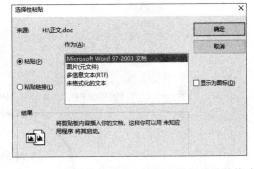

将信息粘贴到目标文档后，剪贴板中的内容保持不变，因此可以进行多次粘贴，而且既可以在同一文件中多次粘贴，也可以在不同文件中多次粘贴。

剪贴板是实现对象复制、移动等操作的基

图 2-57　"选择性粘贴"允许用户选择粘贴的格式

础。但是，用户不能直接感觉到剪贴板的存在，如果要观察剪贴板中的内容，则可以使用剪贴簿查看器。打开剪贴簿查看器的方法是：选择"开始"菜单中的"设置"选项，打开"设置"窗口，选择"系统"选项后，选择"剪贴板"，按 Windows 徽标键+V 可以查看剪贴板历史记录并粘贴其中的内容。

2. 对象链接与嵌入

下面通过写字板和画图程序的组合使用，来说明嵌入与链接的使用方法，由此可以推及其他程序。

（1）对象的嵌入

1）嵌入对象。

① 打开画图程序，在画图程序中制作一幅图。选择要嵌入的对象，右击，在弹出的快

捷菜单中选择"剪切"或者"复制"选项将对象传送到剪贴板，如图 2-58 所示。

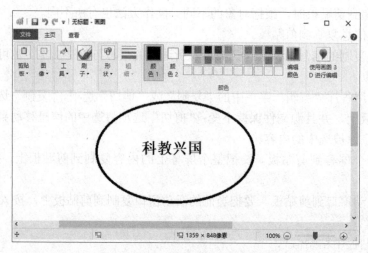

图 2-58　把画图程序中的对象放入剪贴板

② 打开写字板程序，在写字板中输入一些文本，并将光标定位在要插入图片的位置。右击，在弹出的快捷菜单中选择"粘贴"选项，或者单击工具栏中的"粘贴"按钮，选择的图片就会被插入到指定的位置，如图 2-59 所示。

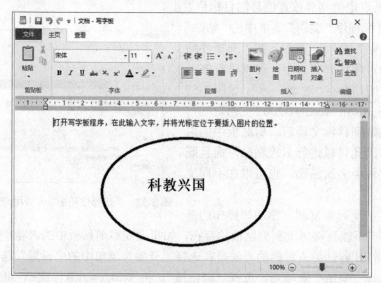

图 2-59　在写字板程序中插入图片

2）编辑嵌入的图形。打开包含图形对象的写字板文档，在该文档中双击嵌入的图形，系统将自动启动画图程序，并打开该图形。在画图窗口中编辑图形，编辑完成后，单击该图形以外的任何地方，便会返回到写字板窗口。

（2）对象的链接

只要包含对象的文档已经建立，就可以将对象链接到其他文档中。下面以图形的对象链接为例来说明具体步骤。

使用画图程序建立一个"房子"图形文件，为其命名并保存。打开写字板程序，确定插入图片的位置，然后在写字板窗口中选择"插入"菜单中的"插入对象"选项，弹出"插入对象"对话框，选中"由文件创建"单选按钮，如图 2-60 所示。在右侧文本框中输入图形文件所在的路径，或者单击"浏览"按钮，在弹出的对话框中找到文件存放的具体位置，然后选中"链接"复选框，单击"确定"按钮即完成操作。

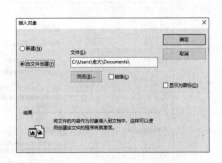

图 2-60 "插入对象"对话框

（3）嵌入与链接的区别

嵌入的对象插入目标文档后，该对象与源文档的对象不再发生关系，如果改变源文档对象，不会影响目标文档中的对象，反之亦然。嵌入对象实际上是把源文档的对象作为一个副本，插入到目标文档中。

链接对象不是把源文档的对象作为副本，而是使目标文档和源文档共享一个对象。实质上就是在源文档和目标文档之间建立一条链路，将它们联系起来，修改其中一个，将影响到另一个。

对象的链接主要用于在多个文档中使用相同的信息，从而保证数据的一致性。链接对象时，可以使源文档与多个目标文档建立链接，即多重链接。另外，还可以对链接进行维护，包括改变其更新方式、切换链接、更新链接等。

2.2.9 Windows 10 的中文输入

中文版 Windows 10 操作系统中默认安装了微软拼音输入法，如果用户想要使用 Windows 10 操作系统未提供的输入法，如五笔、搜狗等输入法，需要进行输入法的安装，用户可以在安装的输入法中选择自己喜爱的输入法。现在很多共享和商业的输入法软件都有自动安装程序，能够自动安装，也提供了自动卸载程序，也有通过输入法的设置窗口来卸载程序的。有时候，用户安装完一种输入法后，它不一定会在语言栏上显示出来，这时就需要添加输入法。

1. 系统自带输入法的安装与删除

（1）系统自带输入法的安装

1）在任务栏中的语言栏上右击，弹出快捷菜单，选择"设置"选项，弹出"语言"窗格，如图 2-61 所示。

2）单击"首选语言"→"中文（简体，中国）"下的"选项"按钮，弹出"语言选项"窗格，如图 2-62 所示单击窗格底部"键盘"中的"添加键盘"按钮，选择需要添加的输入法，如图 2-63 所示。

（2）系统自带输入法的删除

在"语言选项"窗格，选中要删除的输入法，单击"删除"按钮，即可删除输入法，如图 2-64 所示。

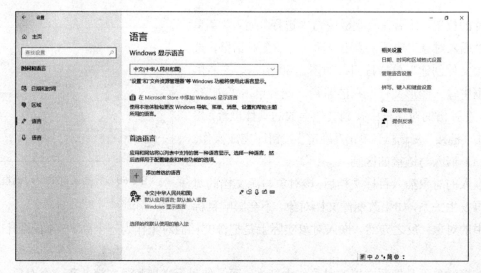

图 2-61　"语言"窗格

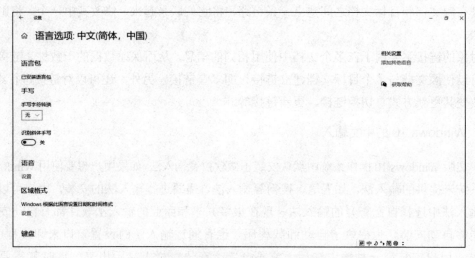

图 2-62　"语言选项"窗格

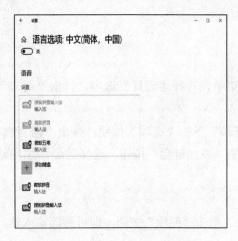

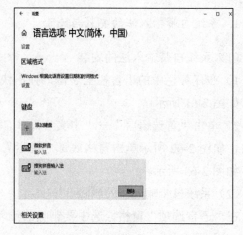

图 2-63　选择要添加的输入法　　　　　图 2-64　选择要删除的输入法

2. 输入法的设置

在使用各种输入法时，用户可以根据自己的习惯对输入法进行各种设置，如设置默认的输入法及各种输入法的快捷键等。

1）设置默认的输入法。为了在打开某个窗口或执行某个程序的同时直接打开某个特定的输入法，用户可以根据自己的习惯将这个输入法设置成默认的输入法。在图 2-61 所示的"语言"窗格中即可设置默认的输入法。

2）设置输入法的快捷键。用户不仅可以使用快捷键来快速打开输入法，也可以在几种输入法之间使用快捷键进行切换。在"语言"窗格右侧的窗格中，单击"拼写、键入和键盘设置"链接，弹出"输入"窗格，如图 2-65 所示，在窗格底部单击"高级键盘设置"链接，在弹出的窗口中单击"语言栏选项"链接，弹出"文本服务和输入语言"对话框，选择"高级键设置"选项卡，如图 2-66 所示。

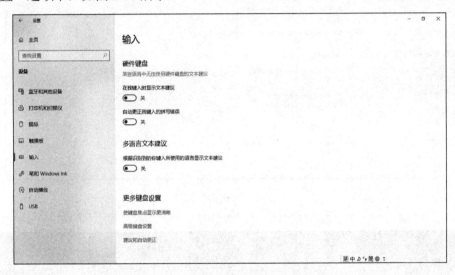

图 2-65　"输入"窗格

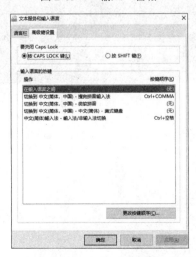

图 2-66　设置输入法的快捷键

3. 软键盘及其使用

软键盘是指屏幕上打开的一个类似键盘的窗口，单击其中的键就可以输入相应的字符。在输入文字或进行排版的过程中，可能会需要输入一些特殊符号、数字符号和一些外文字母等，这时使用软键盘就比较方便。中文 Windows 10 提供了多种软键盘，用户可以按照实际需求选用。单击"开始"按钮，选择"设置"选项，打开"设置"窗口，选择"轻松使用"选项，然后单击左侧窗格中的"键盘"选项，弹出"键盘"窗格，如图 2-67 所示。在窗格中将"使用屏幕键盘"设置为"开"，则弹出如图 2-68 所示的"软键盘"。

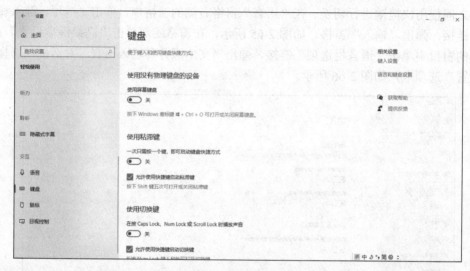

图 2-67 "键盘"窗格

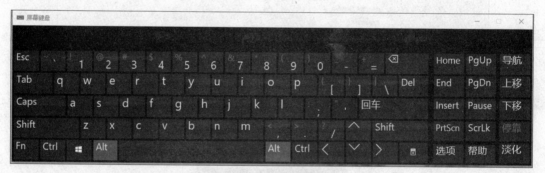

图 2-68 软键盘

第 3 章　文字处理软件 Word 2016

3.1　Office 2016 概述

3.1.1　Office 2016 的基本内容

Office 2016 在以前版本的基础上，进一步设计和整合了界面，以全新的界面、功能新颖的 PowerPoint、更强大的 Excel 等展现给用户，用户不需要通过复杂的对话框完成操作，只需浏览、选择、单击就能轻松实现各种操作。

Office 2016 是微软的一个庞大的办公软件集合，其中包括了 Word、Excel、PowerPoint、OneNote、Outlook、Skype、Project、Visio 以及 Publisher 等组件和服务。Office 2016 支持操作系统 Windows 7（RTM）、Windows 7 SP1、Windows 8.1、Windows 10（注意：Office 2016 不适用于 Windows Vista 以及 Windows XP 以下系统）。针对 Windows 10 平板电脑和智能手机的用户，用户可以从"应用商店"获取应用。

3.1.2　Office 2016 的常用组件

1）Word 2016 是图文编辑工具，集一组全面的写入工具和易用界面于一体，用于创建和编辑具有专业外观的文档。

2）Excel 2016 是用于数据处理的一组功能强大的电子表格处理程序，可以用于计算、分析信息及可视化电子表格中的数据。

3）PowerPoint 2016 是功能强大的演示文稿制作工具，使用 SmartArt 图形功能和格式设置工具，可以快速创建和编辑用于幻灯片播放、会议和网页的演示文稿。

4）Access 2016 是一种桌面数据库管理系统，可以用来创建数据库应用程序，并跟踪与管理信息。

5）Outlook 2016 作为电子邮件客户端，是一个全面的时间与信息管理器，可以用来发送和接收电子邮件，管理日程、联系人和任务，以及记录活动。

6）Publisher 2016 是出版物制作程序，用于打印桌面及 Web 发布的应用程序，其中包括用户创建和分发 Web 出版物所需要的工具。

7）OneNote 2016 是数字笔记本程序，用于提供搜集、组织、查找和共享用户的笔记和信息，保证用户能更有效地工作和共享信息。

8）Office SharePoint Designer 2016 是 Web 站点开发与管理程序，它提供的工具可以让用户使用 Web 设计技术，以及在 IT 的环境中确立标准，构建和参与 SharePoint 网站。

9）Microsoft InfoPath Designer 2016 用来设计动态表单，以便在整个文档中收集和重用信息。

10）其他的工具，如 Office Visio 2016 用于创建、编辑和共享图表；Office Project 2016

用于项目计划、跟踪和管理，以及与工作组交流；Microsoft InfoPath Filler 2016 用来填写动态表单。这些工具一般只有专业人员才会使用。

3.1.3　Office 2016 的新特性

微软公司在全球范围内面向企业客户发布了包括 Office 2016 在内的新一代商业平台软件。除了在功能上的改进，重点在于 Office 2016 的在线应用。Office 2016 的新特性概述如下。

1. 界面

和旧版本相比，Office 2016 拥有美观且实用的全新界面，采用了灰色调主题，界面风格为 Modern 和 Ribbon，字体和图标都采用了更高的每英寸点数（dots per inch，DPI）精度，适合高清屏上的观看和操作。

2. 保护视图

Office 2016 在提升用户使用的安全性上做了修改，加入了保护模式，使得用户在使用网络上下载的 Office 文档时，可以提升安全。这类文档会使用"受保护的视图"方式打开，该方式使得即使网络问题有恶意代码也不会影响用户的主机。

3. 文件按钮

Office 2016 界面的左上角有个蓝色的"文件"按钮，常用的几大功能都罗列在该按钮下。它是整个 Office 程序的控制台，单击其中的"选项"按钮，可以对整个环境进行全局性的设置。

4. 自定义功能区

在 Office 2016 中，功能区位于界面上方，它取代了传统的菜单和工具栏。功能区由多个选项卡组成，选项卡的前后顺序都是与用户所要完成的任务相一致的，常用的功能都放在了"开始"选项卡中。选项卡中包含的各个命令按钮是分类放置的，每一个类别属于一个组，用户可以更加直观地找到所需的命令。

5. 实时预览

不同的样式设置会有不同的显示效果，以前用户想要查看排版效果时，需要每个效果分别设置。在 Office 2016 中，只需将鼠标指针移到相关选项的时候，"实时预览"功能就会直接在文档中动态地显示对应的效果，方便用户创建更加专业的文档，节省了时间和精力。

6. 迷你工具栏

迷你工具栏是当用户在对文本进行选择后，鼠标右侧就会自动显示出的一个很小的工具栏。迷你工具栏上集中了文本设置时常用的功能按钮，用户直接在上面单击按钮，快速设置文本的格式和样式。

7. 屏幕截图功能

在 Office 2016 的"插件"选项卡中，可以找到自带"截图"功能。

8. SmartArt 功能

Office 2016 提供了全新的 SmartArt 图形和图表功能，可以在短时间内快速创建出具有很强视觉冲击力效果的文档，既专业又精美。SmartArt 图示库中的各种图示是按类型进行划分的，用户可以轻松找到并创建需要的样式，也可以将已有的 SmartArt 直接转换为一个新的样式。

3.2　Word 2016 文字处理软件

文字处理软件是指能够提供文字输入、编辑和输出环境的软件。文字处理软件 Word 集文字、表格、图形的编辑、排版、打印功能于一体，其简单、灵活的操作为用户提供了一个良好的文字处理环境。

3.2.1　Word 2016 的新特性

作为 Office 2016 组件之一的 Word 2016，不仅配合 Windows 10 做出了一些改变，其本身也新增了一些特色功能。

1. 配合 Windows 10 的改变

微软在 Windows 10 上针对触控操作做了很多改进，因此，Office 2016 也随之进行了适配，包括界面、功能及相应的应用等。同时，人们还可通过云端同步功能随时随地查阅文档。

2. 便利的组件进入界面

启动 Word 2016 后，可以看到主界面充满了浓厚的 Windows 风格，如图 3-1 所示，左侧区域是最近使用的文档列表，右侧区域则罗列了各种类型文档的模板供用户直接选择，这种设计更符合普通用户的使用习惯。

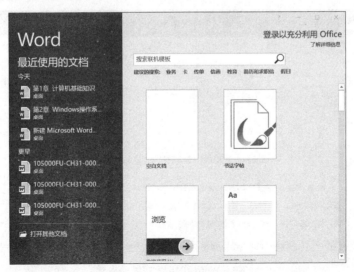

图 3-1　Word 2016 主界面

3. 主题色彩新增彩色和黑色

Word 2016 的主题色彩包括 4 种，如图 3-2 所示，分别是彩色、深灰色、黑色、白色，其中，彩色和黑色是新增加的主题色彩，而彩色是默认的主题颜色。

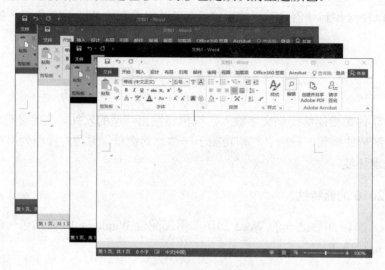

图 3-2　Word 2016 的主题色彩

4. 界面扁平化、新增触摸模式

Word 2016 的主编辑界面与之前的变化并不大，对于用户来说非常熟悉，而功能区上的图标和文字与整体界面风格更加协调，同时将扁平化的设计进一步加重，按钮、复选框都彻底扁平化。

为了更好地与 Windows 10 相适配，Word 2016 快速访问工具栏中增加了一个手指标志按钮，如图 3-3 所示，用于开启触摸模式。

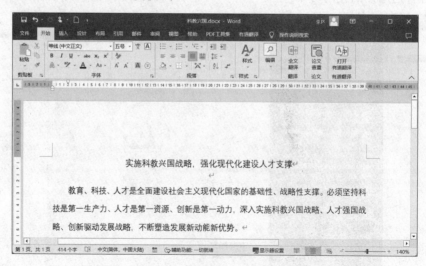

图 3-3　Word 2016 新增触摸模式

5. Clippy 助手回归——"Tell Me"搜索栏

在 Word 2016 中，微软提供了 Clippy 的升级版——Tell Me。Tell Me 是全新的 Office 助手，位于选项卡右侧，如图 3-4 所示。

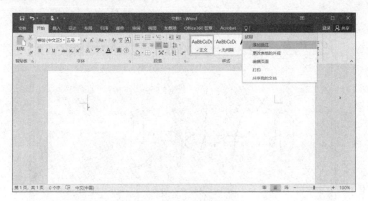

图 3-4   "Tell Me"搜索栏

6. 改良的"文件"菜单

Word 2016 对"文件"菜单也做了改良，如对"打开"和"另存为"界面进行了改良，让存储位置、浏览功能、当前位置和最近使用的排列变得更加清晰明了，如图 3-5 和图 3-6 所示。

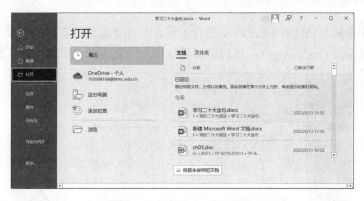

图 3-5   "文件-打开"菜单

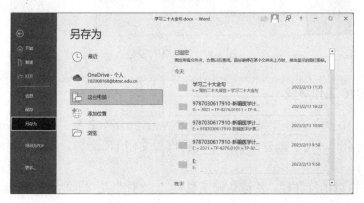

图 3-6   "文件-另存为"菜单

7. 手写公式

Word 2016 中增加了一个强大而又实用的功能——墨迹公式，使用该功能可以快速在编辑区域手写数学公式，并能将这些公式转换成为系统可识别的文本格式，如图 3-7 所示。

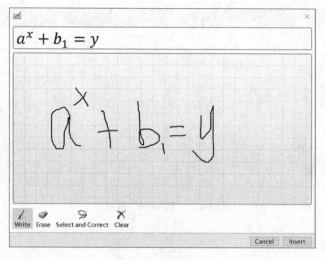

图 3-7 手写公式

8. 简化文件分享操作

Word 2016 将共享功能和 OneDrive 进行了整合，在"文件"菜单的"共享"窗格中，可以直接将文件保存到 OneDrive 中，然后邀请其他用户一起查看、编辑文档，如图 3-8 所示。

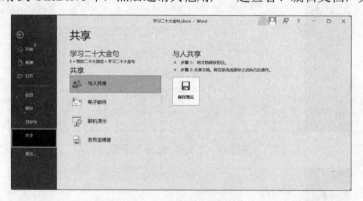

图 3-8 "共享"窗格

3.2.2 Word 2016 工作环境

在 Windows 10 的"开始"菜单中，选择"Word 2016"命令，打开 Word 2016 应用程序窗口。第一次使用时，用户创建的第一个文档以"文档 1"命名，每次创建一个文档便打开一个独立的窗口。

Word 2016 窗口由标题栏、快速访问工具栏、"文件"菜单、功能选项卡、功能区、文本编辑区及状态栏等部分组成，如图 3-9 所示。下面介绍其中的几个主要部分。

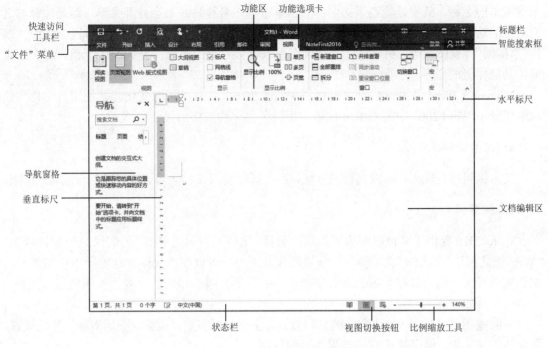

图 3-9　Word 2016 窗口

1. 标题栏

在 Word 2016 窗口中，最上面一行是标题栏，如图 3-1 所示。它显示了当前编辑的文档名称、文档是否为兼容模式。标题栏的右上角是 Word 的"最小化""最大化/还原""关闭"按钮。

2. 快速访问工具栏

在标题栏的左侧是快速访问工具栏。用户可以在快速访问工具栏上放置一些经常使用的命令，如新建、保存、撤消、快速打印等。快速访问工具栏与以前版本 Word 中的工具栏类似，但该工具栏中的命令按钮不会动态变换。

用户可以非常灵活地增减、删除快速访问工具栏中的命令项。要向快速访问工具栏中增加或者删除命令，仅需要单击快速访问工具栏右侧的下拉按钮，用户可以在下拉列表框中选中选项或者取消选中的选项。

如果选择"自定义快速访问工具栏"中的"在功能区下面显示"选项，这时快速访问工具栏就会出现在功能区下方。

如果单击功能区右下角的"折叠功能区"按钮，这时功能区将最小化，只会显示选项卡的名字，隐藏了功能区中包含的具体命令项。如果用户在浏览、操作文档内容时使用该选项，就可以增大文档显示的空间。用户也可以通过按 Ctrl+F1 组合键实现功能区的折叠操作。再按一次 Ctrl+F1 组合键，就可以将功能区还原到默认设置。

3. 功能区

Word 2016 取消了传统的菜单操作方式，而代之以各种功能区。在 Word 窗口上方看起来像菜单的名称，其实是功能区的名称，当单击这些名称时并不会打开菜单，而是选择与之相对应的功能区选项卡。Word 2016 的功能区选项卡包括"开始""插入""布局""引用""邮件""审阅""视图"等。另外，每个功能区根据操作对象的不同又分为若干个组，每个组集成了功能相近的命令。

Microsoft Word 从 Word 2007 升级到 Word 2016，其最显著的变化就是使用"文件"选项卡代替了 Word 2007 中的 Office 按钮，提供了另一种风格的显示方式。

4. 文本编辑区

文本编辑区是输入、编辑文档的区域，在此区域输入文档内容，并可以进行编辑、排版。

5. 视图模式

Word 2016 提供了多种视图模式供用户选择，这些视图模式包括"页面视图""阅读视图""Web 版式视图""大纲""草稿"5 种视图模式。用户可以在"视图"功能区中选择需要的文档视图模式，也可以在 Word 2016 文档窗口的右下方单击相应的"视图"按钮选择视图。

（1）页面视图

页面视图可以显示 Word 文档的打印效果，主要包括页眉、页脚、图形对象、分栏设置、页面边距等元素，是最接近打印效果的页面视图。

（2）阅读视图

阅读视图以图书的分栏样式显示 Word 文档，"文件"选项卡、功能区等窗口元素被隐藏起来。在阅读视图中，用户还可以单击"工具"按钮进行查找、搜索。

（3）Web 版式视图

Web 版式视图下，用户可以查看网页形式的文档外观。这种视图最大的优点是在屏幕上阅读和显示文档时效果极佳，使联机阅读变得更容易。在此方式下，文本编辑区显得更大，并且环绕文字以适应窗口，而不是显示为实际打印的形式。

（4）大纲

大纲视图主要用于设置 Word 文档标题的层级结构，并可以方便地折叠和展开各种层级的文档。大纲视图广泛用于长文档的快速浏览和设置。

（5）草稿

草稿视图取消了页边距、分栏、页眉、页脚和图片等元素，仅显示标题和正文，是最节省计算机系统硬件资源的视图方式。

6. 状态栏

窗口的最下面一栏是状态栏，显示文档的页码、字数，以及在工作时的一些操作提示信息。

7. 标尺

在功能区下方有数字的一行或一列是标尺，这些数字是标尺的刻度。默认情况下，标尺的刻度以字符个数为单位。标尺的作用是显示当前页面的尺寸，同时它在段落设置、页面设置、制表、分栏等方面也发挥着重要作用。标尺分为水平标尺和垂直标尺。Word 2016 标尺的度量单位是一个中文字符。水平标尺有首行缩进、悬挂缩进、左缩进、右缩进，如

图 3-10 所示。

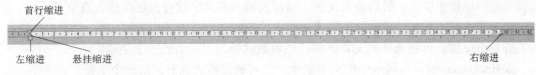

图 3-10　水平标尺

（1）标尺的隐藏与显示

在 Word 2016 窗口中选择"视图"选项卡，在"显示"选项组中选中"标尺"复选框则显示标尺，否则隐藏标尺。

（2）说明

如果已经设定了标尺，在 Web 版式视图和草稿视图下只显示水平标尺，在页面视图下同时显示水平标尺和垂直标尺，在大纲视图和阅读视图下不显示标尺。

标尺上的刻度可以帮助用户确定屏幕上的参考位置。

水平标尺上有"首行缩进""悬挂缩进""左缩进""右缩进"的滑块，将鼠标指针移动到滑块上，按住鼠标左键，拖动鼠标可左右移动滑块的位置，从而设定位置。

1）"首行缩进"用来设定被选择段落的首行开始位置。

2）"悬挂缩进"用来设定被选择段落除首行以外的各行左端位置。

3）"左缩进"用来设定被选择的段落各行的左端位置。

4）"右缩进"用来设定被选择的段落各行的右端位置。

在页面视图下，可以用鼠标拖动水平标尺上的"页面左边距"和"页面右边距"来调整页面大小。

8. 关于本书操作的描述方式

Office 2016 操作涉及功能区、功能区中的选项卡和其中的按钮，描述较为烦琐，为了能清晰表达操作过程，本书采用统一的文字描述。例如，要执行段落"居中"操作，描述为单击"开始"选项卡"段落"选项组中的"居中"按钮。在不引起歧义的情况下，本书有时也表述为选择"开始"→"段落"→"居中"选项。

3.2.3　建立空白的文档

启动 Word 2016 后，会自动建立一个空白的新文档。也可以单击"文件"选项卡中的"新建"按钮或单击自定义快速访问工具栏中的"新建空白文档"按钮来创建文档，新建的文档默认名为"文档 1"，Word 2016 文档以 .docx 为文件扩展名。

1. 输入文本

输入文本时，编辑区内闪烁的竖型光标称为插入点，它标识文字输入的位置。随着文字的不断输入，插入点自动右移，输入到行尾时，Word 会自动换行。需要开始新的一段时，按 Enter 键会产生一个段落标记，插入点移到下一行行首。单击"开始"选项卡"段落"选项组中的"显示/隐藏段落标记"按钮，可以显示或隐藏段落标记。

如果在输入过程中出现了错误，按 Backspace 键可以删除插入点前面的一个字符，按

Delete 键可删除插入点后面的字符。当需要在已输入完成的文本中插入文字时，应将鼠标指针指向新的位置并单击，然后输入文字，这样新输入的文字就会出现在插入点位置。

输入文本时，需要经常删除字符或词组，比较常见的按键使用方法如下。

按 Delete 键，可将选中的文本删除，也可删除插入点后面的一个字符。

按 Backspace 键，可将选中的文本删除，也可删除插入点前面的一个字符。

按 Ctrl+Delete 组合键，可将插入点后面的一个词组删除。

按 Ctrl+Backspace 组合键，可将插入点前面的一个词组删除。

2. 插入特殊符号

在输入文本时，经常需要输入一些键盘上没有的特殊符号，如①、☆、⊙等，具体操作步骤如下。

1）在 Word 编辑窗口中，将插入点定位到需要插入特殊符号的位置。

2）单击"插入"选项卡"符号"选项组中的"符号"按钮，打开"符号"下拉列表，如图 3-11 所示，可以选择显示的特殊符号插入文档中。

3）如果单击"符号"下拉列表中的"其他符号"按钮，就会弹出"符号"对话框，如图 3-12 所示。选择要插入的符号，单击"插入"按钮，即可在插入点处输入符号。

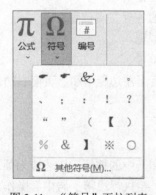
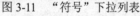

图 3-11　"符号"下拉列表

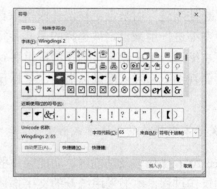

图 3-12　"符号"对话框

4）插入特殊符号时，也可以使用输入法状态栏的软键盘实现。

3. 保存文档

文本输入完毕，需要保存文档到指定的磁盘中，具体操作步骤如下。

1）单击"文件"选项卡中的"保存"按钮或单击标题栏左上角的"保存"按钮，弹出"另存为"对话框，如图 3-13 所示。

2）选择文件的保存位置后，在"文件名"文本框中输入新文件名，单击"保存"按钮，即可完成文档保存操作。

Word 提供了"自动保存"功能来防止断电或死机等意外事故的发生，所谓"自动保存"是指在指定时间间隔中自动保存文档的功能。通过单击"文件"选项卡中的"选项"按钮，在弹出的"Word 选项"对话框（图 3-14）中选择"保存"选项卡来指定自动保存时间间隔，系统默认为 10 分钟。

单击"文件"选项卡中的"另存为"按钮，在弹出的"另存为"对话框中选择文件保存位置并输入新的文件名，可将该文档另存为备份，这样在原文档的基础上就产生了一个新文档。

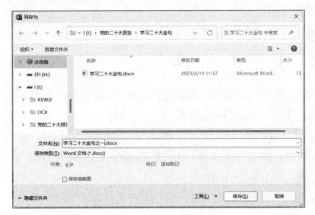
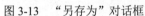
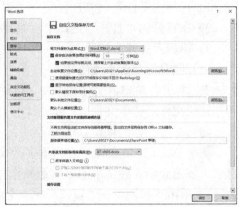

图 3-13 "另存为"对话框　　　　　　图 3-14 "Word 选项"对话框

4. 保护文档

Word 通过设置文档的安全性来实现文档保护功能。如果用户所编辑的文档不希望其他用户查看或修改，则可以给文档设置"打开文件时的密码"和"修改文件时的密码"。保护文档的操作步骤如下。

1）在需要保护的文档编辑窗口中单击"文件"选项卡中的"信息"按钮，打开信息窗格。

2）单击"保护文档"按钮，选择用"密码进行加密"选项，弹出"加密文档"对话框，在文本框中设置相应的密码，如图 3-15 所示。

3）单击"确定"按钮，弹出"确认密码"对话框。再次输入所设置的密码，单击"确定"按钮，即可完成密码设置。

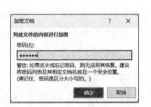

图 3-15 "加密文档"对话框

5. 关闭文档

单击"文件"选项卡中的"关闭"按钮，或单击该 Word 窗口标题栏右上角的"关闭"按钮，即可关闭文档。

3.2.4 编辑文档

文档的编辑是指对文档内容进行插入、修改、删除等操作。

1. 打开文档

（1）打开最近编辑过的文档

打开最近编辑过的文档的操作步骤如下。

选择"文件"→"打开"→"最近"选项，从弹出的右侧文档列表中选择要打开的文档。

（2）打开不在文档列表中的文档

要打开一个不在文档列表中的文档，操作步骤如下。

1）选择"文件"→"打开"→"浏览"选项。

2）在打开的"打开"窗口中，找到并选中要打开的文档。

3）单击"打开"按钮。

（3）同时打开多个文档

在"打开"窗口的文件列表中，按住 Ctrl 键的同时逐个单击文件，即可选择多个连续或不连续的文件。选中文件后，单击"打开"按钮，即可将选中的文件一一打开。

（4）多个文档的操作方法

初学 Word 2016 的用户在打开多个文档后，常常不知如何把所需的那个文件调到屏幕前台来。下面介绍 3 种常用的多文档操作方法。

1）单击"视图"→"窗口"→"全部重排"按钮，使所有已打开的文件都平铺到 Word 窗口中。

2）单击"视图"→"窗口"→"切换窗口"按钮，在弹出的下拉列表框中列出了当前打开的所有文件的文件名，单击相应的文件名即可切换到相应的操作文件上。

3）单击标题栏右侧的"最小化"按钮，当前文件就变成一个图标出现在 Windows 任务栏上。

2. 选中文本

想要编辑文档中的内容，首先要选中编辑的文本内容，被选中的文本呈反白显示。

选中文本的一般方法：用鼠标的指针从要选中文本的起始位置拖动到要标记文本的结束位置，鼠标指针经过的文本区域被选定；如果将鼠标指针移动到文档某段落中连续单击 3 下，则可选中该段落；若将鼠标指针移动到需要选定的字符前，按住 Alt 键，单击并拖动，可选中鼠标指针经过的矩形区域。

文档窗口中文字左侧的空白区域称为选定栏，将鼠标指针移到该栏内，指针将变为向右指向的空心箭头。在选定栏中单击可选中一行，拖动可选中连续多行，双击会选中光标所在的段落，连续单击 3 下可选中整篇文档。

在 Word 中，在按住 Ctrl 键的情况下，通过拖动鼠标可以选择不连续的多个区域。

如果要取消选中的文本，则在文档中任意位置单击即可。

3. 插入或修改文本

在 Word 中插入或修改文本时，应注意当前编辑状态是"插入"状态还是"改写"状态。在"插入"状态下，将插入点定位到新位置后，即可在该位置输入字符，当前插入点位置的字符自动向后移动。若在"改写"状态下，输入字符则替代当前插入点位置的字符。

单击状态栏中的"插入/改写"按钮，可以实现"改写"状态和"插入"状态的切换。"改写"和"插入"状态的转换，也可以通过 Insert 键实现。

如果要将其他文档的内容插入当前文档中，如实现两个文件的合并，操作步骤如下。

1）将鼠标指针移动到要插入文件的位置，并单击定位插入点，单击"插入"选项卡"文本"选项组中的"对象"下拉按钮，在其下拉列表框中选择"文件中的文字"选项，弹出"插入文件"对话框。

2）在文件夹列表框中选择文件路径和指定文档即可，单击"插入"按钮即可完成插入文件操作。

4. 复制与移动文本

对文档内容进行删除、复制、移动可使用剪贴板来完成。**Office** 剪贴板是系统专门开辟的一块区域，可以在应用程序间交换数据。剪贴板不仅可以存放文字，还可以存放表格、图形等对象。

复制文本是指将被选定的文本内容复制到指定区域，原文本保持不变；移动文本是指将被选定的文本内容移动到指定位置，移动后原文本被删除。

选中要复制或移动的文本内容，单击"开始"选项卡"剪贴板"选项组中的"复制"或"剪切"按钮，将鼠标指针移动到目标位置，单击"开始"选项卡"剪贴板"选项组中的"粘贴"按钮，即可实现文件的复制。连续执行"粘贴"操作，可将一段文本复制到文档的多个地方。

用鼠标拖动也可以移动或复制文本。选中要移动或复制的文本内容，移动鼠标指针到选定目标，此时鼠标指针成为一个箭头，按住鼠标左键拖动到目标位置即可完成移动操作，如果在拖动时按住 Ctrl 键，则执行复制操作。

5. 撤消键入与恢复键入

如果在编辑中出现错误操作，可单击快速访问工具栏中的"撤消键入"按钮以恢复原来的状态；"恢复键入"按钮用来将撤消的命令重新执行。撤消键入的快捷键是 Ctrl+Z。

6. 查找与替换

文本的查找与替换是 Word 常用的操作，二者操作类似。查找的操作步骤如下。

1）将插入点移至要查找的起始位置，单击"开始"选项卡"编辑"选项组中的"查找"下拉按钮，选择"高级查找"选项，弹出"查找和替换"对话框。

2）在"查找内容"文本框内输入要查找的内容，单击"更多"按钮，可设置搜索的范围、查找对象的格式、查找的特殊字符等。单击"查找下一处"按钮依次查找，被找到的字符呈反白显示。

3）完成操作后，关闭"查找"对话框。

替换功能是查找功能的扩展，适用于替换多处相同的内容。在"替换为"文本框内输入要替换的内容，系统既可以每次替换一处查找内容，也可以一次性全部替换。

7. 拼写及语法检查

单击"审阅"选项卡"校对"选项组中的"拼写和语法"按钮，可对已输入的文档进行拼写和语法检查，并利用 Word 的自动更正功能将某些单词更正为正确的形式。

3.2.5 文档的排版

为了使文档更加美观、清晰，更便于阅读，需要进行版面的设置及格式化。

1. 字符格式化

字符格式化包括文档中的字体、字号、字形、大小写格式、上标、下标、字符间距及字体颜色等格式设置操作。

设置字符格式化，操作步骤如下。

1）选中要格式化的文字，然后单击"开始"选项卡"字体"选项组右下角的"字体"按钮，弹出如图 3-16 所示的"字体"对话框。

2）在"字体"对话框中可设置各选项，完成后单击"确定"按钮即可。

使用快捷键可以很方便地格式化文本，常用的格式化字符的快捷键如下。

Ctrl++：设置下标。

Ctrl+Shift++：设置上标。

Ctrl+B：设置加粗。

Ctrl+I：设置斜体。

单击"开始"选项卡中的按钮是一种方便、简单、快速进行格式设置的方法。只要选中文本，然后可从"字体"选项组中分别选择所需要的字体、字号、字形、颜色等。如果单击"开始"选项卡"段落"选项组中的"两端对齐""居中""左对齐""右对齐""分散对齐"等按钮，可设置段落的对齐格式。

如果要复制某段文本格式，"格式刷"是最有效的工具，具体操作步骤如下。

1）选中已设置好格式的一段文本，单击"开始"选项卡"剪贴板"选项组中的"格式刷"按钮 ，当鼠标指针变成小刷子时，拖动鼠标选择要进行格式复制的文本，小刷子经过的文本就会变为所要的文本格式。

2）若要复制到多处，应双击"格式刷"按钮，再拖动鼠标进行多次格式的复制，操作完成后再次单击"格式刷"按钮取消复制格式的状态。

2. 段落格式化

（1）段落缩进

段落是 Word 进行文档排版的基本单位，每个段落结尾都有一个段落标记。单击"开始"选项卡"段落"选项组右下角的"段落"按钮，弹出"段落"对话框，如图 3-17 所示。"段落"对话框包括"缩进和间距""换行和分页""中文版式"3 个选项卡。在该对话框中可对段落进行排版。

段落缩进是指文档中为突出某个段落所设置的、在段落两边留出的空白位置，如规定文章每段的首行缩进两个汉字。利用标尺、格式工具栏和"段落"对话框 3 种方式可以进行段落缩进的设置。

段落缩进包括首行缩进、悬挂缩进、左缩进、右缩进 4 种。首行缩进是指设置段落中第一行第一个字符的位置，悬挂缩进是指段落中除首行以外的其他行的起始位置，左、右缩进分别是指段落的左、右边界的位置。除了通过"段落"对话框设置缩进外，还可以通过移动水平标尺上的 4 种缩进滑块完成对所选择段落的缩进设置，如图 3-10 所示。

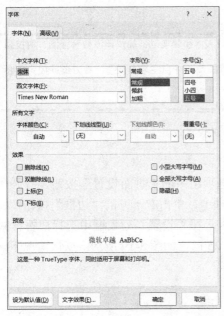
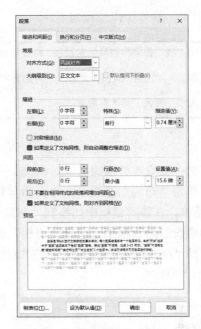

图 3-16　"字体"对话框　　　　　图 3-17　"段落"对话框

　　"开始"选项卡中"段落"选项组中有两个缩进按钮,单击"增加缩进量"按钮可使所选段落右移一个汉字,单击"减少缩进量"按钮可使所选段落左移一个汉字。

　　(2)段落对齐

　　对齐方式是指文档段落中文字的对齐方式。Word 提供了文本的左对齐、居中、右对齐、两端对齐和分散对齐 5 种对齐方式,这 5 种分别对应"开始"选项卡"段落"选项组中的 5 个按钮 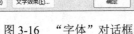 。

　　两端对齐可使文本的左端和右端的文字沿段落的左右边界对齐,段落的最后一行左对齐。两端对齐适用于一般文本,特别是英文的文档;标题一般采用居中对齐;右对齐可使选定文本靠右边界对齐;分散对齐使选定文本平均分散在本行;左对齐使选定文本靠左边界对齐。在文本的一段只有一行的情况下,两端对齐和左对齐的功能效果相同。

　　(3)段落间距

　　段落间距包括段落中行与行之间的距离、段落与段落之间的距离,可以在"段落"对话框中进行调整。"行距"有"单倍行距""1.5 倍行距""2 倍行距""最小值""固定值""多倍行距" 6 个选项可供选择。"段前""段后"选项可设置所选的段落与前后段落之间的距离。

　　3. 设置边框和底纹

　　给文字添加边框和底纹是对文档内容添加修饰,可以使文档的选项内容更加醒目,实现段落的特殊效果。设置边框和底纹可以通过单击"开始"选项卡"段落"选项组中的"边框"下拉按钮,在弹出的下拉列表中单击"边框和底纹"按钮实现;也可以单击"布局"选项卡"页面背景"选项组中的"页面设置"按钮,打开"页面设置"对话框,然后在"布局"选项卡下单击"边框"按钮,在弹出的"边框和底纹"对话框中设置。若实现如图 3-18 所示的边框效果，具体操作过程如下。

我们要坚持教育优先发展、科技自立自强、人才引领驱动，加快建设教育强国、科技强国、人才强国，坚持为党育人、为国育才，全面提高人才自主培养质量，着力造就拔尖创新人才，聚天下英才而用之。↵

图 3-18　边框的设置效果

1）选中要设置边框的文本。

2）单击"布局"选项卡中"页面背景"选项组中的"页面设置"按钮，打开"页面设置"对话框，在该对话框中切换到"布局"选项卡，单击右下方的"边框"按钮，在弹出的"边框和底纹"对话框中，选择"边框"选项卡。在"设置"列表框中选择边框样式为"方框"；选择"样式"为虚线线型；设置宽度为 2.25 磅，如图 3-19 所示。默认情况下，边框设置应用于"段落"。

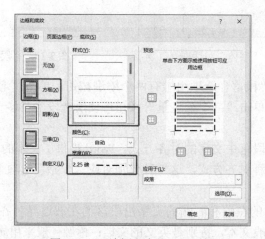

图 3-19　"边框和底纹"对话框

3）选择"底纹"选项卡，和上面的操作类似，设置底纹的填充颜色。

4）单击"确定"按钮，即可完成设置。

4. 项目符号和编号

在 Word 中，对于一些需要分类阐述或按顺序阐述的条目，可以添加项目符号或编号，使文档层次更加清晰。添加项目符号或编号的操作步骤如下。

1）打开 Word 文档，选中需要添加项目符号或编号的段落。

2）单击"开始"选项卡"段落"选项组中的"项目符号"或"编号"按钮，即可完成设置。

5. 分栏排版

分栏就是将文章分为几列排版，常用于论文、报纸和杂志的排版中。用户可以对整个文章进行分栏操作，也可只对某个段落进行分栏，若想实现如图 3-20 所示的分栏效果，具体操作步骤如下。

教育、科技、人才是全面建设社会主义现代化国家的基础性、战略性支撑。	必须坚持科技是第一生产力、人才是第一资源、创新是第一动力，深入实施科教	兴国战略、人才强国战略、创新驱动发展战略，不断塑造发展新动能新优势。↵

图 3-20　分栏效果

1）选中要分栏的段落，单击"布局"选项卡"页面设置"选项组中的"栏"按钮，选择"更多分栏"选项，弹出"栏"对话框，如图 3-21 所示。

2）在"栏"对话框中设置分栏参数后，单击"确定"按钮即可完成设置操作。

注意：若要使栏宽不相等，应取消选中"栏宽相等"复选框，在"宽度"和"间距"选项组中指定各栏的宽度和间距。选取分栏的段落时，不要选择段落后的段落标记，否则分栏可能达不到预期效果。若要取消分栏，则选择已分栏的段落，在"栏"对话框的"预设"区域中选择"一栏"选项即可。

6. 首字下沉

首字下沉是指文章段落的第一个字符放大显示。采用首字下沉可以使段落更加醒目，使文章的版面别具一格。

设置首字下沉的操作步骤如下。

1）将插入点移到要设置首字下沉的段落，单击"插入"选项卡中"文本"选项组中的"首字下沉"下拉按钮中的"首字下沉选项"按钮，弹出"首字下沉"对话框，如图 3-22 所示。

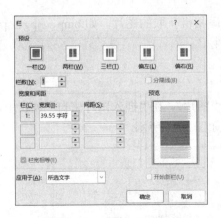

图 3-21　"栏"对话框

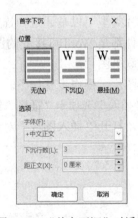

图 3-22　"首字下沉"对话框

2）在"位置"选项组中选择"下沉"选项，在"字体"下拉列表框中设置首字字体，在"下沉行数"文本框中选择下沉的行数。

3）单击"确定"按钮，即可完成首字下沉操作。

3.2.6　图文混排

在文章中插入一些图形，实现图文混排，可以增加文章的可读性。Word 文档中除了可以插入图片、联机图片、艺术字外，还可以插入 SmartArt、屏幕截图等。

1. 插入图形

插入图形的操作方法：将插入点移至要插入图片的位置，单击"插入"选项卡中"插图"选项组中的按钮，再选择对应的选项。

（1）插入图形文件

插入图形文件，操作步骤如下。

1）选择"插入"选项卡"插图"组中的"图片"，在"插入图片来自"列表中，单击"此设备"按钮，打开"插入图片"对话框，如图 3-23 所示。

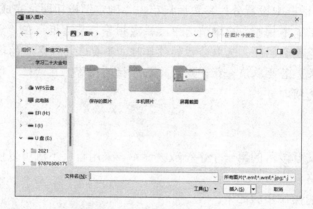

图 3-23 　"插入图片"对话框（一）

2）在该对话框中选择图片文件所在的驱动器及文件夹，选择文件名称后，即可实现图片文件的插入。

插入的图片类型可以是通过扫描仪或数码相机获取的图片，如.bmp、.jpg、.png、.gif 等类型的图片文件都是 Word 可接受的图片文件。

（2）插入联机图片

插入联机图片，操作步骤如下。

1）选择"插入"选项卡"插图"组中的"图片"，在"插入图片来自"列表中，单击"联机图片"按钮，打开"插入图片"对话框，如图 3-24 所示。

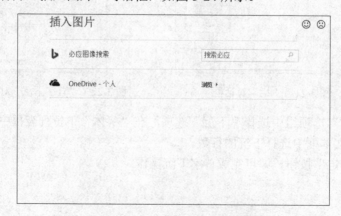

图 3-24 　"插入图片"对话框（二）

2）在该窗口中可以使用必应搜索引擎查找图片，如果用户注册了 OneDrive 云存储服务，也可以添加其中的图片。

3）搜索完成后，选择搜索到的图片，单击"插入"按钮，就可以下载图片并将图片插入到 Word 文档中。

（3）插入艺术字

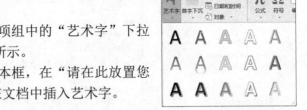

1）单击"插入"选项卡"文本"选项组中的"艺术字"下拉按钮，显示各种艺术字样式，如图 3-25 所示。

2）选择一种艺术字样式，弹出一文本框，在"请在此放置您的文字"文本框中输入文字内容，即可在文档中插入艺术字。

2．编辑图片

图 3-25　艺术字样式

图片的许多操作都需要使用图片工具，选中需要编辑的图片就会出现"图片工具-图片格式"选项卡。单击"图片格式"功能区中的按钮，可以完成图片的编辑工作。图 3-26 包括图片操作的部分按钮。

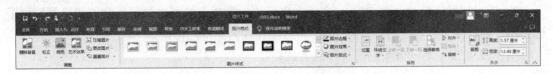

图 3-26　"图片工具-图片格式"选项卡

对于插入文档中的图片，可以进行放大或缩小、移动或复制、裁剪与删除等编辑操作。

要对图片进行操作，首先要选中图片。单击图片，其四周将显示 8 个小圆圈（这些圆圈也称控点），表示图片已被选中。

1）如果要放大或缩小图片，选中图片，将鼠标指针移到四周的小圆圈上，当鼠标指针变为双向箭头时拖动，即可自由放大或缩小图形。

2）如果要移动图片，将鼠标指针移动到图片上，按住鼠标左键拖动，即可实现移动操作。如果拖动时按住 Ctrl 键，则可执行复制操作。

3）如果要将图片移动或复制到其他文件或页面，选中图片，单击"开始"选项卡"剪贴板"选项组中的"剪切"、"复制"或"粘贴"按钮，可以移动或复制图片到其他位置。

4）如果要剪裁图片，选中图片，单击"格式"选项卡中"大小"选项组中的"裁剪"按钮，出现裁剪光标，移动鼠标指针到图片四周的控点上，向图形的中心拖动即可裁剪图片。

如果要删除图片，选中后按 Delete 键，或单击"开始"选项卡"剪贴板"选项组中的"剪切"按钮可将图片删除。

3．设置图片的环绕方式

插入文档中的图片与文字存在着位置关系与叠放次序的问题。用户可以为插入文档中的图片设置环绕的方式和与文字的层次关系，具体操作步骤如下。

1）选中图片后，单击"图片工具-图片格式"选项卡"排列"选项组中的"位置"下拉按钮，显示各种文字环绕格式，选择"其他布局选项"选项，弹出"布局"对话框，如图 3-27 所示。

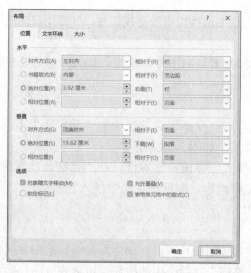

图 3-27 "布局"对话框

2）该对话框包括 3 个选项卡，在"文字环绕"选项卡中可以进行环绕方式设置。如果选择图片的环绕方式为"衬于文字下方"，该图片成为文本的背景。

图 3-28 给出了不同效果的图片环绕方式。

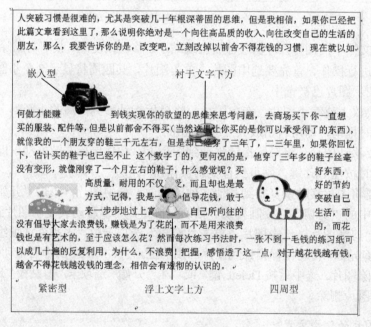

图 3-28 图片环绕方式效果

4. 插入 SmartArt 形状

SmartArt 包括图形列表、流程图及更为复杂的图形，以直观的方式交流信息，插入 SmartArt 形状与插入图片、形状的方式和操作步骤基本一致，单击"插入"选项卡"插图"选项组中的 SmartArt 按钮即可完成。

3.2.7 表格

表格操作是文字处理软件中一项重要的内容,使用 Word 2016 可以创建样式美观的表格。在 Word 中,表格的处理主要通过"插入"选项卡来完成。

1. 创建表格

创建表格有以下两种方法。

（1）利用相关按钮创建

如果要创建表格,单击"插入"选项卡"表格"选项组中的"表格"下拉按钮,选择"插入表格"选项,弹出"插入表格"对话框,在该对话框中输入表格的列数和行数,单击"确定"按钮即可完成表格创建。

（2）用绘表工具创建

对于不规则的表格,可以使用绘表工具创建。

单击"插入"选项卡"表格"选项组中的"表格"下拉按钮,选择"绘制表格"选项,鼠标指针变成笔状,用户可以在所需位置绘制所需形式的表格。

表格绘制完成后,在功能区中出现"表格工具-表设计"和"表格工具-布局"两个选项卡,其中提供了制作、编辑和格式化表格中的常用按钮,如图 3-29 所示,使用户制表工作变得更加方便。

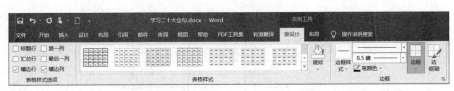

图 3-29 "表格工具-表设计"选项卡

2. 编辑表格

对表格操作前,要先选中表格中的行、列或者单元格。单元格是表格中行和列交叉所形成的框。

单击"表格工具-布局"选项卡"表"选项组中的"选择"下拉按钮,在弹出的下拉列表中可选择整个表格、行、列或单元格,也可以用鼠标拖动进行选择。在"表格工具"选项卡中,常见的插入和删除操作如下。

1）单击"表格工具-布局"选项卡"行和列"选项组中的相关按钮,可以在表格中插入整行、整列或单元格。如果选中若干行或列,那么,选中的行或列的数目是将要插入的行数或列数。

2）如果要在表尾快速增加行,移动鼠标指针到表尾的最后一个单元格中,按 Tab 键,或移动鼠标指针到表尾最后一个单元格外,按 Enter 键,均可增加新的行。

3）如果要删除表格,可以选中要删除的表格、行、列或单元格,单击"表格工具-布局"选项卡"行和列"选项组中的"删除"按钮,选择需要删除表格的选项,然后在弹出的对话框中选择适合的选项,可删除指定的表格、行、列或单元格。

3. 合并或拆分单元格

（1）合并单元格

选中要合并的单元格，单击"表格工具-布局"选项卡"合并"选项组中的"合并单元格"按钮，可将选中的相邻的两个或多个单元格合并为一个单元格。

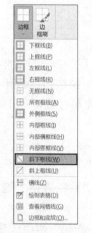

图 3-30　边框下拉列表框

（2）拆分单元格

选中要拆分的单元格，单击"表格工具-布局"选项卡"合并"选项组中的"拆分单元格"按钮，弹出"拆分单元格"对话框，输入要拆分的行数和列数，可将选中的单元格拆分成多个单元格。

4. 绘制斜线表头

若想为表格绘制斜线表头，则应单击表格内的任一单元格，在"表格工具-表设计"选项卡"边框"选项组中的"边框"按钮，选择"斜下框线"选项，如图 3-30 所示。

实现了合并单元格、拆分单元格和绘制斜线表头的效果图如图 3-31 所示。在为表格绘制斜线表头时，应使绘制斜表头的单元格有足够的行宽和列高，否则，无法看到表头的全部内容。

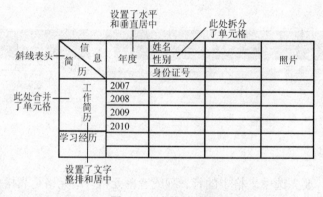

图 3-31　表格效果图

5. 移动表格或调整表格的大小

将鼠标指针移动到表格内，在表格左上角就会出现表格移动控制点，可拖动控制点到文档中的任意处。若将表格拖动到文字中，文字就会环绕表格。

将鼠标指针移动到表格内，在表格右下角就会出现尺寸控制点。将鼠标指针移动到控制点上，当鼠标指针变为双向箭头时可拖动控制点改变表格大小。

如果单击表格移动控制点选中表格，单击"复制"和"粘贴"按钮可以复制表格到其他位置。

6. 表格的格式化

表格的格式化是指对表格中字体、字号、对齐方式及边框和底纹的设置，以达到美化表格，使表格内容更加清晰的目的。

（1）表格文本的格式化

表格中文字的字体、字号可以通过"开始"选项卡中的相关按钮来设置，文字的对齐方式可在"表格工具-布局"选项卡"对齐方式"选项组中的相关按钮来完成。

（2）调整表格的行高和列宽

调整表格的行高和列宽，可以通过鼠标拖动来完成，也可以单击功能区中的按钮。选中要调整的行或列并右击，弹出快捷菜单，选择"表格属性"选项，在弹出的"表格属性"对话框中的"行"或"列"选项卡中分别填写"指定高度"或"指定宽度"的数值，这种方式可精确地调整行高或列宽。

如果需要表格具有相同的行高或列宽，选中要平均分布的行与列，右击任意单元格，弹出快捷菜单，选择"平均分布各行"或"平均分布各列"选项。也可以单击"表格工具-布局"选项卡"单元格大小"选项组中的按钮来实现。

如果要设置表格边框和底纹，选中要设置边框的表格，在"表格工具表设计"选项卡"边框"选项组中的"边框"下拉按钮，然后选择"边框和底纹"选项，在弹出的"边框和底纹"对话框中的"边框"或"底纹"选项卡中进行设置。

7. 表格的排序

在表格中，可以按照升序或降序对表格的内容进行排序。为使排序有意义，表格一般应为比较规范的表格。对如图 3-32 所示的表格按"数量"列排序的操作步骤如下。

设备名	单价	数量
苹果计算机	15800	150
电视机	5000	300
轿车	200000	280
紫砂壶	300	66
手表	10000	96

图 3-32　待排序表格

1）将插入点定位到"数量"列。

2）单击"表格工具-布局"选项卡"数据"选项组中的"排序"按钮，弹出"排序"对话框，如图 3-33 所示。

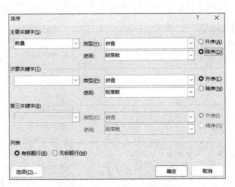

图 3-33　"排序"对话框

3）在"主要关键字"下拉列表框中选择"数量"选项，选中"降序"单选按钮和"有标题行"单选按钮。

4）单击"确定"按钮，表格将按"数量"降序排序。

在 Word 中，最多可以按 3 个关键字排序。如果要取消排序，可以按 Ctrl+Z 组合键。

8. 表格内数据的计算

Word 2016 可以对表格内数据进行基本统计运算，如加、减、乘、除、求平均数、求百分比、求最大值和求最小值等。在计算公式中用 A、B、C 等代表表格的列；用 1、2、3 等代表表格的行。

1）将插入点移动到要显示计算结果的单元格内。

2）单击"表格工具-布局"→"数据"→"公式"按钮。

3）弹出"公式"对话框，如图 3-34 所示。在"公式"文本框中会显示建议公式，如果使用其他公式，用户可以重新输入计算公式。

图 3-34　"公式"对话框

4）"公式"对话框的"粘贴函数"下拉列表框中显示了 Word 2016 提供的表格计算的公式名称。选择其中一个，则该公式被显示在"公式"文本框中。

5）在"公式"对话框的"编号格式"下拉列表框中选择计算结果的显示格式。

6）单击"确定"按钮，则按公式计算，并将计算结果显示在插入点所在的单元格内。

9. 文字与表格的相互转换

许多用户喜欢将表格中的文字先输入文档中，并且用 Space 键或者制表符将这些文字排得整整齐齐。Word 能够将已输入的文字转换成表格，也可以将表格转换成文字。

（1）将文字转换成表格

在将文字转变成表格时，Word 会将段落标记所在的位置作为行的起点，将制表符、逗号或其他所选标记所在的位置作为列的起点。如果希望新表格中只包括一列，请选择段落标记作为分隔符。

新建一个文档，文档内容如图 3-35 所示，将其中的文字转换成表格，具体操作步骤如下。

1）选中要转换成表格的文字。

2）单击"插入"→"表格"→"表格"下拉按钮。

3）在弹出的"表格"下拉列表中选择"文本转换成表格"选项，弹出"将文字转换成表格"对话框，如图 3-36 所示。

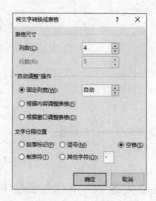

排名	品牌	数量/量	比例/%
1	捷达	512	22.85
2	桑塔纳	425	18.52
3	夏利	179	7.99
4	奥迪	115	5.13
5	神龙富康	104	4.64

图 3-35　新建文档内容　　　　图 3-36　"将文字转换成表格"对话框

4）选中"文字分隔位置"组中的"空格"单选按钮，在"列数"输入框中输入需要的列数。

5）单击"确定"按钮，即形成一个表格，如图 3-37 所示。

排名	品牌	数量/量	比例/%
1	捷达	512	22.85
2	桑塔纳	425	18.52
3	夏利	179	7.99
4	奥迪	115	5.13
5	神龙富康	104	4.64

图 3-37 文字转换成表格的效果图

（2）将表格转换为文本

将表格转换成文本的操作步骤如下。

1）选中要转换成文字的行、列或表格。

2）单击"表格工具-布局"→"数据"→"转换为文本"按钮，弹出如图 3-38 所示的"表格转换成文本"对话框。

3）在对话框的"文字分隔符"组中选中所需的字符，作为替代列边框的分隔符。表格各行用段落标记分隔。

4）单击"确定"按钮。

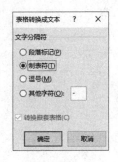

图 3-38 "表格转换成文本"对话框

在"文字分隔符"组选中"段落标记"单选按钮时，单击"确定"按钮后，每个单元格的内容将自成一段。选中"制表符"单选按钮时，单击"确定"按钮后，原表格处只去掉了表格线，而原各单元格的内容不发生任何变化。选中"逗号"单选按钮时，单击"确定"按钮后，原表格处的每行内容不发生变化，但同行相邻单元格的内容之间将用半角逗号区分，且间距变小。

"转换为文本"命令只适用于某行或几行及整个表格，对列或其中的某部分表格不适用。

10. 编辑公式

在进行科学研究、写科技论文时，经常需要编辑一些复杂的公式符号，用一般的方法编辑会有一定难度。如果采用设置下划线、行间距、字符上升和下降、字符上标和下标等方法编辑排版，不仅操作过程十分烦琐，而且排出的公式也不标准。Word 2016 文字处理软件中提供的公式编辑功能，能方便地编辑出标准而美观的公式。

（1）插入自定义公式

启动 Word 2016 后，单击"插入"→"符号"→"公式"下拉按钮，在弹出的下拉列表（图 3-39）中选择"插入新公式"选项，这时屏幕会出现公式编辑框，并自动打开"公式工具-公式"选项卡，选项卡中提供了各种公式的模板，单击相应的图标，会弹出相关的多个样式，选择需要的公式样式，然后在对应的虚线框中输入具体内容。

（2）插入 Word 内置公式

Word 2016 提供了很多常用的标准公式。单击"插入"→"符号"→"公式"下拉按钮，在弹出的下拉列表中选择"office.com 中的其他公式"选项，弹出更多的内置公式，单击要插入的公式即可。插入的内置公式也可以根据需要进行编辑。

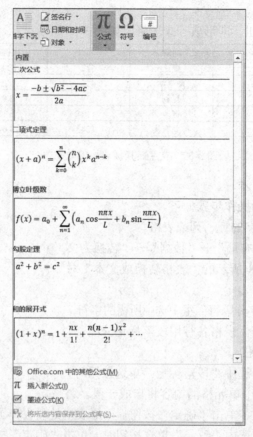

图 3-39 "公式"下拉列表

（3）插入墨迹公式

单击"插入"→"符号"→"公式"下拉按钮，在弹出的下拉列表中选择"墨迹公式"选项，弹出"数学输入控件"对话框，如图 3-40 所示。对话框中包含预览区、公式输入区和写入、擦除等按钮。

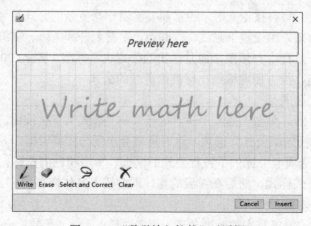

图 3-40 "数学输入控件"对话框

　　单击"写入"按钮，鼠标放置于黄色区域，就可以手写公式了。公式编辑完成后，单击"插入"按钮，公式即可插入成功，如图 3-41 所示。

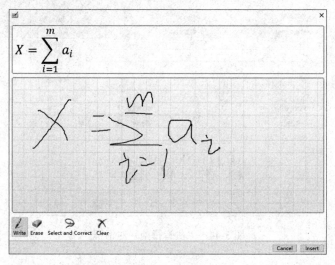

$$X = \sum_{i=1}^{m} a_i$$

图 3-41　手写公式

（4）保存公式

　　如果需要多次写入一个一样或类似的公式，那么可以将公式保存到公式库，选中公式，单击"插入"→"符号"→"公式"下拉按钮，在弹出的下拉列表中选择"将所选内容保存到公式库"。弹出"新建构建基块"对话框，设置对话框中的各项参数，如保存到"常规"公式中，单击"确定"按钮，如图 3-42 所示。再次单击"插入"→"符号"→"公式"下拉按钮，在弹出的下拉列表的常规公式中就出现了刚才保存的公式，单击该公式就可直接插入，无须重新编辑。

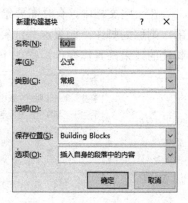

图 3-42　"新建构建基块"对话框

3.2.8　Word 其他应用

1. Word 的拼音指南功能

　　Word 2016 提供了为汉字添加拼音的功能，该功能为汉字添加拼音提供了便捷。实现如图 3-43 所示的为汉字添加拼音的操作步骤如下。

yúnmǔpíngfēngzhúyǐngshēn　chánghéjiànluòxiǎoxīngchén
云母屏风烛影深，长河渐落晓星沉。

图 3-43　为汉字添加拼音示例

　　1）在 Word 文档中输入文字。

　　2）单击"开始"选项卡"字体"选项组中的"拼音指南"按钮，弹出"拼音指南"对话框，如图 3-44 所示。在该对话框中适当调整偏移量和字号。

　　3）单击"确定"按钮，即可完成拼音添加。

为了得到较好的添加拼音效果，可以在文字中间加入空格或加大字间距，并设置 4 号字。同时，适当加大拼音的偏移量值和字号。

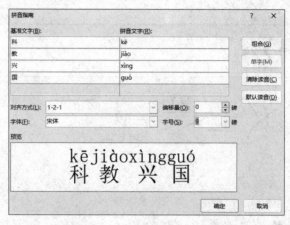

图 3-44 "拼音指南"对话框

2. 插入脚注和尾注

在一些文档中，有时需要给文档内容加上一些注释，如果这些注释出现在当前页面的底部，则称为脚注；如果这些注释出现在文档末尾，则称为尾注。图 3-45 实现了给文档添加脚注的效果，具体操作步骤如下。给文档添加尾注的操作和此类似。

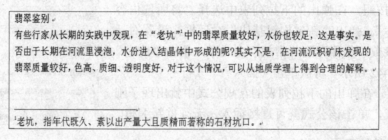

图 3-45 给文档添加脚注的效果

1）选中需要加上脚注的文本，这里选中的是"老坑"。

2）单击"引用"选项卡中"脚注"选项组右下角的"脚注和尾注"按钮，弹出"脚注和尾注"对话框，如图 3-46 所示。

3）选中"脚注"单选按钮，在格式设置区中设置"编号格式""起始编号"等选项，单击"插入"按钮。

4）在出现的脚注编辑区输入脚注内容即可。

如果要删除脚注文本，只需要删除文档中的脚注编号即可。

3. 批注和修订

有时在修改其他人的电子文档时，用户需要在文档中加上自己的修改意见，但又不能影响原有文档的内容和格式，这时可以插入批注。插入批注的操作步骤如下。

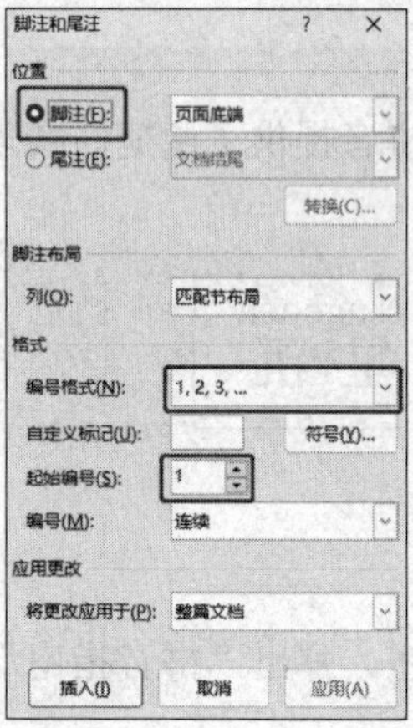

图 3-46 "脚注和尾注"对话框

1）选中需要加上批注的文本。

2）单击"审阅"选项卡"批注"选项组中的"新建批注"按钮，在出现的"批注"文本框中输入批注的信息。

3）如果用户想要删除批注，可以右击批注文本框，弹出快捷菜单，选择"删除批注"选项。在文本中加入批注后的文档效果如图 3-47 所示。

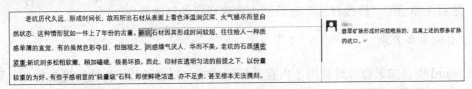

图 3-47 文档中加入批注的效果

4. 使用样式

样式是字体、字号和缩进等格式设置的组合。在 Word 中，通过创建和应用样式，可以提高文档排版的效率。Word 中的样式分为内置样式和自定义样式，内置样式显示在"开始"选项卡"样式"选项组中。用户创建自定义样式后，也会显示在该下拉列表框中。Word 提供的内置样式，如标题 1、标题 2、正文等也是自动生成目录的基础。

下面是创建新样式 heading3 的具体操作步骤，该样式基于内置样式"标题 3"。

1）单击"开始"选项卡"样式"选项组右下角的"样式"按钮，在窗口的右边出现"样式"窗格，如图 3-48 所示。

2）单击"新建样式"按钮，弹出"根据格式化创建新样式"对话框，如图 3-49 所示。在该对话框中，输入自定义的样式名称"heading3"，并按照要求设置后续段落样式"标题 3"，这样，heading3 继承了默认的内置样式"标题 3"的格式。

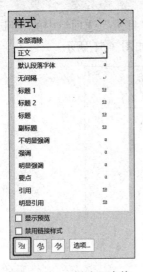

图 3-48 "样式"窗格

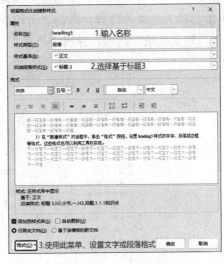

图 3-49 "根据格式化新建样式"对话框

3）在"新建样式"对话框中，单击"格式"按钮，设置 heading3 样式的字体、段落或边框等格式，这些格式也可以利用工具栏实现。

4）格式设置完成后，单击"确定"按钮返回文档窗口，创建的样式便出现在"样式"窗格中。

当样式创建完成后，可以将该样式应用到文档的不同位置。选择要应用样式的文本，在"样式"下拉列表框中选择样式名称，选中的文本则应用了创建的样式。

如果要修改样式，可以在"样式"窗格中选中样式后右击，弹出快捷菜单，选择"修改"选项，然后在弹出的"修改样式"对话框中完成样式的修改操作。

5. 自动生成目录

在 Word 中，如果合理地使用了内置的标题样式或创建了基于内置标题的样式，可以方便地自动生成目录，具体操作步骤如下。

1）创建基于内置标题的样式，如果使用内置的样式，可以忽略本步骤。

2）在文档的各标题处，按标题级别应用不同级别的标题样式，示例如图 3-50 所示。

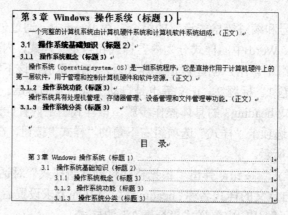

图 3-50　目录示例

3）单击要插入目录的位置，单击"引用"选项卡"目录"选项组中的"目录"下拉按钮，选择"自定义目录"选项，弹出"目录"对话框，如图 3-51 所示。

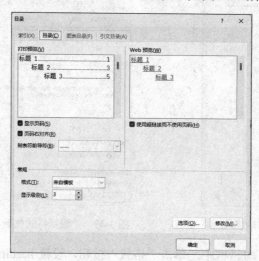

图 3-51　"目录"对话框

4）切换到"目录"选项卡，选中"显示页码"和"页码右对齐"两个复选框，单击"确定"按钮，则在指定位置插入了目录。

对于已经生成的目录可以完成下面的操作。

1）在目录中，如果按住 Ctrl 键并单击，则插入点会定位到正文的相应位置。

2）如果正文的内容有修改，则需要更新目录，可以右击目录，弹出快捷菜单，选择"更新域"选项，然后根据提示进行更新。

3.2.9　页面设置和打印输出

文档经过编辑、排版后，还需要进行页面设置、打印预览，最后打印输出。

1. 页面设置

打印 Word 文档之前需要进行页面设置，包括对纸张大小、页边距、字符数及行数、纸张来源等进行设置。在文档编辑过程中，使用的是 Word 默认的页面设置，用户可以根据需要重新设置或随时修改设置。如果不使用 Word 的默认设置，应当在文档排版之前进行页面设置，这样可以避免由于页面重新设置而导致排版版式的变化。

要进行页面设置，在"布局"选项卡中，单击"页面设置"选项组右下角的"页面设置"按钮，弹出"页面设置"对话框，如图 3-52 所示。用户可以在该对话框中进行如下设置。

1）在"页边距"选项卡中可设置页边距、纸张方向（纵向或横向）、页码范围，以及页面设置的应用范围（整篇文档或文档的当前节）。

2）在"纸张"选项卡中可设置纸张大小，如 A4、B5、16 开等。

3）在"布局"选项卡中可设置页眉及页脚的编排形式、页眉和页脚距边界的距离等。

4）在"文档网格"选项卡中可以设置文字排列方向、每页的行数与字符数、绘图网格尺寸、默认字体设置等。

2. 打印预览

利用 Word 的打印预览功能，可以在正式打印之前看到文档的打印效果，如果用户不满意，还可以进行修改。

与页面视图相比，打印预览可以更真实地表现文档外观。在打开的"打印"窗口右侧的预览区域可以预览 Word 2016 文档打印效果，用户所设置的纸张方向、页面边距等都可以通过预览区域查看效果。用户还可以通过调整预览区下面的滑块改变预览视图的大小。

3. 打印输出

打印 Word 文档之前，必须将打印机准备就绪，打印文档的操作步骤如下。

1）在文档编辑状态下，单击"文件"选项卡的"打印"按钮，弹出打印设置选项，如图 3-53 所示。

2）在打印设置的"打印机"下拉列表框中选择要使用的打印机名称，一般系统使用默认打印机。

3）在"份数"文本框中输入要打印文本的份数，系统默认打印 1 份。

4）在"设置"选项组中选择打印页数，"打印所有页"选项指的是打印文档的全部文本，

"打印当前页面"选项指的是只打印光标所在的这一页，"自定义打印范围"选项指的是打印文档中所选中的部分文本。

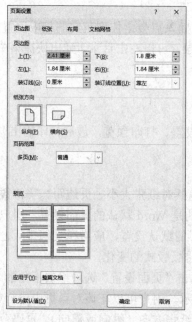
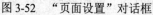

图 3-52 "页面设置"对话框

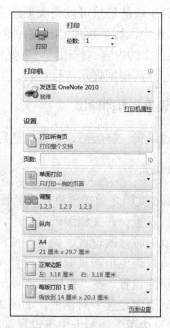

图 3-53 打印设置选项

5）"页数"是在其后的文本框中输入要打印的准确页码。如果打印某一页，则直接输入该页码。如果打印连续的几页，则在起始页与末尾页码之间加个连字符"-"。如果打印不连续的多页，则在两页之间加逗号。此外，还可以设置打印方向、纸型、边距等内容。

最后，单击"打印"按钮，即可开始打印文档。

3.3 Word 2016 实践

3.3.1 文档基本操作

启动 Word 2016，输入如图 3-54 所示的文本内容，以 W1.docx 为文件名保存在"学号+姓名"文件夹下。

1. 操作要求

1）将文中所有"国书"替换为"果树"；将标题段（"果树与谎话"）文字设置为小二号蓝色（个性色 1）、宋体、居中，并添加双波浪下划线。

2）将正文各段文字（"美国首任总统……一句谎话。"）设置为小四号楷体；各段落首行缩进 2 字符，行距设置为 16 磅，段前间距 0.5 行。

3）设置页面左右边距各为 3.1cm；在页面底端以"普通数字 3"格式插入页码。

4）将文中后 7 行文字转换为一个 7 行 4 列的表格，表格居中；设置表格列宽为 3cm；表格中的所有内容设置为小五号黑体且水平居中。

国书与谎话
美国首任总统乔治·华盛顿家里有许多国书，国书中还夹杂一些杂树，为让国书生长茂盛，应该将杂树除掉。
一天，华盛顿给儿子一把斧头要他去砍伐杂树，他叮嘱儿子不能误砍一棵国书。然而一不小心，儿子误砍了一棵国书。前来检查的华盛顿得知后，来到正在继续砍杂树的儿子身边，故意问儿子："没砍掉国书吧，孩子？"听了父亲的问话，儿子认真诚恳地对父亲说："怪我粗心，砍掉了一棵国书！"
儿子的诚实，令华盛顿感到莫大的欣慰。他用鼓励的口吻对儿子说："好！你砍掉国书这批评，但你不说谎，我就原谅你了。因为，我宁可损失所有的国书，也不愿听到你说一句谎话。"

常用串行接口比较

接口	格式	负载能力	速率（bit/s）
USB	异步串行	127	1.5M/12M/40M
RS-232	异步串行	2	115.2K
RS-485	异步串行	32	10M
IrDA	红外异步串行	2	115.2K
IEEE-1394	串行	64	400M
以太网	串行	1024	10M/100M/1G

图 3-54　示例

5）设置外框线为 3 磅蓝色（个性色 1，深色 25%）单实线、内框线为 1 磅红色（红色标准色）单实线；并按"负载能力"列降序排序表格内容。

6）将表的标题"常用串行接口比较"设置为居中、加粗、倾斜。

7）在"W1.docx"文档之后建立公式，如图 3-55 所示。

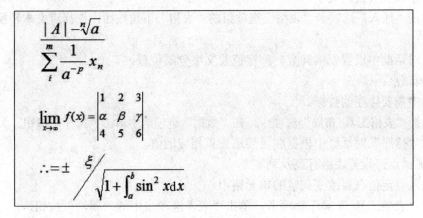

图 3-55　公式示例

2. 测试点及操作步骤

（1）测试点：查找与替换

1）单击"开始"选项卡"编辑"选项组中的"替换"按钮。

2）在"替换"选项卡内输入查找内容及替换为的内容。

3）若要替换为指定的格式，可单击"更多"按钮，然后根据题目要求设置限定的格式。

4）单击"全部替换"按钮完成替换。

（2）测试点：改变文字的字体

1）选中要编辑的文字使之反白显示。

2）单击"开始"选项卡"字体"选项组右下角的"字体"按钮。

3）在"字体"对话框中设置字体、字形、字号、下划线线型及下划线颜色等。

（3）测试点：段落属性设置

1）选中要设置的段落使之反白显示。

2）在所选区域中右击，弹出快捷菜单选择"段落"选项，或者单击"开始"选项卡"段落"选项组右下角的"段落设置"按钮。

3）在"段落"对话框中设置缩进量、间距、行距、对齐方式等。

（4）测试点：页面设置

1）单击"布局"选项卡"页面设置"选项组右下角的"页面设置"按钮。

2）设置页边距"上、下、左、右"和"纸张方向"等。

3）切换到"纸张"选项卡，从"纸张大小"下拉列表框中选择纸张的大小。

（5）测试点：页码的设置

1）单击"插入"选项卡"页眉页脚"选项组中的"页码"下拉按钮，选择"设置页码格式"可以设置所需要的页码格式。

2）在"插入"选项卡"页眉页脚"选项组中，单击"页码"下拉按钮，选择"页面底端"位置的页码（也可在插入页码后，选中页码，在"开始"选项卡"段落"选项组的工具栏中设置对齐方式）。

（6）测试点：文字转换为表格

1）选中需要转换的文字。

2）单击"插入"选项卡"表格"选项组的"表格"下拉按钮，选择"文本转换成表格"选项。

3）在对话框中设置表格列数、列宽值及文字分隔位置。

（7）测试点：排序

1）选中需要排序的数据。

2）选择"表格工具-布局"选项卡，在"数据"选项组中单击"排序"按钮。

3）在"排序"对话框中根据题目要求设置相应的值。

（8）测试点：设置表格行高及列宽

1）插入点定位在要改变列宽的单元格中。

2）在"表格工具-布局"选项卡，单击"表"选项组中的"属性"按钮。

3）若要设置列宽，可在"表格属性"对话框中选择"列"选项卡，在"指定宽度"文本框中输入一个精确的列宽值，单击"确定"按钮。

4）若要设置行高，可在"表格属性"对话框中选择"行"选项卡，在"指定高度"文本框中输入一个精确的行高值，单击"确定"按钮。

（9）测试点：设置表格对齐方式

1）选中该表格。

2）在"表格工具-布局"选项卡，单击"表"选项组中的"属性"按钮。

3）在"表格属性"对话框中选择"表格"选项卡，在"对齐方式"区域中选择适合的对齐方式。

（10）测试点：设置表格边框和底纹

1）将光标定位在需要设置边框和底纹的表格内。

2）右击，弹出快捷菜单，选择“边框和底纹”选项。

（11）测试点：插入公式

单击“插入”选项卡“公式”选项组中的“插入新公式”按钮，也可选择“墨迹公式”完成。

3. 操作结果

操作结果参考如图 3-56 所示。

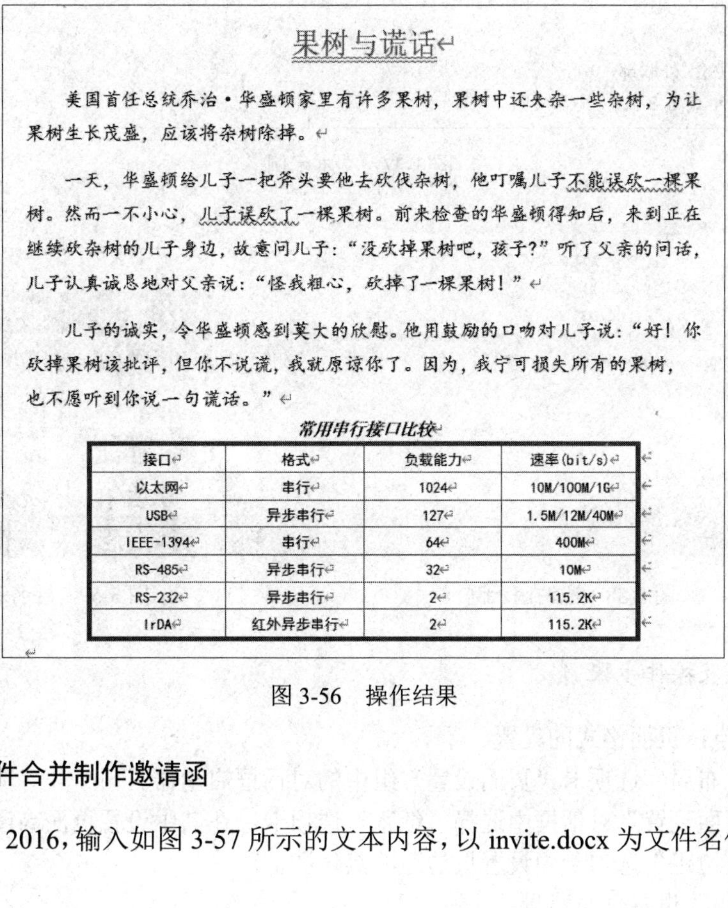

果树与谎话

美国首任总统乔治·华盛顿家里有许多果树，果树中还夹杂一些杂树，为让果树生长茂盛，应该将杂树除掉。

一天，华盛顿给儿子一把斧头要他去砍伐杂树，他叮嘱儿子不能误砍一棵果树。然而一不小心，儿子误砍了一棵果树。前来检查的华盛顿得知后，来到正在继续砍杂树的儿子身边，故意问儿子：“没砍掉果树吧，孩子?”听了父亲的问话，儿子认真诚恳地对父亲说：“怪我粗心，砍掉了一棵果树！”

儿子的诚实，令华盛顿感到莫大的欣慰。他用鼓励的口吻对儿子说：“好！你砍掉果树该批评，但你不说谎，我就原谅你了。因为，我宁可损失所有的果树，也不愿听到你说一句谎话。”

常用串行接口比较

接口	格式	负载能力	速率(bit/s)
以太网	串行	1024	10M/100M/1G
USB	异步串行	127	1.5M/12M/40M
IEEE-1394	串行	64	400M
RS-485	异步串行	32	10M
RS-232	异步串行	2	115.2K
IrDA	红外异步串行	2	115.2K

图 3-56　操作结果

3.3.2　利用邮件合并制作邀请函

启动 Word 2016，输入如图 3-57 所示的文本内容，以 invite.docx 为文件名保存在 D:\word 文件夹中。

1. 操作要求

1）调整文档版面，要求页面高度 17cm，宽度 26cm，页边距（上、下）为 2cm，页边距（左、右）为 2cm。

2）插入格式为“.jpg”的图片，设置为邀请函背景。

3）根据图 3-58 参考图例，调整邀请函中内容文字的字体、字号、颜色和段落对齐方式。

4）根据页面布局需要，调整邀请函中“大学生就业交流会”和“邀请函”两个段落的间距。

5）在“尊敬的”和“（老师）”文字之间，插入拟邀请的专家或老师的姓名，拟邀请的专家和老师的姓名如图 3-59 所示，命名为“通讯录.xlsx”的文件，每页邀请函中只能包含一位专家或老师的姓名。

6）邀请函制作完成后，保存为"invite"文件。

> 大学生就业交流会↵
> 邀请函↵
> 尊敬的　　　（老师）：↵
> 校学生会兹定于 2023 年 10 月 22 日，在本校大礼堂举办"大学生就业交流会"的活动，并设立了分会场演讲，特邀请您为我校学生进行指导和培训。↵
> 感谢您对我校学生会工作的大力支持。↵
> ↵
> ↵
> 校学生会 外联部↵
> 2023 年 9 月 8 日↵

图 3-57　文本示例

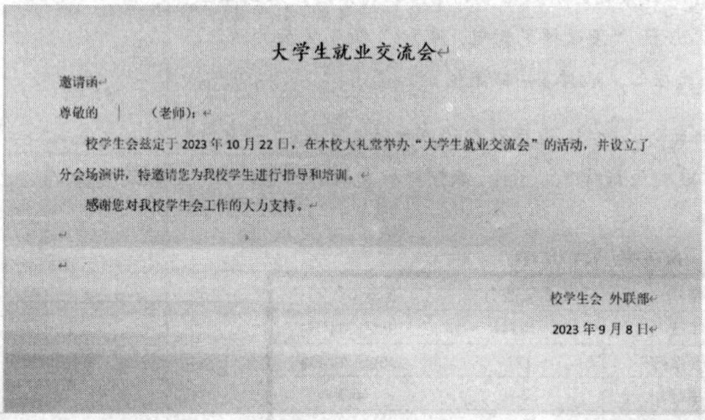

图 3-58　邀请函示例

A	B
姓名	职位
邓建威	教授
郭小春	院士
陈岩捷	院士
胡光荣	院士
李达志	教授

图 3-59　姓名示例

2. 测试点及操作步骤

（1）测试点：页面格式的设置

1）单击"布局"选项卡"页面设置"组中的对话框启动器。

2）在"页面设置"对话框中选择"纸张"选项卡，在其中设置页面高度和宽度。

3）在"页边距"选项卡中设置页边距的具体数值。

（2）测试点：设置页面背景

1）单击"设计"选项卡"页面背景"组中的"页面颜色"下拉按钮，在展开的列表中选择"填充效果"选项，打开"填充效果"对话框。

2）在对话框中切换到"图片"选项卡，单击"选择图片"按钮，打开"选择图片"对话框，选择路径为考生文件夹，选中"背景图片.jpg"，单击"插入"按钮返回上一级对话框，单击"确定"按钮即可完成操作。

（3）测试点：字体、段落格式的设置

1）本题并未指明具体的字体、字号和颜色，在操作时注意设置的字体、字号和颜色与原来默认的区分开即可。

2）单击"开始"选项卡"字体"组中的相应按钮，可进行相关设置，设置文本格式时，需要先选中对应的文本内容。

3）单击"开始"选项卡"段落"组中的相应按钮，可设置段落的对齐格式。同理，可设置其他段落格式。

（4）测试点：段落格式的设置

单击"开始"选项卡"段落"选项组中的段落对话框启动器，即可打开"段落"对话框，在此对话框中可对文档中的内容设置段落行间距和段前、段后间距等格式（"两个段落的间距"指的是两个段落之间的段前、段后间距）。

（5）测试点：邮件合并功能的使用方法

1）首先，根据图 3-56 制作一张 Excel 表格，命名为"通讯录.xlsx"。

2）将光标置入"尊敬的"和"（老师）"文字之间。单击"邮件"选项卡"开始邮件合并"选项组中的"开始邮件合并"下拉按钮，在展开列表中选择"邮件合并分步向导"选项，启动"邮件合并"任务窗格。

3）合并向导的第 1 步：在"邮件合并"任务窗格的"选择文档类型"中保持默认选择"信函"，单击"下一步：开始文档"超链接。

4）合并向导的第 2 步：在"邮件合并"任务窗格"选择开始文档"中保持默认选择"使用当前文档"，单击"下一步：选择收件人"超链接。

5）合并向导的第 3 步：①在"邮件合并"任务窗格"选择收件人"中保持默认选择"使用现有列表"，单击"浏览"超链接。②启动"选取数据源"对话框，选择创建的文档"通讯录.xlsx"，单击"打开"按钮；此时会弹出"选择表格"对话框。从中选择名称为"Sheet1"的工作表，单击"确定"按钮。③启动"邮件合并收件人"对话框，保持默认设置（将所有收件人选中），单击"确定"按钮。④返回到 Word 文档后，在"邮件"选项卡"编写和插入域"组中单击"插入合并域"按钮右侧的下拉按钮，在展开的列表中选择"姓名"选项即可在光标处插入一个域。

6）合并向导的第 4 步：在"邮件合并"任务窗格中单击"下一步：撰写信函"超链接。

7）合并向导的第 5 步：在"预览信函"选项组中，可以切换不同的专家或老师。单击"编辑收件人列表"还可以增加、修改专家或老师。单击"下一步：完成合并"超链接。

8）合并向导的第 6 步：完成邮件合并，以"invite.docx"为名将文档保存。

3．操作结果

操作结果参考如图 3-60 所示。

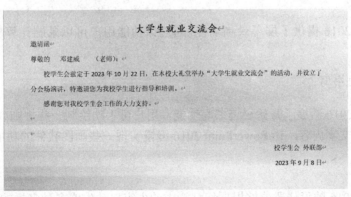

图 3-60　结果示例

第 4 章 PowerPoint 2016 及应用

4.1 PowerPoint 2016 的新特性

PowerPoint 2016 是自动化办公软件 Microsoft Office 2016 家庭中的一员，主要用于设计、制作广告宣传、产品展示和课堂教学课件等电子版幻灯片。制作的演示文稿可以通过计算机屏幕或大屏幕投影仪播放，是人们在各场合下进行信息交流的重要工具，也是计算机办公软件的重要组成部分。演示文稿文件扩展名为.pptx。在 PowerPoint 中，可以通过不同的方式播放幻灯片，实现生动活泼的信息展示效果。PowerPoint 2016 增加了很多新的特性。

1. 主题获取更加丰富

除了内置的几十款主题之外，用户还可以直接下载网络主题。不仅极大地扩充了幻灯片的美化范畴，在操作上也变得更加便捷。PowerPoint 2016 在原有的白色和深灰色 Office 主题上新增了彩色和黑色两种主题色。若要访问这些主题，可以选择"文件"→"帐户"选项，然后在"Office 主题"旁边的下拉菜单进行选择。

2. 简单共享

当你的演示文稿正与他人协作，在你所做的更改与其他用户所做的更改之间发生冲突时，你可以看到相互冲突的更改幻灯片的并排比较，可以轻松选择你想要保留的版本。若要访问共享，单击功能区上的"共享"选项卡即可。

3. 智能查找

当你选择某个字词或短语时，右击它，并选择"智能查找"，窗格将打开定义，该定义来源于维基百科和网络的相关搜索。

4. 屏幕录制

PowerPoint 2016 提供了屏幕录制功能，通过该功能用户可以录制计算机屏幕中的任何内容。

5. 开始墨迹书写

PowerPoint 2016 新增了开始墨迹书写功能，用户可手动绘制一些规则或不规则的图形，以及书写需要的文字内容，让 PowerPoint 2016 慢慢实现一些画图软件的功能。

6. 设计器

PowerPoint2016 的设计器能够根据幻灯片中的内容自动生成多种多样的设计版面效果。

总之，Office 2016 提供了更为强大的协作平台，全新的 Office 2016 协同工具使团队成员可同时工作于同一文档，从而避免文档的版本管理和同步冲突。无论是在 Excel 2016 中编辑工作表数据，还是在 Word 2016 中处理业务文档，或者使用 PowerPoint，团队成员均可以在跨地域场景中进行实时协作。与此同时，产品的功能特性、安全性均不会受到任何影响。

4.2　PowerPoint 工作环境

PowerPoint 窗口具有与 Word 相同的标题栏、快速访问工具栏、功能区，与 Word 的主要区别在文稿编辑区、视图切换按钮，文稿编辑区放置若干占位符，可供用户输入信息，如图 4-1 所示。

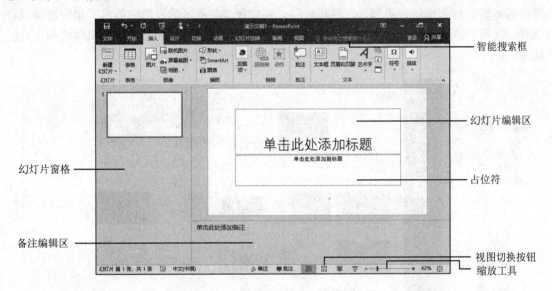

图 4-1　PowerPoint 2016 工作界面

1. 文稿编辑区

文稿编辑区包括 3 部分，即幻灯片编辑区、大纲编辑区和备注编辑区，它们是对文稿进行创作和编排的区域。

1）幻灯片编辑区：用于幻灯片内容输入、插入图片和表格、格式设置。

2）大纲编辑区：显示演示文稿中的标题和正文。

3）备注编辑区：可以为演示文稿创建备注，用于写入幻灯片中没有列出的内容，并可以在演示文稿放映过程中进行查看。

2. 视图切换按钮

视图切换按钮允许用户在不同视图中显示幻灯片。视图切换按钮 从左至右依次为普通视图、幻灯片浏览、阅读视图和幻灯片放映。

1）普通视图：默认的视图模式，集大纲、幻灯片、备注页 3 种模式为一体，使用户既能全面考虑演示文稿的结构，又能方便地编辑幻灯片的细节。

2）幻灯片浏览：可在屏幕上同时看到演示文稿中的所有幻灯片，适合于插入幻灯片、删除幻灯片、移动幻灯片位置等操作。

3）阅读视图：适合于方便地在屏幕上阅读文档，不显示"文件"选项卡、功能区等窗口元素。

4）幻灯片放映：放映幻灯片，和单击"幻灯片放映"选项卡"开始放映幻灯片"选项组中的"从头开始"按钮的功能是相同的。

4.3　创建幻灯片

PowerPoint 2016 提供了多种方法来建立新的演示文稿，分别为新建空白演示文稿、最近打开的模板、样本模板、主题、我的模板等。在如图 4-2 所示的界面中列出了相应选项以供选择，常用的方法包括创建空白演示文稿、使用样本模板创建、根据搜索联机模板和主题创建等。

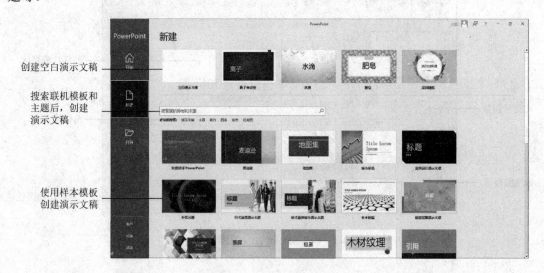

图 4-2　新建演示文稿的方法

1. 创建空白演示文稿

这种方式新建的演示文稿不含任何的文本格式图案和色彩，适用于准备自己设计图案、配色方案和文本格式的情况。

2. 使用样本模板创建

PowerPoint 2016 具有丰富的模板功能，利用其提供的基本演示文稿模板，输入相应的文字即可自动快速形成演示文稿。PowerPoint 2016 还提供网上搜索模板的功能。

3. 根据主题创建

根据内容提示向导创建幻灯片是一种方便、快捷建立演示文稿的方法。内容提示向导包含各种不同主题的演示文稿示范，并且带有建议性内容和设计，用户对各个幻灯片内容稍加修改就可以作为适合自己的演示文稿。

4. 根据现有内容新建

对已经存在的演示文稿，稍加改动即可生成新的演示文稿，新生成的文稿一般和原文稿网格基本一致。

PowerPoint 演示文稿的保存、打开和关闭操作与 Word、Excel 的操作方法相同。

4.4　编辑演示文稿

在 PowerPoint 中，演示文稿编辑方法基本同 Word 的文档编辑方法相同，可以方便地输入和编辑文本、插入图片和表格等。插入、删除、移动、复制幻灯片是编辑演示文稿的基本操作。

1. 插入新幻灯片

在各种幻灯片视图中都可以方便地插入新幻灯片。

单击"开始"选项卡"幻灯片"选项组中的"新建幻灯片"下拉按钮，在弹出的下拉菜单中将显示各类幻灯片版式，单击"Office 主题"列表框中某个幻灯片版式，就可以按所选的版式插入新幻灯片。

2. 删除幻灯片

在各种幻灯片视图中都可以方便地删除幻灯片，选中要删除的幻灯片，按 Delete 键即可将当前幻灯片删除。

3. 移动和复制幻灯片

在幻灯片浏览视图中移动和复制幻灯片较为方便。选中待移动的幻灯片，单击"开始"选项卡"剪贴板"选项组中的"剪切"按钮，确定好目标位置后，再单击"粘贴"按钮即可将幻灯片移动到新位置。

如果将"剪切"按钮换为"复制"按钮，则可执行复制操作。

4. 文本编辑

文本编辑一般在普通视图下进行，编辑排版方式与 Word 基本相同。需要注意的是，在幻灯片中输入文字时，应当在占位符（文本框）中输入，如果没有占位符，则需要提前插入文本框充当占位符。

在 PowerPoint 中，图片和表格的插入方式和 Word 操作相同。

4.5　格式化演示文稿

在输入幻灯片内容之后，可以从文字格式、段落格式、幻灯片版式等方面格式化演示文稿，以制作出精美的幻灯片。

1. 设置文字格式

文字格式主要包括字体、字号和文字颜色等。设置文字格式可以通过单击"开始"选项卡"字体"选项组中的按钮来进行，也可以通过单击"字体"选项组右下角的"字体"按钮来实现。具体操作步骤如下。

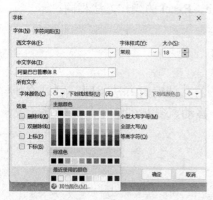

图 4-3 "字体"对话框

1）选定要设置格式的文本。

2）单击"开始"选项卡"字体"选项组右下角的"字体"按钮，弹出"字体"对话框，如图 4-3 所示。在该对话框中设置字体、字号及一些特殊效果。

3）如果需要设置文本颜色，则单击"字体颜色"下拉按钮，在颜色选择器中选择合适的颜色，单击"确定"按钮即可完成操作。

2. 段落格式化

段落格式化的内容包括段落的对齐方式、设置行间距及使用项目符号与编号。在 PowerPoint 中，可以单击"段落"选项组中的按钮完成上述功能。

1）设置文本段落的对齐方式：先选择文本框或文本框中的某段文字，单击"开始"选项卡"段落"选项组中的对齐按钮，这 5 个按钮依次是"文本左对齐"按钮、"居中"按钮、"文本右对齐"按钮、"两端对齐"按钮和"分散对齐"按钮。

2）行距和段落间距的设置：单击"开始"选项卡"段落"选项组中的"行距"按钮，对选中的文字或段落设置行距或段前/段后的间距。

3）项目符号和编号的设置：默认情况下，单击"开始"选项卡"段落"选项组中的"项目符号"按钮或"编号"按钮。

3. 更改幻灯片版式

幻灯片版式指的是幻灯片的页面布局。PowerPoint 提供了多种版式供用户选择。当然，PowerPoint 也允许用户自定义版式。如果对现有的幻灯片版式进行更改，可按下列步骤操作。

1）选中要更改版式的幻灯片。

2）单击"开始"选项卡"幻灯片"选项组中的"版式"按钮，弹出"Office 主题"下拉菜单。

3）在"Office 主题"列表框中，选择一种版式，然后对标题、文本和图片的位置及大小做适当调整。

4. 更改幻灯片背景颜色

为了使幻灯片更美观，可适当改变幻灯片的背景颜色，更改幻灯片背景颜色的操作步骤如下。

1）选中要更改背景颜色的幻灯片。

2）在"普通视图"显示方式下，单击"设计"选项卡"自定义"选项组中的"设置背景格式"按钮，窗口右侧弹出"设置背景格式"窗格，如图 4-4 所示。

3）在"填充"下方单击"颜色"右侧的下拉按钮 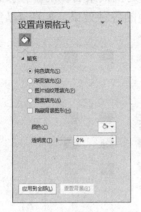，再选择"其他颜色"选项，弹出"颜色"对话框，如图 4-5 所示。

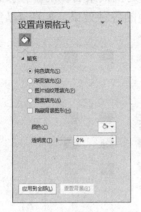
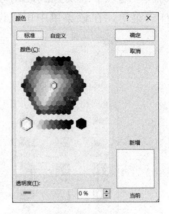

图 4-4　"设置背景格式"窗格　　　　　图 4-5　"颜色"对话框

4）在"颜色"对话框中，选择一种颜色，单击"确定"按钮。

5）返回"设置背景格式"对话框，单击"关闭"按钮。如果单击"全部应用"按钮，则设置的背景将应用到全部幻灯片。

4.6　设置幻灯片效果

1. 设置幻灯片动画效果

单击"动画"选项卡中"动画"选项组或"高级动画"选项组中的按钮，可以为幻灯片设置动画效果。

在"动画"选项卡"动画"选项组的动画样式框中，选择各个对象的动画效果，单击"动画"选项组右下角的"显示其他效果选项"按钮，在弹出的对话框中可以设置各对象间的播放顺序和播放方式等。动画效果如图 4-6 所示。

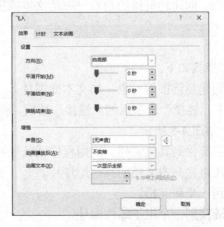

图 4-6　动画效果

2．设置幻灯片切换效果

幻灯片切换效果是指在演示文稿放映过程中由一张幻灯片切换到另一张幻灯片的方式。

单击"切换"选项卡"切换到此幻灯片"选项组中切换效果右侧的下拉按钮，弹出"幻灯片切换"样式菜单，在该菜单中可以设置幻灯片切换的各种效果，如图 4-7 所示。

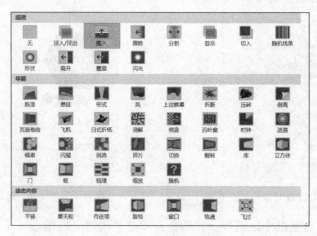

图 4-7　幻灯片切换效果

在选择幻灯片切换效果后，继续修改幻灯片的切换效果和换片方式。

"计时"选项组中包括"声音"和"换片方式"等，用来设置各张幻灯片之间的切换效果；"换片方式"是指播放幻灯片的方式。例如，为了控制演讲的时间，可设置以固定间隔时间播放各个幻灯片。

单击"应用到全部"按钮，表示设置的幻灯片切换效果应用于本演示文稿文件中的所有幻灯片；默认情况下，设置的幻灯片切换效果仅应用于当前幻灯片，对其他幻灯片无效。

4.7　设置超链接

在演示文稿中可以设置超链接，以便快速跳转到某个对象，跳转的对象可以是一张幻灯片、另一个演示文稿或网址等。创建超链接的起点一般是文本或图片，也可以使用动作按钮。

1．创建超链接

创建超链接的具体操作步骤如下。

1）在幻灯片中选中要创建超链接的对象，如文本或图片。

2）单击"插入"选项卡"链接"选项组的"链接"按钮，弹出"插入超链接"对话框，该对话框左侧有 4 个按钮，如图 4-8 所示。

① 现有文件或网页：超链接到其他文档、应用程序或其他网址。

② 本文档中的位置：超链接到本文档的其他幻灯片。

③ 新建文档：超链接到一个新文档。

④ 电子邮件地址：超链接到一个电子邮件地址。

3）单击"确定"按钮，完成超链接设置。

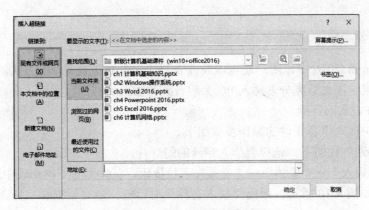

图 4-8　"插入超链接"对话框

2.　使用动作按钮

使用动作按钮插入超链接的具体操作步骤如下。

1）单击"插入"选项卡"链接"选项组的"动作"按钮，弹出"操作设置"对话框，如图 4-9 所示。

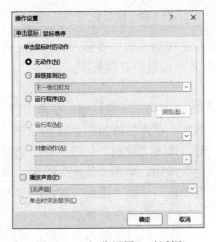

图 4-9　"操作设置"对话框

2）选择"单击鼠标"选项卡，选中"超链接到"单选按钮，并在其下拉列表框中选择"幻灯片"选项，根据需要设置链接的幻灯片。

3）单击"确定"按钮，完成设置。超链接的编辑和删除方法和插入超链接的方法类似，即单击"插入"选项卡"链接"选项组中的"链接"按钮，在弹出的"编辑超链接"对话框中完成。

4.8　插入多媒体对象

为改善幻灯片在播放时的视听效果，用户可以在幻灯片中插入多媒体对象。插入剪贴画和图像对象的操作与 Word 中插入对象的操作类似，下面介绍如何在幻灯片中插入音频文件、视频文件和 Flash 文件等。

1. 插入音频文件

在 PowerPoint 2016 中，用户还可以通过为幻灯片添加音频文件的方法，来增加幻灯片生动活泼的效果。添加音频分为插入 PC 上的音频和插入录制音频两种。

（1）插入 PC 上的音频

在幻灯片中插入声音文件的操作步骤如下。

1）在"普通"视图下，选择要插入声音的幻灯片。

2）单击"插入"→"媒体"→"音频"下拉按钮，在弹出的下拉列表中选择"PC 上的音频"选项，如图 4-10 所示。弹出"插入音频"对话框。该对话框和"插入图片"对话框类似。

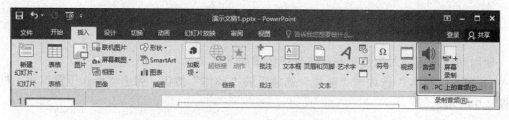

图 4-10　插入 PC 上的音频

3）在"插入音频"对话框中找到并选中要插入的声音文件，单击"插入"按钮，将声音文件插入文档中，这时幻灯片中出现声音图标🔊。

（2）录制音频

单击"插入"→"媒体"→"音频"下拉按钮，在弹出的下拉列表中选择"录制音频"选项，在弹出的如图 4-11 所示的"录制声音"对话框中输入名称，单击"录制"按钮，开始录制声音，录制完毕后单击"停止"按钮。单击"确定"按钮，则在当前幻灯片中出现一个声音图标，单击"播放"按钮，刚才录制的声音即可被播放。

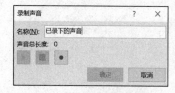

图 4-11　"录制声音"对话框

（3）设置声音播放选项

在幻灯片中插入音频后，可以通过"音频工具-播放"选项卡对音频的播放进行设置，如图 4-12 所示。

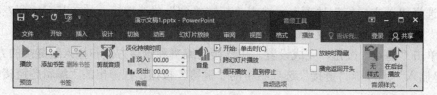

图 4-12　"音频工具-播放"选项卡

1）设置音量：单击"音频工具-播放"→"音频选项"→"音量"下拉按钮，在弹出的下拉列表中可以设置播放时声音的大小。

2）设置播放方式：单击"音频工具-播放"→"音频选项"→"开始"按钮，在弹出的下拉列表中可以选择音频的播放方式。选择"单击时"选项，则放映幻灯片时，需要单击声音图标，才能播放该音频文件；选择"自动"选项，则放映幻灯片时声音将自动播放。

3）隐藏声音控制面板：选中"放映时隐藏"复选框，可以在放映幻灯片时不显示声音控制面板。

4）跨幻灯片播放：选中"跨幻灯片播放"复选框，则切换到下一张幻灯片时，声音能够继续播放。

5）设置循环播放：选中"循环播放，直到停止"复选框，可以设置放映时循环播放该音频，直到切换到下一张幻灯片或有停止命令时。

6）播放完返回开头：选中"播完返回开头"复选框，则播放完该音频文件后，音乐后会立即停止，不论幻灯片有没有播放完。

2. 插入视频文件

在幻灯片中，用户可以像插入音频那样，在幻灯片中插入联机视频或 PC 上的视频，用来增强幻灯片的表现力。PowerPoint 2016 支持插入多种类型的视频文件，主要包括 AVI、ASF、MPEG、MOV、MP4、WMV、SWF 等格式的文件。插入的视频文件可以像插入的图片一样随意调整其大小和位置。

（1）插入 PC 上的视频

在幻灯片中插入视频文件的操作步骤如下。

1）在"普通"视图下，选择要插入视频的幻灯片。

2）单击"插入"→"媒体"→"视频"下拉按钮，在弹出的下拉列表中选择"PC 上的视频"选项，弹出"插入视频文件"对话框。

3）在"插入视频文件"对话框中选择要插入的视频文件，单击"插入"按钮，用户选择的视频文件就插入到幻灯片中。

4）在"视频工具-播放"选项卡中，可以编辑视频或设置视频的播放方式，用户还可根据需要选择自动播放或单击时播放视频。

单击幻灯片中的预览图像，可以拖动预览图像控点调整视频的大小。

（2）视频属性设置

选中插入的视频后，则出现"视频工具-格式"和"视频工具-播放"选项卡，如图 4-13所示，用户可以选择各种命令对添加的视频文件设置属性，如设置音量、设置放映方式等，其设置方法与音频基本相同，这里不再赘述。

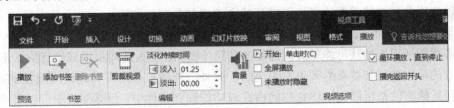

图 4-13 "视频工具-播放"选项卡

3. 插入 Flash 文件

在 PowerPoint 中难以实现的部分演示效果可以使用 Flash 实现，然后导出 SWF 格式的 Flash 文件，再插入到幻灯片中。插入 Flash 文件的具体操作步骤如下。

1）在"普通"视图下，选中要插入 Flash 文件的幻灯片。

2）选择"文件"选项卡"选项"组中的"自定义功能区"选项，在"自定义功能区"的"主选项卡"一栏中选中"开发工具"选项，使"开发工具"选项卡出现在功能区中。

3）单击"开发工具"选项卡"控件"组中的"其他控件"按钮，在弹出的"其他控件"对话框中选择 Shockwave Flash Object 选项，如图 4-14 所示。

4）在幻灯片中拖动鼠标绘制一个矩形，右击该矩形，在弹出的快捷菜单中选择"属性表"命令，打开 Flash 对象的"属性"对话框，设置其 Movie 属性为所选择的 Flash 文件，如图 4-15 所示。在幻灯片播放时，将自动播放 Flash 文件。

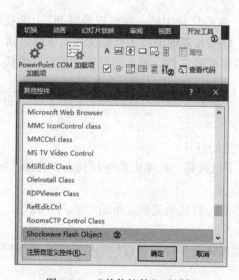

图 4-14　"其他控件"对话框

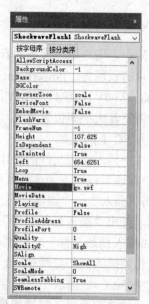

图 4-15　设置 Flash 对象的 Movie 属性

4. 插入屏幕截图

用户可以快速而轻松地将屏幕截图插入 Office 文件中，以增强可读性或捕获信息，而无须退出正在使用的程序。Microsoft Excel、Outlook、PowerPoint 和 Word 中都提供此功能，用户可以使用此功能捕获在计算机上打开的全部或部分窗口的图片。无论是在打印文档上，还是在用户设计的 PowerPoint 幻灯片上，这些屏幕截图都很容易读取。

屏幕截图适用于捕获可能更改或过期的信息（例如，重大新闻报道或旅行网站上提供的讲求时效的可用航班和费率的列表）的快照。此外，当用户从网页和其他来源复制内容时，通过任何其他方法都可能无法将它们的格式成功传输到文件中，而屏幕截图可以帮助用户实现这一点。如果用户创建了某些内容（如网页）的屏幕截图，而源中的信息发生了变化，也不会更新屏幕截图。

单击"插入"→"图像"→"屏幕截图"下拉按钮时，用户可以插入整个程序窗口，也可以使用"屏幕剪辑"选项选择窗口的一部分。需要注意的是，屏幕截图时只能捕获没有最小化到任务栏的窗口。

打开的程序窗口以缩略图的形式显示在"可用的视图"中，当用户将指针悬停在缩略图上时，将弹出工具提示，其中显示了程序名称和文档标题，如图 4-16 所示。

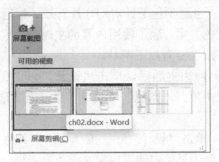

图 4-16　屏幕截图操作

4.9　设计演示文稿外观

要制作一个精美的演示文稿，除了要有丰富的内容和页面对象外，还要具有独特的外观设计风格，以吸引观众的注意力。PowerPoint 2016 的外观设计主要通过主题、背景和母版的设置来实现。

1.　主题

PowerPoint 2016 为用户提供了丰富的主题。主题包含预定义的背景、格式和配色方案等。在 PowerPoint 2016 中，用户可以将系统提供的主题应用于所有幻灯片，使演示文稿具有统一的外观，也可以应用于所选幻灯片，使演示文稿具有不同的显示风格。此外，用户还可以根据需要自定义主题。

（1）应用主题

1）使用内置主题。打开演示文稿，选择"设计"选项卡，可以发现在"主题"选项组内显示了部分主题列表，单击主题列表右下角的"其他"下拉按钮，可以显示全部内置主题。要将主题应用到演示文稿中，可在"设计"选项卡"主题"选项组中选择一种主题，默认情况下会将主题应用到所有幻灯片。在其中一种主题上右击，弹出其快捷菜单，如图 4-17 所示，有"应用于所有幻灯片""应用于选定幻灯片""设置为默认主题""添加到快速访问工具栏" 4 种应用类型，用户可以根据需要选择相应命令。

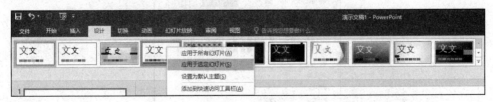

图 4-17　"主题"选项组及主题右键快捷菜单

2）使用外部主题。如果可选的内置主题不能满足用户的需求，可选择外部主题。单击"设计"→"主题"→"其他"下拉按钮，在弹出的下拉列表中选择"浏览主题"选项，即可使用外部主题。

（2）自定义主题颜色

在 PowerPoint 2016 中，主题颜色是针对幻灯片背景、标题文字、正文文字、强调文字及超链接等内容的一整套配色方案。除了使用内置的主题颜色，还可以根据需要自定义主题颜色。自定义主题颜色的方法主要有以下两种。

1）使用预设变体方案：应用主题后，单击"设计"→"变体"→"其他"下拉按钮，在弹出的"变体"下拉列表中展开"颜色"子菜单，根据需要选择一种变体颜色方案即可，如图 4-18 所示。

2）新建主题颜色方案：单击"设计"→"变体"→"其他"下拉按钮，在弹出的"变体"下拉列表中选择"颜色"子菜单中的"自定义颜色"选项，弹出"新建主题颜色"对话框，如图 4-19 所示，在"名称"文本框中设置新建主题颜色方案的名称；然后根据需要单击要设置项目右侧的下拉按钮，在弹出的下拉列表中设置该项目的颜色，设置完成后单击"保存"按钮，即可将其添加到"变体"下拉列表"颜色"子菜单的"自定义"栏中，单击即可应用。

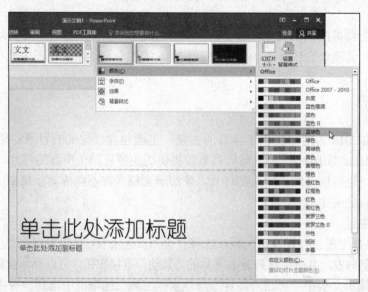

图 4-18　将主题颜色更改为预设变体方案

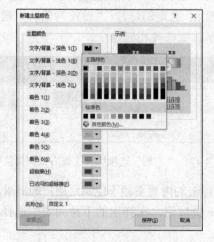

图 4-19　"新建主题颜色"对话框

（3）自定义主题字体

在 PowerPoint 2016 中，用户可以自定义主题字体的样式。自定义主题字体主要针对幻灯片中的标题字体和正文字体。自定义主题字体的方法主要有以下两种。

1）使用预设变体方案：应用主题后，单击"设计"→"变体"→"其他"下拉按钮，在弹出的"变体"下拉列表中展开"字体"子菜单，根据需要选择一种变体字体方案即可，如图 4-20 所示。

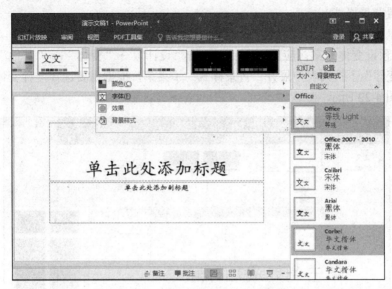

图 4-20　将主题字体更改为预设变体方案

2）新建主题字体方案：单击"设计"→"变体"→"其他"下拉按钮，在弹出的"变体"下拉列表中选择"字体"子菜单中的"自定义字体"选项，弹出"新建主题字体"对话框，如图 4-21 所示，在"名称"文本框中设置新建主题字体方案的名称；然后根据需要在对应项目的下拉列表框中选择字体，设置完成后单击"保存"按钮，即可将其添加到"变体"下拉列表"字体"子菜单的"自定义"栏中，单击即可应用。

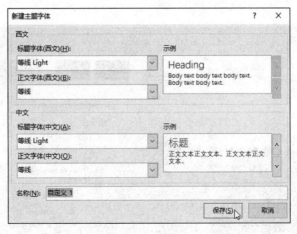

图 4-21　"新建主题字体"对话框

2. 背景

除了应用主题外，用户还可以为幻灯片设置背景格式，主要设置背景的填充与图片效果。在 PowerPoint 2016 中，主题背景样式是随着内置主题一起提供的预设的背景格式。使用不同的主题，背景样式的效果也不同。为了满足不同的设计需求，用户可以对主题的背景样式进行自定义设置。

（1）设置背景格式

设置背景格式的方法主要有以下两种。

1）使用预设变体方案：应用主题后，单击"设计"→"变体"→"其他"下拉按钮，在弹出的"变体"下拉列表中展开"背景样式"子菜单，根据需要选择一种变体背景样式方案即可，如图 4-22 所示。

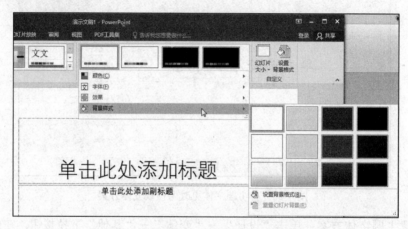

图 4-22　将主题背景样式更改为预设变体方案

2）自定义背景格式：单击"设计"→"自定义"→"设置背景格式"按钮，打开"设置背景格式"窗格，如图 4-23 所示，在"填充"栏中根据需要设置背景的填充方式，设置完成后单击"全部应用"按钮，即可将其应用到演示文稿中；然后单击"关闭"按钮关闭窗格即可。

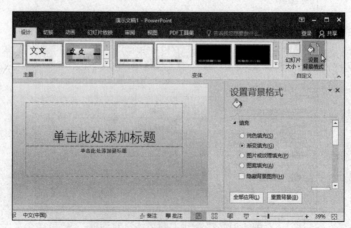

图 4-23　"设置背景格式"窗格

在"设置背景格式"窗格中,如果单击"重置背景"按钮,即可快速恢复到原背景样式。

(2) 纯色填充

纯色填充是指幻灯片的背景以一种颜色进行显示。在"设置背景格式"窗格中选中"纯色填充"单选按钮,并在"填充颜色"下拉列表中选择背景颜色,在"透明度"输入框中设置透明度值,纯色填充即设置完成。

(3) 渐变填充

渐变填充是指幻灯片的背景以多种颜色进行显示。在"设置背景格式"窗格中选中"渐变填充"单选按钮,即可在弹出的列表中设置渐变填充的各项参数,其参数的类别及作用如表 4-1 所示。

表 4-1 渐变填充设置参数

参数类别	作用	说明
预设渐变	设置系统提供的渐变颜色	包含浅色渐变、顶部聚光灯、中等渐变、底部聚光灯、径向渐变等
类型	设置渐变填充的类型	包含线性、射线、矩形、路径、标题的阴影 5 种类型
方向	设置渐变填充的渐变过程	不同渐变类型的渐变方向选项不同
角度	设置渐变填充的旋转角度	可以在 0°~359.9°之间进行设置
渐变光圈	设置渐变颜色的光圈	可以设置渐变光圈的颜色、位置、透明度及亮度

(4) 图片或纹理填充

图片或纹理填充是指将幻灯片的背景设置为图片或纹理。在"设置背景格式"窗格中选中"图片或纹理填充"单选按钮,即可在弹出的列表中设置图片或纹理填充的各项参数,其参数的类别及作用如表 4-2 所示。

表 4-2 图片或纹理填充的参数

参数类别	作用	说明
插入	以图片填充幻灯片背景	包括文件、剪贴板与网络上的图片
纹理	以系统提供的纹理填充幻灯片背景	包括画布、编织物、水滴、花岗岩等 24 种类型
透明度	设置背景图片或纹理的透明度	可以在 0%~100%之间进行设置
平铺选项	主要调整背景图片的平铺情况	包括偏移量、刻度、对齐方式、镜像类型等选项

(5) 图案填充

图案填充是指幻灯片的背景以系统提供的一种图案进行显示。在"设置背景格式"窗格中选中"图案填充"单选按钮,在弹出的图案列表中选择所需图案,如"横向砖形"。通过"前景"和"背景"下拉列表框可以自定义图案的前景颜色和背景颜色,单击"全部应用"按钮,所选图案即成为幻灯片背景。

3. 母版

在 PowerPoint 2016 中,有幻灯片母版、讲义母版和备注母版 3 种母版类型。当需要设置幻灯片风格时,可以在幻灯片母版视图中进行设置;当需要将演示文稿以讲义形式打印输出时,可以在讲义母版视图中进行设置;当需要在演示文稿中插入备注内容时,可以在备注母版视图中插入相应内容。

（1）设置幻灯片母版

幻灯片母版是演示文稿中各幻灯片引用的模板页，能够存储幻灯片的所有信息，包括文本和对象在幻灯片上的放置位置、文本和对象的大小、文本样式、背景、颜色主题、效果和动画等。在幻灯片母版视图中，可以查看和编辑不同版式的幻灯片页面的内容布局结构、背景效果、内容字体等。

单击"视图"→"母版视图"→"幻灯片母版"按钮，进入"幻灯片母版"选项卡，如图 4-24 所示。新建的演示文稿中自动应用了一个幻灯片母版，在这个母版中包含了 11 个幻灯片母版版式。一个演示文稿中可以包含多个幻灯片母版，每个母版下又包括多种幻灯片母版版式。

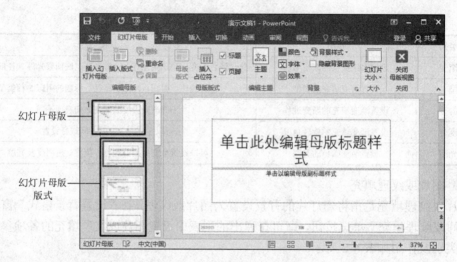

图 4-24 "幻灯片母版"选项卡

在幻灯片母版视图下，可以看到所有可以输入内容的区域，如标题占位符、副标题占位符及母版下方的页脚占位符。这些占位符的位置及属性，决定了应用该母版的幻灯片的外观属性，当改变了这些占位符的位置、大小及其中文字的外观属性后，所有应用该母版的幻灯片的属性也将随之改变。

更改幻灯片母版的目的是对幻灯片进行全局更改，并使该更改应用到演示文稿中的所有幻灯片，这样，既能统一演示文稿的外观，又能极大提高工作效率。可以像更改任何幻灯片一样更改幻灯片母版，但需要注意的是，母版上的文本只用于设置样式，相当于制作好的框架，而实际的内容应该在普通视图下的幻灯片上编辑。

完成母版的各项设置后，单击"幻灯片母版"→"关闭"→"关闭母版视图"按钮，即可退出"幻灯片母版"视图模式。

1）编辑母版。演示文稿中可以包含多个母版，以满足不同的设计需要。在"幻灯片母版"选项卡"编辑母版"选项组中，可以插入幻灯片母版、插入版式，以及删除、重命名、保留幻灯片母版。

① 插入幻灯片母版。单击"幻灯片母版"→"编辑母版"→"插入幻灯片母版"按钮，便可以在原有幻灯片母版的基础上新增加一组完整的幻灯片母版，如图 4-25 所示。

② 插入版式。在幻灯片母版中，系统为用户准备了 12 种幻灯片版式，用户可根据不同

的版式设置不同的内容。当母版中的版式无法满足工作要求时，可以单击"幻灯片母版"→"编辑母版"→"插入版式"按钮，插入一个标题幻灯片，然后单击"幻灯片母版"→"母版版式"→"插入占位符"按钮来设置所需的版式。

③ 重命名和删除。在幻灯片母版中，选择某个母版或其中的某种版式，单击"幻灯片母版"→"编辑母版"→"重命名"按钮，可重命名所选的母版或版式。选择某个幻灯片母版，单击"删除"按钮，可删除所选的幻灯片母版及其所有幻灯片母版版式，如图 4-26 所示。如果选择某个幻灯片母版版式，单击"删除"按钮，则仅删除所选的幻灯片母版版式。

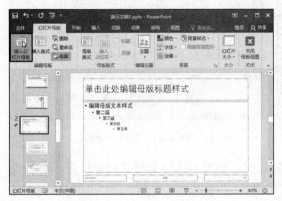
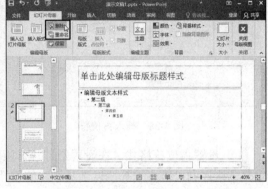

图 4-25　插入幻灯片母版　　　　　　图 4-26　重命名和删除幻灯片母版

④ 保留。当插入幻灯片母版之后，"保留"选项变为可用状态，系统会自动以保留的状态存放该幻灯片母版。若单击"幻灯片母版"→"编辑母版"→"保留"按钮，则弹出如图 4-27 所示的系统提示对话框，单击"是"按钮，则取消对插入的幻灯片母版的保留状态。如果有幻灯片使用了该母版，则单击"保留"按钮无效，需要单击"删除"按钮才能删除该母版。

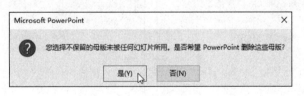

图 4-27　系统提示对话框

2）设置版式。用户可以通过"母版版式"选项组来设置幻灯片母版的版式，主要包括为幻灯片添加内容、文本、文字、图片、图表等占位符，以及显示或隐藏幻灯片母版中的标题、页脚。

① 插入占位符。母版版式中为用户提供了内容、内容（竖排）文本、文字（竖排）图片、图表、表格、SmartArt、媒体、联机图像等 10 种占位符，每种占位符的添加方式都相同，即在"插入占位符"下拉列表中选择需要插入的占位符类别，如图 4-28 所示，此时光标呈十字状，在幻灯片母版中按住鼠标左键并拖动，到适当位置释放鼠标左键，即可绘制相应的占位符框。

② 删除占位符。选中幻灯片母版中要删除的占位符框，按 Delete 键即可将其删除；此外，选中幻灯片母版，单击"幻灯片母版"→"母版版式"→"母版版式"按钮，在弹出的

"母版版式"对话框中取消选中不需要的占位符复选框，然后单击"确定"按钮，也可将所有母版中的该项占位符都删除，如图 4-29 所示。若再次在"母版版式"对话框中选中需要的占位符复选框，然后单击"确定"按钮，即可恢复被删除的占位符。

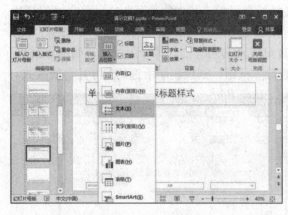
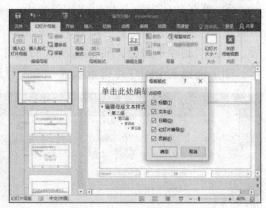

图 4-28　插入占位符　　　　　　　　　　图 4-29　删除占位符

③ 设置占位符格式。在设置幻灯片母版版式时，需要对占位符格式进行设置，包括设置文本格式和段落格式等，以满足不同的设计需要。

选中要设置格式的占位符框，在"开始"选项卡的"字体"选项组中，可以设置占位符框中所有文字的样式，如字体、字号、文字颜色等，如图 4-30 所示。在"开始"选项卡的"段落"选项组中，可以设置对齐方式、段落间距、段落编号、分栏排版等；在"绘图工具-格式"选项卡中，可以设置占位符框的形状样式、艺术字样式等，如图 4-31 所示。

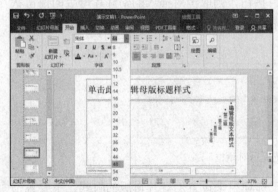
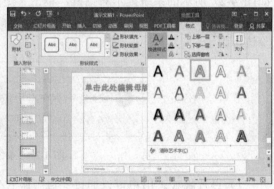

图 4-30　设置占位符的字体格式　　　　　图 4-31　设置占位符的绘图格式

④ 显示隐藏标题、页脚。在幻灯片母版中，系统默认版式显示标题与页脚，用户可以通过取消选中"标题"和"页脚"复选框来隐藏标题与页脚，若选中"标题"和"页脚"复选框，则显示标题与页脚。

3）设置母版的主题和背景。用户可以在幻灯片母版视图中设置主题或背景，这样所有基于母版的幻灯片都应用了此种主题或背景。单击"幻灯片母版"→"编辑主题"→"主题"下拉按钮，在其下拉列表中选择某种主题类型作为母版的主题；也可以单击"幻灯片母版"→"背景"→"颜色""字体""效果"等按钮编辑和更改背景。也可以单击"幻灯片母版"→"背景"→"背景样式"下拉按钮，在弹出的下拉列表中选择"设置背景格式"选项，设置纯色填充、渐变填充、图片或纹理填充等背景效果；选中"背景"选项组中的"隐藏背景图形"复选框可以将背景图形隐藏起来。

4）设置幻灯片大小。设置幻灯片大小是指设置幻灯片的大小、编号及方向等。单击"幻灯片母版"→"大小"→"幻灯片大小"下拉按钮，在弹出的下拉列表中选择"自定义幻灯片大小"选项，弹出"幻灯片大小"对话框，如图 4-32 所示，在该对话框中可以设置幻灯片的大小、宽度、高度、幻灯片编号起始值及方向等。

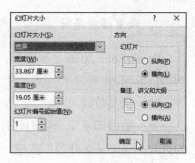

图 4-32 "幻灯片大小"对话框

（2）讲义母版

单击"视图"→"母版视图"→"讲义母版"按钮，切换到讲义母版视图。由于在幻灯片母版中已经设置了主题，因此在讲义母版中无须再设置主题，只需设置页面设置、占位符与背景即可。讲义母版决定了将来要打印的讲义的外观，主要以讲义的形式来展示演示文稿内容，即在一页上显示多张幻灯片，如图 4-33 所示。

（3）备注母版

备注母版主要包括一个幻灯片占位符与一个备注页占位符，单击"视图"→"母版视图"→"备注母版"按钮，即切换到备注母版视图，如图 4-34 所示。设置备注母版的方法与设置讲义母版大体相同，无须设置母版主题，只需设置幻灯片方向、备注页方向、占位符与背景样式。

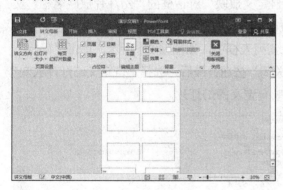

图 4-33 讲义母版视图

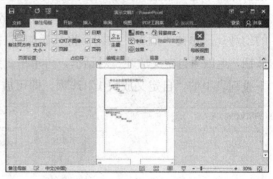

图 4-34 备注母版视图

4.10 放映幻灯片

制作完演示文稿之后，为了按规律播放演示文稿，也为了适应播放环境，还需要设置放映幻灯片的方式与范围，以及设置幻灯片的排练计时与录制旁白。选择"幻灯片放映"选项卡，其主要设置按钮如图 4-35 所示。

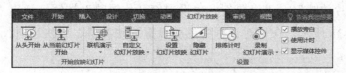

图 4-35 "幻灯片放映"选项卡的主要设置按钮

1．设置播放范围

PowerPoint 2016 主要为用户提供了从头放映、从当前幻灯片放映、自定义幻灯片放映 3 种播放范围。

（1）从头放映

从头放映即从第一张幻灯片放映到最后一张幻灯片。单击"幻灯片放映"→"开始放映幻灯片"→"从头开始"按钮，即可从演示文稿的第一张幻灯片开始放映，用户还可以通过按 F5 键从头放映幻灯片。

（2）从当前幻灯片放映

从当前幻灯片放映是指从当前幻灯片放映到最后一张幻灯片。选择幻灯片，单击"幻灯片放映"→"开始放映幻灯片"→"从当前幻灯片开始"按钮，即可从选择的幻灯片开始放映；按 Shift＋F5 组合键，也可从当前幻灯片开始放映；另外，单击状态栏中的"幻灯片放映"<img> 按钮，也可从当前幻灯片开始放映。

（3）自定义幻灯片放映

自定义幻灯片放映是指仅放映选择的幻灯片。

首先，单击"幻灯片放映"→"开始放映幻灯片"→"自定义幻灯片放映"下拉按钮，在弹出的下拉列表中选择"自定义放映"选项，弹出如图 4-36 所示的"自定义放映"对话框；然后单击"新建"按钮，在弹出的"定义自定义放映"对话框的"幻灯片放映名称"文本框中输入放映名称，默认名称为"自定义放映 1"，从左侧列表框中选择需要自定义放映的幻灯片，单击"添加"按钮，将其添加到右侧列表框中，如图 4-37 所示，单击"确定"按钮，返回"自定义放映"对话框，再单击"关闭"按钮；最后，选择"自定义幻灯片放映"下拉列表中的"自定义放映 1"选项，即可放映自定义的幻灯片。

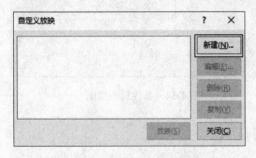
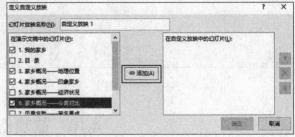

图 4-36　"自定义放映"对话框　　　　　图 4-37　"定义自定义放映"对话框

2．设置放映方式

单击"幻灯片放映"→"设置"→"设置幻灯片放映"按钮，弹出"设置放映方式"对话框，如图 4-38 所示。在该对话框中主要设置放映类型、放映选项、放映范围和换片方式。

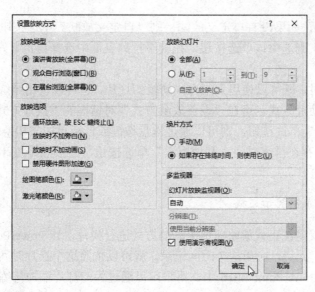

图 4-38　"设置放映方式"对话框

（1）放映类型

根据幻灯片的用途和观众的需求，幻灯片有 3 种放映类型，分别是演讲者放映、观众自行浏览和在展台浏览。

1）演讲者放映：适用于演讲者。在放映过程中，幻灯片全屏显示，演讲者自动控制放映全过程，可采用自动或人工方式控制幻灯片。这是最常用的一种放映类型。

2）观众自行浏览：是一种让观众自行观看幻灯片的放映类型。幻灯片不是全屏模式，会显示"标题栏""任务栏"。放映时，用户可以编辑、复制和打印幻灯片。

3）在展台浏览：一般适用于会展和展台环境等大型放映。这是一种自动运行全屏放映的放映方式，放映时长一般在 5 分钟之内，用户没有指令则重新放映。观众可以切换幻灯片、单击超链接或动作按钮，但是不可以更改演示文稿。按 Esc 键可终止幻灯片放映。

（2）放映选项

在"设置放映方式"对话框的"放映选项"组中还有一些复选框，可让用户设置幻灯片的放映特征，下面介绍 3 个常用的复选框。

1）选中"循环放映，按 ESC 键终止"复选框，则循环放映演示文稿。当放映完最后一张幻灯片后，再次切换到第一张幻灯片继续放映，若要退出放映，可按 Esc 键。

2）选中"放映时不加旁白"复选框，则在放映幻灯片时，将隐藏伴随幻灯片的旁白，但并不删除旁白。

3）选中"放映时不加动画"复选框，则在放映幻灯片时，将隐藏幻灯片上为对象所加的动画效果，但并不删除动画效果。

（3）放映范围

如果要设置幻灯片的放映范围，可在"设置放映方式"对话框的"放映幻灯片"组中设置。

1）选中"全部"单选按钮，则放映整个演示文稿。

2）选中"从"单选按钮，则可以在"从"输入框中指定放映幻灯片的起始编号，在"到"输入框中指定放映的最后一张幻灯片的编号。

3）默认情况下，如果没有自定义放映，则"自定义放映"单选按钮为灰色，不可用。如果自定义了放映，则选中该单选按钮，在其下拉列表框中选择自定义好的放映名称。

（4）换片方式

在放映幻灯片时，既可以使用人工方式切换幻灯片，也可以使用排练计时自动换片。如果要改变幻灯片的换片方式，可在"设置放映方式"对话框的"换片方式"组中设置。

1）选中"手动"单选按钮，则可以通过键盘按键或鼠标单击来切换幻灯片。

2）选中"如果存在排练时间，则使用它"单选按钮，则按照排练计时为各幻灯片指定的时间自动切换幻灯片。

3. 排练计时与录制演示文稿

排练计时功能就是在正式放映前用手动的方式进行换片，让 PowerPoint 2016 将手动换片的时间记录下来；此后，应用这个时间记录，就可以依照这个换片时间自动进行放映，而无须人为控制。在 PowerPoint 2016 中，用户可以通过为幻灯片添加排练计时与录制演示文稿，来完善幻灯片的功能。

（1）设置排练计时

录制与保存排练计时的方法如下：单击"幻灯片放映"→"设置"→"排练计时"按钮，则当前演示文稿进入放映视图，系统自动弹出如图 4-39 所示的"录制"工具栏，自动记录幻灯片的放映时间；放映到最后一张幻灯片结束放映后，系统会弹出如图 4-40 所示的保存计时提示对话框，单击"是"按钮即可保存排练计时。

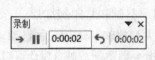

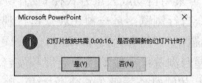

图 4-39 "录制"工具栏　　　　　图 4-40 保存计时提示对话框

在放映演示文稿时，默认情况下会选中"幻灯片放映"选项卡"设置"选项组中"排练计时"复选框；如果需要关闭排练时间，则取消选中"排练计时"复选框。

排练计时完成后，将切换到幻灯片浏览视图，在每张幻灯片的右下角可以查看到该张幻灯片播放所需要的时间，如图 4-41 所示。

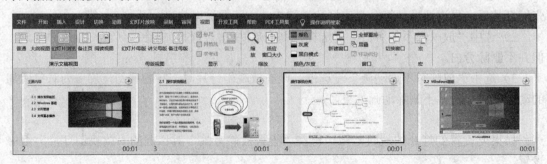

图 4-41 查看排练计时

（2）录制演示文稿

录制幻灯片演示功能可以记录幻灯片的放映时间，录制用户还可以在视频中使用鼠标、激光笔或麦克风为幻灯片加上的注释，从而使演示文稿在脱离演讲者时能智能放映。需要注意的是，在录制幻灯片演示之前，要确保计算机中已安装声卡和麦克风，并且处于工作状态。

单击"幻灯片放映"→"设置"→"录制幻灯片演示"下拉按钮，在其下拉列表中根据实际情况可选择"从头开始录制"或"从当前幻灯片开始录制"，如图 4-42 所示。

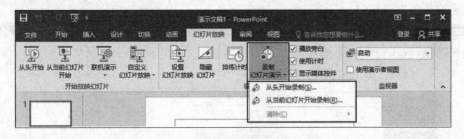

图 4-42　"录制幻灯片演示"下拉列表

选择合适的录制方式之后，将弹出"录制幻灯片演示"对话框，其中包括"幻灯片和动画计时"和"旁白、墨迹和激光笔"两个复选框内容，如图 4-43 所示，选中需要录制的内容的复选框即可。

单击"开始录制"按钮后，将切换到幻灯片播放状态，并在幻灯片的左上角出现"录制"工具框，控制录制时的放映时间。

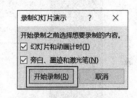

图 4-43　"录制幻灯片演示"对话框

4．启动幻灯片放映

在完成所有的设置之后，就可以放映幻灯片了。幻灯片放映就是将演示文稿的各张幻灯片一张接一张地显示，直到演示文稿结束。幻灯片放映时进入幻灯片放映视图，每张幻灯片占满整个屏幕，放映结束后返回普通视图。

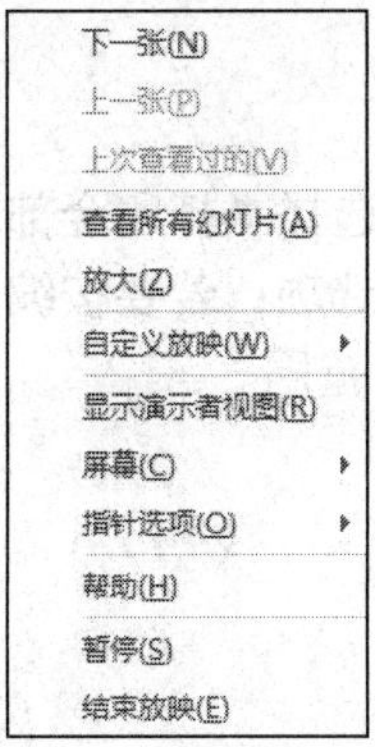

（1）放映控制菜单

放映时，右击屏幕的任意位置将弹出放映控制菜单，如图 4-44 所示。同时，在屏幕左下角有一个放映工具栏。可以通过放映控制菜单或者放映工具栏对放映过程进行控制。

放映控制菜单主要包含以下 6 个重要命令。

1）下一张：切换到下一张幻灯片。

2）上一张：回到上一张幻灯片。

3）查看所有幻灯片：以幻灯片浏览方式展示所有幻灯片，单击某张幻灯片会直接放映该幻灯片，按 Esc 键退出浏览状态。

图 4-44　放映控制菜单

4）屏幕：展开子菜单，选择其中的命令可以对屏幕显示进行一些控制。

5）指针选项：展开子菜单，选择其中的命令可以控制鼠标指针的形状和功能。

6）结束放映：结束演示，也可按 Esc 键结束演示。

（2）保存为自动放映类型

PowerPoint 2016 提供了一种可以自动放映的演示文稿文件格式，其扩展名为.ppsx。将演示文稿保存为该格式的文件后，双击.ppsx 文件即可打开演示文稿并自动播放。

将演示文稿保存为自动放映文件的操作步骤如下。

1）打开要保存为幻灯片放映文件类型的演示文稿。

2）选择"文件"→"另存为"选项，在打开的"另存为"窗格中单击"浏览"按钮，弹出"另存为"对话框。

3）根据需要设置演示文稿的保存位置和文件名称，选择"保存类型"下拉列表中的"PowerPoint 放映（*.ppsx）"选项。

4）单击"保存"按钮，如图 4-45 所示。

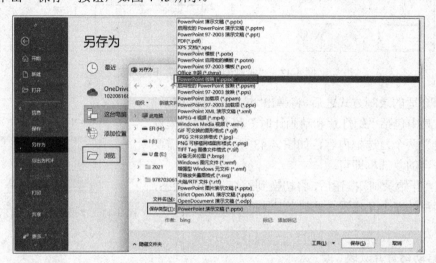

图 4-45　保存为自动放映类型

4.11　打印演示文稿

用户若要打印演示文稿中的幻灯片，可执行下列操作。

1）单击"文件"选项卡，然后选择"打印"选项。

2）在"设置"组下，执行下列操作之一：若要打印所有幻灯片，则选择"打印全部幻灯片"选项；若要仅打印当前显示的幻灯片，则单击"打印当前幻灯片"选项；若要按编号打印特定幻灯片，则在"幻灯片"文本框中输入各幻灯片的编号或幻灯片范围。

注意：请使用逗号将各个编号隔开（无空格），如 1，3，5-12。

3）单击"颜色"列表，然后选择所需设置。

4）选择完成后，单击"打印"按钮即可。

4.12　PowerPoint 2016 实践

下文主要进行演示文稿的基本操作。

启动 PowerPoint 2016，建立如图 4-46 所示的演示文稿，以"学号姓名.pptx"为文件名保存。

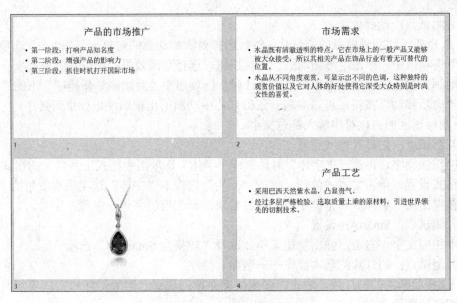

图 4-46　演示文稿示例

1. 操作要求

1）使用"丝状"主题修饰全文，全部幻灯片的切换方案为"擦除"，效果选项为"自左侧"。

2）将第 4 张幻灯片版式改为"两栏内容"，将第 3 张幻灯片的图片移到第 4 张幻灯片的右侧内容区，图片动画效果设置为"轮子"，效果选项为"3 轮辐图案"。将第 1、2、4 张幻灯片的标题设置为"黑体"、"加粗"、50 磅字。将第 1 张幻灯片的版式改为"标题和内容"，将文本区内容转换为 SmartArt→列表→垂直曲形列表→SmartArt 设计→SmartArt 样式→三维→优雅。

删除第 3 张幻灯片，并将第 1 张幻灯片移为第 3 张幻灯片。

2. 测试点及操作步骤

（1）测试点：主题设置

选择"设计"选项卡，在"主题"选项组中选择题目要求的主题。

（2）测试点：幻灯片切换效果

选择要添加切换效果的幻灯片，选择"切换"选项卡，在"切换到此幻灯片"选项组中选择切换效果，并在"效果选项"中对效果进行设置，要将切换效果应用到所有幻灯片上，单击"计时"选项组中的"全部应用"按钮。

（3）测试点：幻灯片版式

选择要更改版式的幻灯片，单击"开始"选项卡"幻灯片"选项组中的"幻灯片版式"右侧的下拉按钮，选择所需的版式。

（4）测试点：幻灯片的基本操作——剪切

选中所要移动的图片，右击，弹出快捷菜单，选择"剪切"选项，在所需要插入图片的位置按 Ctrl+V 组合键即可插入。

（5）测试点：动画效果

1）选择要添加动画效果的幻灯片，然后选择要添加动画的对象，在"动画"选项卡"高级动画"选项组中，单击"添加动画"下拉按钮，选择动画效果；单击"效果选项"下拉按钮设置动画方向；选中动画对象，单击"计时"选项组中"对动画重新排序"下的"向前移动"或"向后移动"按钮，可以对同一张幻灯片中动画的出现顺序进行重新排序。

2）在标题区的占位符中输入标题文字。

（6）测试点：幻灯片格式设置

选中相应文字，再通过"字体"对话框或"字体"选项组中格式工具栏上的格式按钮进行字体格式设置。单击文本占位符，单击"开始"选项卡"字体"选项组右下角的"字体"按钮，在弹出的"字体"对话框中按照题目要求选择相应的字体、字形、字号。

（7）测试点：SmartArt 设置

选中相应文字，右击，弹出快捷菜单，选择"转换为 SmartArt"选项。

（8）测试点：幻灯片的基本操作——删除、排序

1）选择要删除的幻灯片，右击，弹出快捷菜单，选择"删除幻灯片"选项，即可将所选择的幻灯片删除。

2）要改变幻灯片的次序，在普通视图下的左侧幻灯片列表中，可以拖动指定幻灯片到新的位置。

3．操作结果

操作结果如图 4-47 所示。

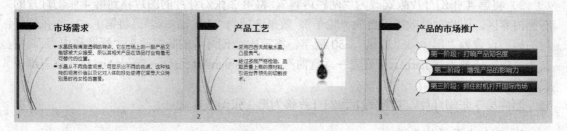

图 4-47　操作结果

第 5 章　电子表格处理软件 Excel 2016

5.1　Excel 2016 概述

Excel 2016 是 Microsoft 公司推出的 Microsoft Office 2016 办公自动化套装软件的一个重要组成部分。Excel 是一种电子表格处理软件，在 Excel 中不仅可以输入文本、数据、插入图表以及多媒体对象，还能对表格中的大量数据进行处理和分析。Excel 将数据的计算、分析、查找、排序、筛选及统计图表等功能集于一体，是一个功能强大、技术先进、使用方便的电子表格集成软件。利用 Excel 2016 提供的函数计算功能，用户可以很容易地完成数据计算、排序、分类汇总及报表等。Excel 2016 是办公自动化理想的工具软件之一。

5.1.1　Excel 2016 的新特点

1. 更多的 Office 主题

Excel 2016 的主题不再是 Excel 2013 版本中单调的灰白色，有更多主题颜色供用户选择。

2. 新增的 "TellMe" 功能助手

Excel 2016 可以通过 "告诉我你想要做什么" 功能快速检索到 Excel 的功能按钮，用户不用再到选项卡中寻找某个命令按钮的具体位置了。用户可以在输入框里输入任何关键字，"Tell Me" 都能提供相应的操作选项。例如，用户输入表格，下拉菜单中会出现添加表、表格属性、表格样式等可操作命令，还会提供查看 "表格" 的帮助。

3. 内置的 Power Query

在 Excel 2010 和 2013 版本中，需要单独安装 Power Query 插件，Excel 2016 版本已经内置了这一功能。Power Query 组中有新建查询下拉菜单，另外还有联机查询、显示查询、最近的源三个按钮。其他三项插件依然是独立的插件，安装 Office 2016 时已经默认安装，可以直接加载启用。此外，如果启用其他 3 项加载项任意一项，其他的加载项也会自动启用。在 Excel 选项中也可以快速设置这些加载项的启用或关闭。

4. 三维地图

最受欢迎的三维地理可视化工具 PowerMap 经过了重命名，现在内置在 Excel 中可供所有 Excel 2016 的用户使用，可以通过单击 "插入" 选项卡 "演示" 组中的 "三维地图" 按钮就可以找到了。

5. 数据透视表

Excel 以其灵活且功能强大的分析体验（通过熟悉的数据透视表创作环境）而闻名。在 Excel 2010 和 Excel 2013 版本中，这种体验通过引入 PowerPivot 和数据模型得到了显著增强，从而使用户能够跨数据轻松构建复杂的模型，通过度量值和 KPI 增强数据模型，然后对数百万行进行高速计算。下面是 Excel 2016 中的一些增强功能，这些功能的提升，让用户在处理数据方面，可以花费更少的时间。

6. 预测功能

Excel 的早期版本中，只能使用线性预测。在 Excel 2016 中，FORECAST()函数进行了扩展，允许基于指数平滑（如 FORECAST.ETS()…）进行预测。此功能也可以作为新的一键式预测按钮来使用。单击"数据"选项卡"预测"组中的"预测工作表"按钮可快速创建数据系列的预测可视化效果。在向导中，还可以找到由默认的置信区间自动检测、用于调整常见预测参数的选项。

7. 图表类型

对于有效的数据分析并且要有吸引力，就需要用到数据的可视化，在 Excel 2016 中，添加了 6 种新图表，设置的格式是类似旧版本的，以帮助用户创建财务或分层信息的一些最常用的数据可视化，以及显示你的数据中的统计属性。用户在"插入"选项卡上单击"插入层次结构图表"可使用"树状图"或"旭日图"图表，单击"插入瀑布图或股价图"可使用"瀑布图"，或单击"插入统计图表"可使用"直方图"、"排列图"或"箱形图"。

8. 数学公式编辑

Excel 2016 新增墨迹公式，可以通过手写的方式来插入复杂的数学公式，让用户操作起来更加简单便利。

5.1.2 Excel 2016 窗口的组成

在"开始"菜单中选择"Excel 2016"选项，可以启动 Excel 2016，打开 Excel 窗口。

Excel 窗口界面风格与 Word 相似，窗口由标题栏、功能区、数据编辑区和一个空工作簿文档等组成，而工作簿又由工作表组成，如图 5-1 所示。

编辑栏是 Excel 与 Office 其他应用程序窗口的主要区别之一，主要用来输入、编辑单元格或图表的数据，也可以显示活动单元格中的数据或公式。编辑栏由名称框、插入函数按钮和数据编辑栏 3 部分组成。名称框用于显示当前活动单元格的地址或单元格区域名，插入函数按钮用来在公式中使用函数，数据编辑栏则显示活动单元格的数据或公式。

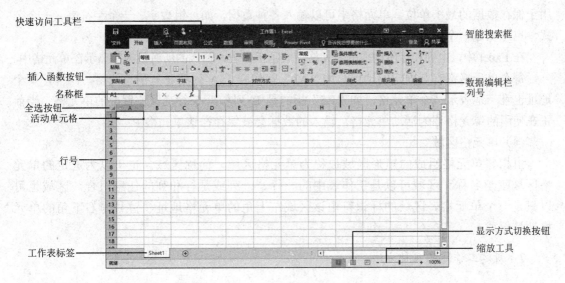

图 5-1 Excel 2016 窗口

5.1.3 Excel 2016 工作表的建立

1. 工作簿、工作表、单元格和单元格区域的概念

（1）工作簿

在 Excel 环境中，用来存储并处理数据的一个或多个工作表的集合称为工作簿，文件扩展名为.xlsx。工作簿的保存、打开、关闭等操作继承了 Windows 的文件操作方法。

Excel 的工作簿可包括若干工作表。当第一次打开 Excel 时，默认工作簿文件名为工作簿 1，只有 1 个工作表 Sheet1，用户可根据需要自行添加工作表。单击工作表的标签，可以在同一工作簿内不同工作表之间切换。也可以根据需要随时插入新的工作表或删除已有的工作表。

所谓工作簿就是指在 Excel 中用来保存并处理工作数据的文件，它的扩展名是.xlsx。一个工作簿文件中可以有多张工作表。

（2）工作表

工作表位于工作簿窗口的中央区域，Excel 中的所有操作都是在工作表中进行的。位于工作表左侧区域的灰色编号为各行的行号，位于工作表上方的灰色字母区域为各列的列号。每张工作表是由列和行交叉区域所构成的单元格组成的。工作簿中的每一张表称为一个工作表。如果把一个工作簿比作一个账本，一张工作表就相当于账本中的一页。一个工作簿中最多有 255 张工作表。每张工作表都有一个名称，显示在工作表标签上，用户可以根据需要增加或删除工作表。每张工作表由 65536 行和 256 列构成，最多可以有 1048576 行、16384 列。行的编号在屏幕中自上而下从 1～65536，列号则由左到右采用字母 A, B, …, Z, AA, AB, …, AZ, …, IA, IB, …, IV 作为编号。

（3）单元格

工作表中行、列交叉所围成的格子称为单元格，单元格是工作表的最小单位，也是 Excel

用于保存数据的最小单位。单元格中可以输入各种数据，如一组数字、一个字符串、一个公式，也可以是一个图形或一个声音等。

在 Excel 中，由列和行所构成的单元格组成了工作表，输入的所有数据都显示在单元格中。

每个单元格都有其固定的地址，如"A3"就代表了 A 列第 3 行的单元格。同样，一个地址也唯一地表示一个单元格，如"B5"指的是 B 列与第 5 行交叉位置上的单元格。当前正在使用的单元格称为活动单元格，输入的数据会被保存在该单元格中。

（4）单元格区域

由相邻单元格组成的矩形区域被称为单元格区域，简称区域。也可以为选定的单元格区域赋予名称。区域可以是工作表中的一行、一列或是行和列的任意组合，区域也可以只是一个单元格。区域的标识符由该区域左上角的单元格地址、冒号与右下角的单元格地址组成。

2. 新建工作簿的几种方法

1）启动 Excel 2016 后，程序默认会新建一个空白的工作簿，这个工作簿以工作簿 1.xlsx 命名，用户可以在存盘时更改默认的工作簿名称。

2）单击快速访问工具栏中的新建按钮，可创建一个新的空白工作簿。

3）选择"文件"选项卡中的"新建"选项，可以打开 Excel 的任务窗格，如图 5-2 所示。

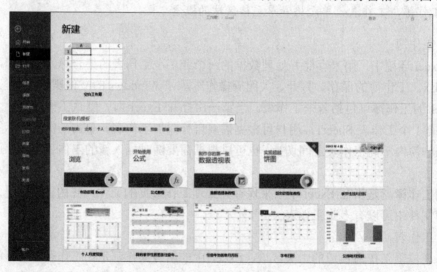

图 5-2　新建工作簿任务窗格

4）在"文件资源管理器"窗口或"此电脑"窗口的某个文件夹位置的空白处右击，弹出快捷菜单，选择"新建"命令，在出现的级联菜单中选择"Microsoft Excel 工作表"选项，也可新建一个 Excel 文档。

3. 工作簿的打开和保存

（1）工作簿的打开

打开 Excel 工作簿的方法有如下几种，用户可根据自己的习惯任意选择其中的一种。

1）选择"文件"选项卡中的"打开"选项，或单击快速访问工具栏中的"打开"按钮，打开"打开"窗格，如图 5-3 所示，找到要打开的工作簿文件后单击"确定"按钮即可。

2）从"文件资源管理器"窗口或"此电脑"窗口中找到要打开的 Excel 文档后双击也能直接打开该文档。

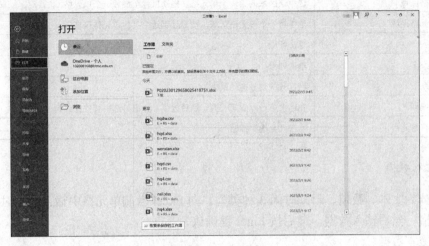

图 5-3　"打开"窗格

（2）工作簿的保存与另存

保存 Excel 工作簿有以下几种方法。

1）单击快速访问工具栏中的"保存"按钮，或选择"文件"选项卡中的"保存"选项，或按 Ctrl+S 组合键，都可以对已打开并编辑过的工作簿随时进行保存。

2）如果是新建的文档，则执行上述任意一种操作后，均打开"另存为"窗格，在该对话框中指定保存文件的路径和文件名，然后单击"保存"按钮即可对新建工作簿进行保存。

3）对于已经打开的工作簿文件，如果要重命名保存，则只需选择"文件"选项卡中的"另存为"选项，在打开的"另存为"窗格中指定保存文件的路径和新的文件名，然后单击"保存"按钮即可对工作簿进行重命名保存。

5.2　向工作表中输入数据

Excel 的工作表中可以存储不同类型的数据，如数字、文本、日期时间、公式等。在工作表中，信息存储在单元格中。用 Excel 组织、计算和分析数据时，必须先将原始数据输入工作表。

1. 选中单元格或单元格区域

在编辑 Excel 工作表中的数据之前，要先确定操作的对象。对象可以是一个单元格或一个单元格区域。若选中一个单元格，则它会被粗框线包围；若选中单元格区域，则这个区域会以高亮方式显示。选中的单元格就是活动单元格，也就是当前正在使用的单元格，它能接收键盘的输入或进行单元格的复制、移动、删除等操作。选中单元格的方法如表 5-1 所示。

表 5-1　选中单元格或单元格区域操作

选中对象	执行操作
相邻的单元格区域	选中该区域的第一个单元格，拖动鼠标至最后一个单元格
不相邻的单元格区域	选中第一个单元格区域，按 Ctrl 键选中其他单元格区域
整行	单击行号
整列	单击列号
相邻的行或列	沿行号或列号拖动鼠标
不相邻的行或列	先选中第一行或第一列，然后按住 Ctrl 键再选中其他行或列
工作表中所有单元格	单击"全选"按钮

2. 输入数据

数据分为文本、数值、日期时间 3 种类型。向 Excel 当前单元格中输入数据时，首先应选定单元格，然后输入数据，最后按 Enter 键确认。

（1）文本数据

文本数据可以是字母、数字、字符（包括大小写字母、数字和符号）的任意组合。Excel 自动识别文本数据，并将文本数据在单元格中左对齐。如果相邻单元格中无数据出现，则 Excel 允许长文本串覆盖在右边相邻单元格上。如果相邻单元格中有数据，则当前单元格中过长的文本将被截断显示。有些数字（如电话号码、邮政编码）由于一般不参加数学运算，因此被当作字符处理。此时只需在输入数字前加上一个英文的单引号，Excel 就会把它当作字符处理。

（2）数值数据

数值可以是整数、小数、分数或科学记数（如 4.09E+13）。在数值中可出现正号、负号、百分号、分数线、指数符号及货币符号等数学符号。如果输入的数值太长，单元格中放不下，则 Excel 将自动采用科学记数的方式，但在数据编辑栏中将以完整的数据格式显示。

当输入的数据超出单元格长度时，数据在单元格中会以"####"形式出现，此时需要人工调整单元格的列宽，以便看到完整的数值。对任何单元格中的数值，无论 Excel 如何显示，单元格都是按该数值实际输入值存储的。当一个单元格被选定后，其中的数值即按输入时的形式显示在数据编辑栏中。默认情况下，数值型数据在单元格中右对齐。

（3）日期时间数据

Excel 内置了一些日期时间的格式，当输入数据与这些相匹配时，Excel 将自动识别它们。Excel 中常见日期时间格式为"mm/dd/yy""hh:mm(AM/PM)""dd-mm-yy"等。

（4）数据的自动填充

如果在一个连续区域中输入有规律的数据，则可以考虑使用 Excel 的数据自动填充功能实现，它可以方便地输入等差、等比及预定义的数据序列。

1）自动填充。自动填充根据初始值决定其后的填充项。自动填充数据的操作步骤如下：先选中初始值所在的单元格，将鼠标指针指向该单元格右下角的填充柄（黑色小方块），鼠标指针变为实心十字形后按住鼠标左键拖动到填充的最后一个单元格，释放鼠标左键即可。自动填充可以完成以下操作。

① 单个单元格内容为纯文本、纯数字或是公式，自动填充相当于数据复制，不过公式中若涉及单元格地址，则单元格地址会发生相应变化。

② 单个单元格内容为文字与阿拉伯数字混合体，填充时文字不变，最右边的数字递增。纯数字要实现等差值为 1 的填充，可以按住 Ctrl 键的同时拖动填充柄。

③ 单个单元格内容为预设的自动填充序列中的一员，则按预设序列填充。Excel 预先设置了一些常用的序列，如一月～十二月、星期日～星期六等，供用户按需选用。

2）等差数列的填充。填充自定义增量的等差数列的操作步骤如下：先选中 2 个单元格作为初始区域，输入序列的前两个数据，如"10""16"，然后拖动填充柄，即可输入增量值为"6"的数据填充。

3）等比数列的填充。输入等比数列，如输入等比数列"1、3、9、27、81"，其操作步骤如下：先选中某个单元格并输入第一个数值"1"，按 Enter 键确认，然后选择有值的单元格及要填充序列的单元格。单击"开始"→"编辑"→"填充"下拉按钮，在弹出的下拉列表中选择"序列"选项，弹出"序列"对话框。在此对话框的"产生序列在"组中设置序列产生在"行"还是在"列"；在"类型"组中选中"等比序列"单选按钮；"步长值"设置为"3"，单击"确定"按钮，即可实现等比值为"3"的数据填充，如图 5-4 所示。

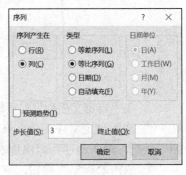

图 5-4　"序列"对话框

4）自定义填充序列。通过自定义序列，可以把经常使用的一些序列自定义为填充序列，以便随时调用，其操作步骤如下。

① 选择"文件"→"选项"选项，在弹出的"Excel 选项"对话框中选择"高级"选项卡，单击"常规"组中的"编辑自定义列表"按钮，如图 5-5 所示，弹出"自定义序列"对话框，如图 5-6 所示。

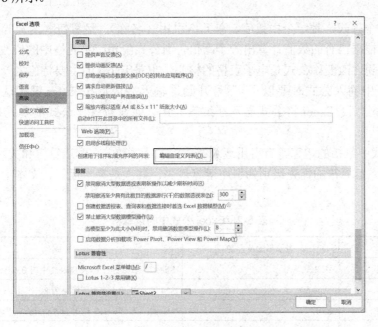

图 5-5　"编辑自定义列表"按钮

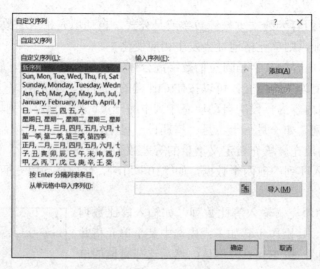

图 5-6　"自定义序列"对话框

② 在"自定义序列"列表框中选择"新序列"选项，将光标定位到"输入序列"列表框。

③ 输入自定义序列项，在每项末用英文逗号分隔。新序列全部输入完毕后，单击"添加"按钮，输入的序列即出现在"自定义序列"列表框中。

④ 单击"确定"按钮，完成自定义填充序列。

若要将表中某一区域的数据添加到预定义序列中，则应先选择该区域，然后打开如图 5-6 所示的对话框，在对话框中单击"导入"按钮即可。

5）删除自定义序列。在如图 5-6 所示的对话框中，选择"自定义序列"列表框中要删除的序列，此序列显示在右侧"输入序列"列表框，单击"删除"按钮即可删除该自定义序列。

3. 公式

公式是一个等式，是一个由数值、单元格引用（名称）、运算符、函数等组成的序列。利用公式可以根据已有的数值计算出一个新值，当公式中相应单元格中的值改变时，由公式生成的值也将随之改变。公式是电子表格的核心，也是 Excel 的主要特色之一。

在单元格中输入公式时要以"="号开始，输入完成后按 Enter 键确认，也可按 Esc 键取消输入的公式。Excel 将公式显示在编辑栏中，而在包含该公式的单元格中只显示计算结果。

Excel 公式中包括的运算符有引用运算符、算术运算符、文本运算符和关系运算符 4 类，如表 5-2 所示。运算符的优先级别为引用运算最高，其次是算术运算、文本运算，最后是比较运算。

表 5-2　Excel 公式中的运算符

运算符类型	表示形式及含义	实例
引用运算符	:、!、,	Sheet2!B5 表示工作表 Sheet2 中的 B5 单元格
算术运算符	+、−、*、/、%、^	3^4 表示 3 的 4 次方，结果为 81
文本运算符	&	"North" & "west" 结果为 "Northwest"
关系运算符	=、>、<、>=、<=、<>	2>=3 结果为 False

下面通过一个例子说明公式的输入过程。

1）参照图 5-7 输入数据。

2）在单元格 C7 中输入总成绩的公式“=B2*C2+B3*C3+B4*C4+B5*C5”，按 Enter 键确认。

4. 函数

C7　=B2*C2+B3*C3+B4*C4+B5*C5

	A	B	C	D	E
1	项目	成绩	百分比		
2	期末	86	50%		
3	平时	82	15%		
4	期中	68	15%		
5	实验	90	20%		
6					
7	总成绩		83.5		

图 5-7　公式示例

（1）函数的概念

函数是预先定义好的公式，用来进行数学、文本、逻辑运算。Excel 提供了多种功能完备且易于使用的函数。函数的语法形式如下。

```
函数名(参数 1,参数 2,参数 3,…)
```

例如，AVERAGE(B2:B5)，SUM(23,56,28)等都是合法的函数表达式。函数应包含在单元格的公式中，函数名后面的括号中是函数的参数，括号前后不能有空格。参数可以是数字、文字、逻辑值或单元格的引用，也可以是常量或公式。例如，AVERAGE(B2:B5)是求平均值函数，函数名是 AVERAGE，参数包括 B2:B5 共 4 个单元格，该函数的功能是求 B2、B3、B4、B5 等 4 个单元格的平均值。

（2）函数应用

下面举例说明利用函数计算总成绩的过程。

1）启动 Excel 后，输入如图 5-8 所示的原始数据，“总成绩”一列数值为空。

成绩单

学号	姓名	课堂	期中	期末	实验课	总成绩
9901	刘华	8	20	50	13	
9902	张钰	7	15	48	14	
9903	刘成	4	14	38	8	
9904	王非	3	9	37	10	
9905	蔡一林	7	7	46	11	
9906	周明	6	6	42	12	
9907	陈思	4	18	50	9	
9908	蔡静	3	17	19	4	
9909	王静	2	15	32	8	

图 5-8　输入数据

2）选中存放运算结果的单元格 G3，单击“公式”选项卡中“函数库”选项组中的“插入函数”按钮或单击“插入函数”按钮，弹出“插入函数”对话框，如图 5-9 所示。

3）在该对话框中选择函数类别和函数名“SUM”后，单击“确定”按钮即可弹出“函数参数”对话框，如图 5-10 所示。

4）在 SUM 函数的“Number1”文本框中输入或选择需要求和的单元格地址，在对话框的右侧显示所选范围值及求和结果。如果计算结果正确，单击“确定”按钮；如果不正确，重新调整单元格区域，直到满足计算要求为止。

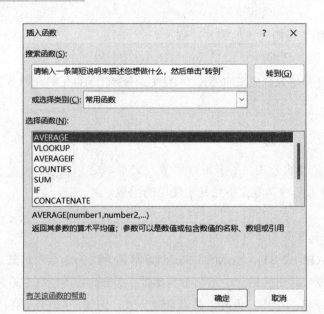

图 5-9 "插入函数"对话框

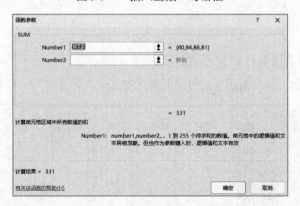

图 5-10 "函数参数"对话框

上述实例如果使用公式实现，可以在单元格 G3 中输入公式"=C3+D3+E3+F3"，如图 5-11 所示。函数的使用简化了公式，在涉及大量数据计算时效果更明显。

	A	B	C	D	E	F	G
1	成绩单						
2	学号	姓名	课堂	期中	期末	实验课	总成绩
3	9901	刘华	80	84	86	81	-D3+E3+F3
4	9902	张钰	70	74	81	79	
5	9903	刘成	45	55	61	71	
6	9904	王菲	35	47	55	56	
7	9905	蔡依林	75	89	90	86	
8	9906	周明	55	64	78	74	
9	9907	陈思	65	78	73	73	
10	9908	蔡京	95	91	96	96	
11	9909	王晶	90	87	93	97	

图 5-11 输入公式

（3）常用函数

在实际工作中，有很多特殊的运算要求，无法直接用公式表示出计算的式子；或者虽然可以表示出来，但会非常烦琐。为此 Excel 提供了丰富的函数功能，约有 200 个函数，包括常用函数、财务函数、时间与日期函数、统计函数、查找与引用函数等，列在"函数库"选项组中，帮助用户进行复杂与烦琐的计算或处理工作。Excel 除了自身带有的内置函数外，还允许用户自定义函数。函数的一般格式为"函数名（参数 1，参数 2，参数 3，…）"。函数由函数名，后跟用括号括起来的参数组成。如果函数以公式的形式出现，应在函数名前面输入"="。部分常用函数如表 5-3 所示。

表 5-3　部分常用函数

类别	函数名	格式	功能	实例
常用数学函数	ABS	ABS(num1)	计算绝对值	ABS(−2.7) ABS(D4)
	MOD	MOD(num1,num2)	计算num1 和num2 相除的余数	MOD(20,3) MOD(C2,3)
	SQRT	SQRT(num1)	计算平方根	SQRT(45) SQRT(A1)
	ROUND	ROUND(num,num_digits)	按 num_digits 对 num 进行四舍五入	ROUND(23.5)
统计函数	SUM	SUM(num1,num2,…)	计算所有参数的和	SUM(34,2,5,4.2)
	SUMIF	SUMIF(range,criteria,[sum_range])	对指定 range（单元格区域）中，符合（criteria）条件的单元格求和	SUMIF(C2:C10, ">6")
	AVERAGE	AVERAGE (num1,num2,…)	计算所有参数的平均值	AVERAGE(D3:D8)
	MAX	MAX(num1,num2,…)	计算所有参数中的最大值	MAX(D3:D8)
	MIN	MIN(num1,num2,…)	计算所有参数中的最小值	MIN(34,−2,5,4.2)
	COUNT	COUNT(num1,num2,…)	计算参数中数值型数据的个数	COUNT(A1:A10)
	COUNTIF	COUNTIF(num1,num2,…)	计算参数中满足条件的数值型数据的个数	COUNTIF(B1:B8,>80)
	RANK	RANK(num1,list)	计算数字 num1 在列表 list 中的排位	RANK(78,C1:C10)
	SUMPRODUCT	SUMPRODUCT(arr1,arr2,arr3…)	先计算出各个数组或区域内位置相同元素之间的乘积，然后再计算出它们的和	SUMPRODUCT(A2:A4,B2:B4)
	VLOOKUP	VLOOKUP（lookup_value,table_array,Col_index_num,[Range_lookup]）	搜索指定单元格区域的第一列，然后返回该区域相同一行上任何指定单元格中的值	VLOOKUP(1,A2:C7,2)
日期函数	TODAY		计算当前日期	TODAY( )
	NOW		计算当前日期日间	NOW( )
	YEAR	YEAR(d)	计算日期 d 的年份	YEAR(NOW( ))
	MONTH	MONTH(d)	计算日期 d 的月份	MONTH(NOW( ))
	DAY	DAY(d)	计算日期 d 的天数	DAY(TODAY( ))
	DATE	DATE(y,m,d)	返回由 y,m,d 表示的日期	DATE(2016,11,30)
逻辑函数	IF	IF(logical,num1,num2)	如果测试条件 logical 为真，返回 num1，否则返回 num2	E3=IF(D3>60,80,0)

5．单元格引用

在前面的例子中，单元格 G3 的值由公式"=C3+D3+E3+F3"计算得出，当某个单元格的数据（如 E3）改变时，公式的值（G3 的值）也将随之改变。这种在公式中使用其他单元格数据的方法称为单元格引用。

在一个公式中，可以使用当前工作表中其他单元格的数据，也可以使用同一工作簿上其他工作表中的数据，还可以使用其他工作簿的工作表中的数据。一个单元格引用的是其他单元格的地址。Excel 中公式的关键就是灵活地使用单元格引用。单元格引用包括相对引用、绝对引用和混合引用。下面分别来介绍这几种引用的构成和使用方法。

（1）相对引用

相对引用是指当把一个含有单元格地址的公式复制到一个新的位置时，公式中的单元格地址会随之改变，这是 Excel 默认的引用形式。在前面的例子中，单元格 G3 中的公式形式是"=C3+D3+E3+F3"，当把公式复制到单元格 G4 时，相应的公式即变为"=C4+D4+E4+F4"。

可以看出，在输入公式时，单元格引用和公式所在单元格之间通过它们的相对位置建立了一种联系。当公式被复制到其他位置时，公式中的单元格引用也做相应的调整，使得这些单元格和公式所在的单元格之间的相对位置不变，这就是相对引用。可以通过切换（按 Ctrl+`组合键）来查看这两种状态。

（2）绝对引用

在单元格引用过程中，如果公式中的单元格地址不随公式位置的变化而发生变化，则这种引用就是绝对引用。在列号和行号之前加上符号"$"就构成了单元格的绝对引用，如$C$3、$F$6 等。例如，如果单元格 G3 中的公式为"= $C$3+$D$3+$E$3+$F$3"，当把单元格 G3 复制到单元格 G4 时，单元格 G4 的内容仍然是"=$C$3+$D$3+$E$3+$F$3"，单元格 G3 中的数值不变。

（3）混合引用

在某些情况下，公式复制时，可能只有行或只有列保持不变，这时就需要混合引用，混合引用是指包含相对引用和绝对引用的引用。例如，$A1 表示列的位置是绝对的，行的位置是相对的，而 A$1 表示列的位置是相对的，而行的位置是绝对的。例如，如果单元格 F3 中的公式为"= $C3+D$3"，当把单元格 F3 复制到单元格 F4 时，F4 的公式是"=$C4+E$3"。

在 Excel 中，还可以引用其他工作表中的内容，方法是在公式中输入工作表引用和单元格引用，用感叹号（!）将工作表引用和单元格引用隔开。例如，当前工作表为 Sheet1，要引用工作表 Sheet3 中的单元格 B18，可以在公式中输入 Sheet3!B18。另外，还可以引用其他工作簿的工作表中的单元格。例如，[Book5]Sheet2! A5 表示的是引用工作簿 Book5 中的工作表 Sheet2 中的单元格 A5。默认情况下，当引用的单元格数据发生变化时，Excel 都会自动重新计算。

5.3　工作表的编辑与格式化

在数据输入的过程中或数据输入完成后，需要对工作表进行编辑修改，最后完成工作表的格式化，使工作表更美观、实用。

1. 编辑工作表

（1）修改单元格内容

单击要修改内容的单元格，输入新数据，输入的数据将覆盖原来单元格中的数据。如果只想修改单元格中的部分数据，则可在单元格内双击，然后进行修改。也可以将鼠标指针移至数据编辑栏中，在要修改的地方单击，对单元格内容做修改。

（2）清除单元格内容

选中要清除内容的单元格或区域后，按 Delete 键。如果要清除单元格或区域中的格式或批注，则应先选定单元格或区域，单击"开始"选项卡中"编辑"选项组中的"清除"下拉按钮，根据需要再选择相应的选项。

（3）插入单元格

单击"开始"选项卡"单元格"选项组中的"插入"下拉按钮，可以插入一个或多个单元格、整个行或列。如果将单元格插入已有数据中，则会引起其他单元格的下移或右移。

（4）删除单元格

选中要删除的单元格、行或列，单击"开始"选项卡中"单元格"选项组中的"删除"下拉按钮，根据需要选择选项。当删除一行时，所删除行下面的行上移以填充空间；当删除一列时，右边的列向左移。

删除命令和清除命令不同。清除命令只能移走单元格的内容，而删除命令将同时移走单元格的内容与空间。Excel 删除行或列后，将其余的行或列按顺序重新编号。

（5）插入和删除工作表

单击"开始"选项卡"单元格"选项组中的"插入"下拉按钮，选择"插入工作表"选项，可以实现工作表的插入操作。

单击工作簿中的工作表标签，选中要删除的工作表，单击"开始"选项卡"单元格"选项组中的"删除"按钮，选择"删除工作表"选项，即可将当前工作表删除。

插入和删除工作表也可以通过右击，弹出快捷菜单，选择相应选项来实现。

（6）移动和复制工作表

通过鼠标拖动和菜单操作这两种方法可以实现移动或复制工作表。

1）单击要移动的工作表并拖动鼠标，标签上方出现一个黑色小三角以指示移动的位置，当黑色小三角出现在指定位置时，释放鼠标就实现了工作表的移动操作。如果想复制工作表，则在拖动的同时按住 Ctrl 键，此时在黑色小三角的右侧出现一个"+"，表示工作表可进行复制。此方法只适用于在同一工作簿中移动或复制工作表。

2）右击要复制或移动的工作表标签，弹出快捷菜单，选择"移动或复制工作表"选项，弹出如图 5-12 所示的"移动或复制工作表"对话框，之后选择目的工作表和插入位置，如移动到某个工作表之前或最后。单击"确定"按钮即完成了不同工作簿间工作表的移动。若选中"建立副本"复选框则为复制操作。此方法适用于在不同工作簿中移动或复制工作表。

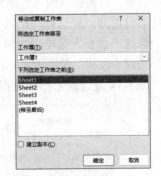

图 5-12　"移动或复制工作表"对话框

2. 格式化工作表

格式化工作表是指控制单元格数据的显示格式，包括设置单元格中数字的类型、文本的对齐方式、字体、单元格的边框、图案及单元格的保护等。

选择单元格或单元格区域后，单击"开始"选项卡"单元格"选项组的"格式"下拉按钮，选择"设置单元格格式"选项，弹出"设置单元格格式"对话框，如图 5-13 所示，在此对话框中即可进行单元格格式化。

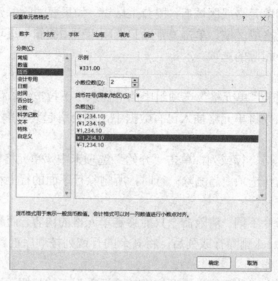

图 5-13　"设置单元格格式"对话框

通过"数字"选项卡中的"分类"列表框，可以设置单元格数据的类型。

通过"对齐"选项卡可以设置文本的对齐方式、单元格数据的自动换行、合并单元格等。Excel 默认的文本格式是左对齐的，而数字、日期和时间是右对齐的，更改对齐方式并不会改变数据类型。

通过"字体"选项卡可对单元格数据的字体、字形和字号进行设置，操作方法与 Word 相同。需要注意的是，应先选中操作的单元格数据，再进行相关设置。

通过"边框"选项卡提供的样式可为单元格添加边框，这样能够使打印出的工作表更加直观清晰。初始创建的工作表没有表格实线，工作窗口中的格线仅仅是为用户创建表格数据方便而设置的，要想打印出具有实线的表格，可在该选项卡中进行设置。

通过"填充"选项卡为单元格添加底纹，并可设置单元格底纹的图案。

通过"保护"选项卡可以隐藏公式或锁定单元格，但该功能需要在工作表被保护时才有效。图 5-14 是设置工作表数据格式化的一个实例。

类型＼修改格式	数值	货币	日期	水平居中和垂直居中	自动换行
原数据	−8888.9	789	10月1日	多种图表类型	一二三四五六
修改格式后数据	−8888.90	¥789.00	二〇二三年十月一日	多种图表类型	一二三 四五六

图 5-14　数据格式化的效果

5.4　数据的图表操作

Excel 提供了多种图表类型和格式，Excel 可以以柱形图、折线图、饼图、面积图等方式显示用户数据，从而使工作表中的数据更形象、更直观。

1. 创建图表

在 Excel 2016 中，可以非常方便地创建图表，具体操作步骤如下。

1）选择要创建图表的数据区域，这个区域可以连续也可以不连续，但应当是规则区域。

2）单击"插入"选项卡"图表"选项组中的某一种图表类型，图表就可以创建完成。图 5-15 是一个图表的示例。

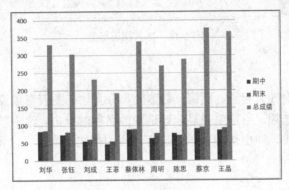

图 5-15　插入图表示例

用上面这种方法创建的图表一般称为嵌入式图表，数据和图表在同一张工作表上，可同时显示和打印；嵌入式图表创建完成后，选择"图表工具-图表设计"→"位置"→"移动图表"选项，可以将该图表移动成为独立图表，即在数据工作表之前插入一张单独图表。两类图表都链接到它表示的工作表数据，所以在改变工作表数据时，图表中对应的数据项将自动更新。

2. 编辑图表

编辑图表是指对图表及图表对象（如图表标题、分类轴、图例等）进行编辑。选中图表后，显示"图表工具"面板，该面板包括"设计""布局""格式"3 个选项卡，可以通过选项卡中的按钮实现图表的编辑操作，也可以通过快捷菜单来编辑或格式化图表。

例如，若在创建图表时没有设置图表标题，可以按下面操作步骤来添加图表标题。

1）单击图表，图表处于选定状态，显示"图表工具"面板。

2）单击"图表设计"选项卡中"图表布局"选项组中的"添加图表元素"下拉列表中的"图表标题"按钮。

3）选择一种标题类型，如"图表上方"，在图表中将出现"图表标题"占位符。

4）修改"图表标题"占位符的内容，完成标题添加工作。

添加数据标志、改变图例等操作类似。编辑处理后的图表数据显示更清楚、更有吸引力。操作结果如图 5-16 所示。

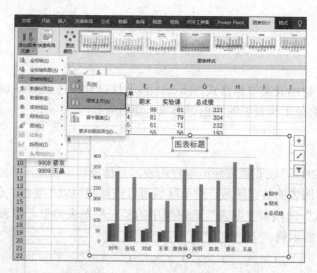

图 5-16　插入图表标题

3. 格式化图表

格式化图表是指对图表标题、图例、数值轴和分类轴等图表对象设置格式。方法是将鼠标指针指向要设置的选项，当选项旁显示该选项的名称时单击，选中项的周围出现控点，进入编辑状态，然后右击，弹出快捷菜单，选择相应的格式设置选项，弹出设置格式对话框，在该对话框中进行设置。

4. 图表的编辑操作

对于嵌入式图表，单击图表区中的任何区域后，图表处于选中状态（四周出现 8 个控制点），可进行下列操作。

1）移动：拖动图表到任意位置。

2）复制：单击剪贴板中的"复制"和"粘贴"按钮，可将整张图表复制到其他工作表或工作簿中。

3）调整：拖动一个控点来改变图表大小。拖动一个角控制点会同时改变宽度和高度，拖动侧面控点只改变宽度或高度。

4）删除：按 Delete 键，可删除整张图表。

5.5　数据的管理和分析

Excel 提供了数据库操作功能，Excel 的数据库是由行和列组成的数据记录的集合，又称数据清单。数据库操作可以对大量复杂数据进行组织，用户通过它可以方便地完成查询、统计、排序等工作。

1. 建立数据清单

数据清单是指工作表中连续的数据区，每一列包含着相同类型的数据。因此，数据清单是一张有列标题的特殊工作表。数据清单由记录、字段和字段名 3 个部分组成。数据清单中的一行是一条记录。数据清单中的一列为一个字段，是构成记录的基本数据单元。字段名是数据清单的列标题，它位于数据清单的最上面。字段名标示了字段，Excel 根据字段名进行排序、检索及分类汇总等。

注意：在工作表中输入数据并建立数据清单时，在数据清单的第一行创建字段名，字段名所用的文字不能是数字、逻辑值、空白单元格等。数据清单与其他数据间至少留出一列或一行空白单元格。

图 5-17 中的工作表包括了两个数据清单。

	A	B	C	D	E	F	G
1				成绩单			
2	学号	姓名	课堂	期中	期末	实验课	总成绩
3	9901	刘华	80	84	86	81	331
4	9902	张钰	70	74	81	79	304
5	9903	刘成	45	55	61	71	232
6	9904	王菲	35	47	55	56	193
7	9905	蔡依林	75	89	90	86	340
8	9906	周明	55	64	78	74	271
9	9907	陈思	65	78	73	73	289
10	9908	蔡京	95	91	96	96	378
11	9909	王晶	90	87	93	97	367
12		每一行为一条记录					
13							
14	项目	成绩	百分比				
15	期末	86	0.5				
16	平时	82	0.15	本工作表中的两部分数			
17	期中	68	0.15	据由空行隔开，所以是			
18	实验	90	0.2	两个数据清单。			
19	总成绩		83.5				

每一列为一个字段

图 5-17　数据清单

2. 排序

排序是指对数据清单按某个字段名重新组织记录的排列顺序。排序的字段也称关键字。Excel 允许最多指定 3 个关键字作为组合关键字参加排序，3 个关键字按顺序分别称为主要关键字、次要关键字和第 3 关键字。当主要关键字相同时，次要关键字才起作用；当主要关键字和次要关键字都相同时，第 3 关键字才起作用。

实现排序主要经过确定排序的数据区域、指定排序的方式和指定排序关键字 3 个步骤。这些操作都是通过“排序”对话框完成的。

本节及后面的例子，包括排序、筛选、分类汇总和数据透视表用到的数据清单如图 5-17 所示。

例如，在图 5-18 所示的数据清单中，将“英语”字段和“政治”字段作为组合关键字进行排序，步骤如下。

	A	B	C	D	E	F	G	H
1					成绩单			
2	学号	姓名	性别	英语	政治	计算机	数学	总成绩
3	9901	刘华	女	80	84	86	81	331
4	9902	张钰	女	70	74	81	79	304
5	9903	刘成	男	45	55	61	71	232
6	9904	王菲	女	35	47	55	56	193
7	9905	蔡依林	女	75	89	90	86	340
8	9906	周明	男	55	64	78	74	271
9	9907	陈思	女	65	78	73	73	289
10	9908	蔡京	男	95	91	96	96	378
11	9909	王晶	男	90	87	93	97	367

图 5-18　数据清单实例

1）选中要排序的数据区域，若是对所的数据进行排序，则不用选中全部排序数据区，只要将插入点定位到所要排序的数据清单中，在单击"排序"按钮后，系统即可自动选中该数据清单中的所有记录。

2）单击"数据"选项卡中"排序和筛选"选项组中的"排序"按钮，弹出"排序"对话框，如图 5-19 所示。

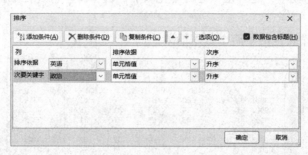

图 5-19　"排序"对话框

3）在"排序"对话框中，选择主要关键字为"英语"，次要关键字为"政治"，其他选项保持默认，设置完成后，单击"确定"按钮，完成排序操作。也可以单击"开始"选项卡"编辑"选项组下面的"排序和筛选"按钮对工作表中的数据进行快速排序。

3. 筛选

筛选是指工作表中只显示符合条件的记录供用户使用和查询，隐藏不符合条件的记录。Excel 提供了自动筛选和高级筛选两种工作方式。自动筛选按简单条件进行查询，高级筛选按多种条件组合进行查询。

例如，在图 5-18 所示的数据清单中筛选出英语成绩高于 70 分的记录，操作步骤如下。

1）单击数据清单中的任意单元格。单击"数据"选项卡"排序和筛选"选项组中的"筛选"按钮，此时每个列标题旁都出现了一个下拉按钮。

2）单击已提供筛选条件的标题中的下拉按钮，显示筛选条件下拉列表框，选择"数字筛选"中的"大于"选项，如图 5-20 所示。

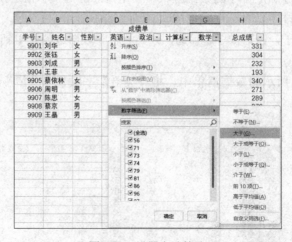

图 5-20　设置自动筛选

3）弹出"自定义自动筛选方式"对话框，输入设置的条件，单击"确定"按钮，即可将满足条件的数据记录显示在当前工作表中，同时 Excel 会隐藏所有不满足指定筛选条件的记录。

通过筛选条件下拉按钮可以设置多个筛选条件。如果数据清单中记录很多，则这个功能非常有效。自动筛选后，再次单击"数据"选项卡"排序和筛选"选项组中的"筛选"按钮，将恢复显示原有工作表的所有记录并退出筛选状态。

高级筛选是指按多种条件的组合进行查询的方式。高级筛选分为 3 步：指定筛选条件区域，指定筛选的数据区，指定存放筛选结果的数据区。

4. 分类汇总

分类汇总就是对数据清单中的某一字段进行分类，再按某种方式汇总并显示出来。在按字段进行分类汇总前，必须先对该字段进行排序，以使分类字段值相同的记录排在一起。

对于图 5-18 的数据清单进行操作，要求使用分类汇总功能计算男生、女生成绩的总成绩和英语的平均值，操作步骤如下。

1）按性别排序。将插入点定位到数据清单中，单击"数据"选项卡"排序和筛选"选项组中的"排序"按钮，在弹出的"排序"对话框中设置排序关键字为"性别"，单击"确定"按钮完成排序。

2）插入点仍然定位到数据清单中，单击"数据"选项卡"分级显示"选项组中的"分类汇总"按钮，弹出"分类汇总"对话框，设置分类字段为"性别"，汇总方式为"平均值"，汇总项为"英语"和"总成绩"两个字段，如图 5-21 所示。

3）单击"确定"按钮，得到分类汇总结果，如图 5-22 所示。单击汇总表左侧的"折叠"按钮 − 、"展开"按钮 + 可得到不同级别的分类结果。

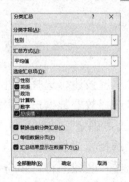

1 2 3		A	B	C	D	E	F	G	H
1					成绩单				
2		学号	姓名	性别	英语	政治	计算机	数学	总成绩
3		9903	刘成	男	45	55	61	71	232
4		9906	周明	男	55	64	78	74	271
5		9908	蔡京	男	95	91	96	96	378
6		9909	王晶	男	90	87	93	97	367
7				男 平均值	71.25				312
8		9901	刘华	女	80	84	86	81	331
9		9902	张钰	女	70	74	81	79	304
10		9904	王菲	女	35	47	55	56	193
11		9905	蔡依林	女	75	89	90	86	340
12		9907	陈思	女	65	78	73	73	289
13				女 平均值	65				291.4
14				总计平均值	67.7778				300.5555556

图 5-21　"分类汇总"对话框　　　　　　　　图 5-22　分类汇总结果

5. 数据透视表

（1）建立数据透视表的目的

数据透视表能帮助用户分析、组织数据。利用它可以快速地从不同角度对数据进行分类汇总。但是应该明确，不是所有工作表都有建立数据透视表的必要。

记录数量众多、以流水账形式记录、结构复杂的工作表，为使其中的一些内在规律显现出来，可将工作表重新组合并添加算法，即建立数据透视表。

例如，有一张工作表，是一个公司员工信息（姓名、性别、出生年月、所在部门、工作时间、政治面貌、学历、技术职称、任职时间、毕业院校、毕业时间等）一览表。该表不但字段（列）多，且记录（行）也多。为此，需要建立数据透视表，以便将其一些内在规律显现出来。

（2）创建数据透视表

例如，根据已建立的"数据源"工作簿中的"南京主要景区客流量表"，使用数据透视表分别对各个景区、各年度的总客流量进行统计，其数据透视表的布局如下：以"景区"为报表筛选字段，以"年份"为行标签，以"总客流量"为求和项，并将生成的数据透视表放置在一个新的工作表中。具体操作步骤如下。

1）把光标定位到有数据的任意一个单元格中，单击"插入"→"表格"→"数据透视表"按钮，弹出"创建数据透视表"对话框，如图 5-23 所示。

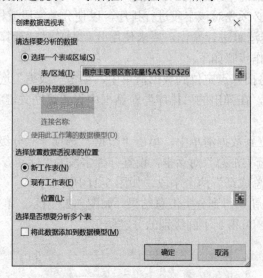

图 5-23 "创建数据透视表"对话框

2）在"请选择要分析的数据"组中选中"选择一个表或区域"单选按钮，选择要进行分析的数据区域（通常会自动选择整个表作为数据分析区域），在"选择放置数据透视表的位置"组中选中"新工作表"单选按钮，单击"确定"按钮。

3）在"数据透视表字段列表"窗格的"选择要添加到报表的字段"列表框中，将"景区"字段拖入"筛选器"区域，将"年份"字段拖入"行"区域，将"总客流量"字段拖入"值"区域。

4）对新建立的表页中的数据透视表进行相应的格式设置，右击，在弹出的快捷菜单中设置"设置单元格格式""数字格式""数据透视表选项"等选项，也可以单击"开始"→"单元格"→"格式"按钮对其格式进行设置。得到的结果如图 5-24 所示。

景区	（全部）	▼
行标签 ▼	求和项:总客流量	
2017年	3514	
2018年	3826	
2019年	4001	
2020年	4278	
2021年	4750	
总计	20369	

图 5-24 数据透视表结果

5.6 Excel 的数据保护

Excel 中的数据保护可以分为文件访问权限保护、保护工作簿、保护工作表几种。其中，保护工作表还可以分为保护工作表的所有数据和保护工作表的部分数据两种。

1. 文件的权限设置

Excel 和 Word 类似,提供了文件打开和修改权限的设置。通过设置打开和修改权限密码,不允许不具有访问权限的人查看或修改 Excel 文件。设置文件权限的操作步骤如下。

1）打开 Excel 文件,单击"文件"选项卡"信息"选项组中的"保护工作簿"下拉按钮,选择"用密码进行加密"选项,弹出"加密文档"对话框,设置打开和修改权限密码,如图 5-25 所示。

2）单击"确定"按钮,关闭"加密文档"对话框,保存并关闭文件。当再次打开该 Excel 文档时,则要求用户输入密码,否则无法打开或编辑文件。

2. 保护工作簿

保护工作簿是指保护工作簿中的工作表不可以插入或删除,而不是禁止修改工作表中的数据。保护工作簿的操作步骤如下。

1）打开 Excel 文件,单击"文件"选项卡"信息"选项组中的"保护工作簿"下拉按钮,选择"保护工作簿结构"选项,弹出"保护结构和窗口"对话框,如图 5-26 所示。

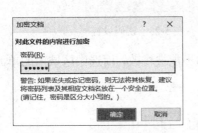

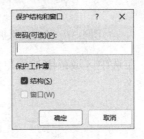

图 5-25　"加密文档"对话框　　　　图 5-26　"保护结构和窗口"对话框

2）在该对话框中,输入保护工作簿的密码,单击"确定"按钮后,再重新输入一次密码即可。

设置保护工作簿后,工作表的插入、删除、移动和复制等操作都不能进行,直到撤销工作簿保护为止。

3. 保护工作表

保护工作表是指保护工作表中的数据不被编辑修改,但不能防止工作表被删除。保护工作表的操作方法和保护工作簿类似,在 Excel 文件中,单击"文件"选项卡"信息"选项组中的"保护工作簿"下拉按钮,选择"保护当前工作表"选项,在弹出的"保护工作表"对话框中设置密码即可。

上面的保护功能是保护工作表中的全部数据,但有时也需要对工作表的部分数据加以保护。例如,对"学生成绩清单"工作表,需要保护的数据是其中的成绩记录区域（E1:G9）,其他区域不需要保护。这需要使用工作表的单元格数据保护功能,该功能可以实现对工作表中的部分或全部单元格进行数据保护,操作步骤如下。

要求对"学生成绩清单"中成绩记录区域 E1:G9 进行数据保护,并设置密码"AAAAA",使工作表经过保护处理后,该区域不可以被修改,而其他区域可以被修改。

1）选中不需要保护的区域，本例中选取的单元格区域是 A2:D9 和 H2:H9。

2）单击"开始"选项卡"单元格"选项组中的"格式"下拉按钮，在打开的"格式"下拉菜单中选择"锁定单元格"选项，如图 5-27 所示。

3）继续选择"格式"下拉菜单中的"保护工作表"选项，弹出"保护工作表"对话框，在"取消工作表保护时使用的密码"文本框中输入密码，如图 5-28 所示，再次确认后即可完成。

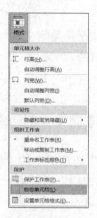

图 5-27　单元格保护设置

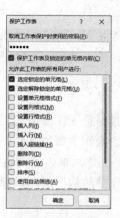

图 5-28　密码设置

此时，在选中区域范围外的单元格数据与公式均不能被修改，而选中区域内的单元格数据可以被修改。

5.7　工作表页面设置与打印

在打印包含大量数据或图表的工作表之前，可以快速在页面布局视图中对工作表进行微调，以获得专业效果。在此视图中，可以在打印的页面环境中查看数据，可以轻松地添加或更改页眉和页脚、隐藏或显示行和列标题、更改打印页面的页面方向、更改数据的布局和格式、使用标尺调节数据的宽度和高度，以及为打印设置页边距。

若要在打印的页面上显示所有数据，请确保在屏幕上可以看到数据。例如，如果文本或数字太宽而不能装入列中，则打印的文本将被截断，打印的数字将显示为数字标记（##）。若要避免打印被截断的文本和数字标记（而不是打印完整的文本），可以增加列宽以容纳数据，也可以使用文本自动换行来增加行高以适应列宽，从而使文本在屏幕和打印的页面上可见。

1. 改变纸张方向

在"页面布局"选项卡上的"页面设置"选项组中单击"纸张方向"下拉按钮，如图 5-29 所示，然后选择"纵向"或"横向"选项。

2. 改变页边距

页边距是工作表数据与打印页面边缘之间的空白区域。顶部和底部页边距可用于放置某些项目，如页眉、

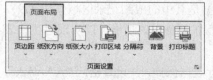

图 5-29　"页面设置"选项组

页脚及页码。要使工作表在打印页面上更好地对齐，可以使用预定义边距、指定自定义边距或者使工作表在页面上水平或垂直居中。在"页面布局"选项卡上的"页面设置"选项组中单击"页边距"按钮。

1）要使用预定义边距，则选择"普通"、"宽"或"窄"选项。先前使用的自定义边距设置可作为预定义边距选项"上次的自定义设置"。

2）要指定自定义页边距，则选择"自定义边距"选项，然后在"上""下""左""右"选择框中输入所需的边距大小。

3）若要设置页眉或页脚边距，则选择"自定义边距"选项，然后在"页眉"或"页脚"选择框中输入新的边距大小。设置页眉或页脚边距会更改从纸张的上边缘到页眉的距离或者从纸张的下边缘到页脚的距离。

3. 打印预览

单击工作表或选择要预览的工作表，单击"文件"选项卡中的"打印"选项。要预览下一页或上一页，可在"打印预览"窗格的底部单击"下一页"或"上一页"按钮。要退出"打印预览"窗格并返回工作簿，可单击任何其他选项。要查看页边距，可在"打印预览"窗口底部单击"显示边距"按钮。要更改边距，可将边距拖至所需的高度和宽度。还可以通过拖动"打印预览"窗口顶部或底部的控点来更改列宽。

5.8 Excel 2016 实践

5.8.1 Excel 基本操作

启动 Excel 2016，在电子表格中输入如图 5-30 所示的内容，以 score.xlsx 为文件名保存在"学号+姓名"文件夹中。

学号	姓名	班级	语文	数学	英语	生物	地理	历史	政治	总分	平均分
120305	包宏伟		91.5	89	94	92	91	86	86		
120203	陈万地		93	99	92	86	86	73	92		
120104	杜学江		102	116	113	78	88	86	73		
120301	符合		99	98	101	95	91	95	78		
120306	吉祥		101	94	99	90	87	95	93		
120206	李北大		100.5	103	104	88	89	78	90		
120302	李娜娜		78	95	94	82	90	93	84		
120204	刘康锋		95.5	92	96	84	95	91	92		
120201	刘鹏举		93.5	107	96	100	93	92	93		
120304	倪冬声		95	97	102	93	95	92	88		
120103	齐飞扬		95	85	99	98	92	92	88		
120105	苏解放		88	98	101	89	73	95	91		
120202	孙玉敏		86	107	89	88	92	88	89		
120205	王清华		103.5	105	105	93	93	90	86		
120102	谢如康		110	95	98	99	93	93	92		
120303	闫朝霞		84	100	97	87	78	89	93		
120101	曾令煊		97.5	106	108	98	99	99	96		
120106	张桂花		90	111	116	72	95	93	95		

图 5-30　学生成绩表

1. 操作要求

1）对工作表"第一学期期末成绩"中的数据列表进行格式化操作：将第一列"学号"

列设为文本，将所有成绩列设为保留两位小数的数值；适当加大行高列宽，改变字体、字号，设置对齐方式，增加适当的边框和底纹以使工作表更加美观。

2）利用"条件格式"功能进行下列设置：将语文、数学、英语 3 科中不低于 110 分的成绩所在的单元格以一种颜色填充，其他 4 科中高于 95 分的成绩以另一种字体颜色标出，所用颜色深浅以不遮挡数据为宜。

3）利用 SUM 和 AVERAGE 函数计算每个学生的总分及平均成绩。

4）学号的第 3 位和第 4 位代表学生所在的班级，如"120165"代表 12 级 1 班 5 号。通过函数提取每个学生所在的班级并按下列对应关系填写在"班级"列中。

"学号"的第 3 位和第 4 位　　对应班级

01　　　　　　　　1 班

02　　　　　　　　2 班

03　　　　　　　　3 班

5）复制工作表"第一学期期末成绩"，将副本放置在原表之后；改变该副本表标签的颜色，并重命名，新表名需包含"分类汇总"字样。

6）通过分类汇总功能求出每个班各科的平均成绩，并将每组结果分页显示。

7）以分类汇总结果为基础，创建一个簇状柱形图，对每个班各科平均成绩进行比较，并将该图表放置在一个名为"柱状分析图"的新工作表中。

2. 测试点及操作步骤

（1）测试点：单元格格式设置

1）选中要设置的单元格。

2）如果要设置单元格为文本格式，单击"开始"选项卡"数字"选项组右下角的"设置单元格格式：数字"按钮。在打开的"设置单元格格式"对话框中选择"数字"选项卡，在"分类"列表框中选择"文本"选项，单击"确定"按钮即可。

3）如果要设置小数位数，单击"开始"选项卡"数字"选项组右下角的"设置单元格格式：数字"按钮。在打开的"设置单元格格式"对话框中选择"数字"选项卡，在"分类"列表框中选择"数值"选项，在"小数位数"中填入要求的位数。

（2）测试点：设置列宽和行高

1）选中需要调整列宽的区域，单击"开始"选项卡"单元格"选项组的"格式"下拉按钮，选择"列宽"选项可精确设置列宽。

2）选择"行高"选项可精确设置行高。

（3）测试点：单元格合并及居中

1）选中要设置的单元格区域。

2）单击"开始"选项卡"单元格"选项组中的"格式"下拉按钮，选择"设置单元格格式"选项。

3）选择"对齐"选项卡，在"水平对齐"下拉列表框中选择"居中"选项，然后选中"合并单元格"复选框，最后单击"确定"按钮。

（4）测试点：单元格文字字体格式设置

1）选中要设置的文字。

2）如果要设置字体属性，单击"开始"选项卡"字体"选项组右下角的"设置单元格格式：字体"按钮，在打开的"设置单元格格式"对话框中选择"字体"选项卡，选择相应的字体、字号，单击"确定"按钮即可。

3）如果要设置文字对齐方式，在打开的"设置单元格格式"对话框中选择"对齐"选项卡，选择所需的对齐方式，单击"确定"按钮即可。

（5）测试点：单元格边框、底纹设置

1）选中要设置的单元格。

2）如果要设置单元格边框，单击"开始"选项卡"字体"选项组右下角的"设置单元格格式：字体"按钮，在打开的"设置单元格格式"对话框中选择"边框"选项卡，根据要求执行相应的操作，单击"确定"按钮即可。

3）如果要设置单元格底纹，在打开的"设置单元格格式"对话框中选择"填充"选项卡，根据要求执行相应的操作，单击"确定"按钮即可。

（6）测试点：条件格式

1）选中需要设置的单元格区域。

2）在"开始"选项卡"样式"选项组中单击"条件格式"下拉按钮，选择"突出显示单元格规则"菜单中的"其他规则"选项。

3）在弹出的"新建格式规则"对话框中，设置规则类型为"只为包含以下内容的单元格设置格式"。

4）在编辑规则说明中设置规则，如"单元格值""小于""110"。

5）单击"格式"按钮，选择要应用的格式，然后单击"确定"按钮。

6）确定条件和格式无误，单击"确定"按钮使设置生效。

（7）测试点：公式计算

1）选中要输入的单元格。

2）如果计算公式简单，可以通过手动来输入。如果公式比较复杂，可以通过单击"公式"选项卡"函数库"选项组中的"插入函数"按钮来选择相应的函数。

3）然后选择相应的计算区域。

"总分"列公式（以 K2 单元格为例）：=SUM(D2:J2)。

"平均分"列公式（以 L2 单元格为例）：=AVERAGE(D2:J2)。

"班级"列公式（以 C2 单元格为例）：=CONCATENATE(MID(A2,4,1),"班")。

（8）测试点：复制工作表

1）右击工作表标签，弹出快捷菜单，选择"移动或复制"选项，在弹出的"移动或复制工作表"对话框中，根据要求选择工作表存放的位置。

2）选中"建立副本"复选框，单击"确定"按钮即可。

（9）测试点：设置工作表标签颜色

选中工作表，右击，弹出快捷菜单，选择"工作表标签颜色"选项，可设置工作表标签颜色。

（10）测试点：重命名工作表

1）双击相应的工作表标签或者右击工作表标签，弹出快捷菜单，选择"重命名"选项。

2）输入新名称覆盖原有名称。

（11）测试点：为数据清单插入分类汇总

1）先选中汇总列，对数据清单进行排序。

2）在要分类汇总的数据清单中，单击任一单元格。

3）在"数据"选项卡中，单击"分级显示"选项组的"分类汇总"按钮。

4）在"分类字段"下拉列表框中，选择需要用来分类汇总的数据列。选中的数据列应与步骤1）中进行排序的列相同。

5）在"汇总方式"下拉列表框中，选择所需的用于计算分类汇总的函数。

6）在"选定汇总项（可多个）"列表框中，选中与需要对其汇总计算的数值列对应的复选框。

选中"汇总结果显示在数据下方""每组数据分页"两个复选框。最后单击"确定"按钮。

（12）测试点：设置图表

1）选中要操作的数据范围，单击"插入"选项卡"图表"选项组右下角的"创建图表"按钮，在弹出的"插入图表"对话框中选择需要的图表类型，单击"确定"按钮。

2）在选择数据源时，要区分数据源的数据区域和系列，从而可以使数据的选择更加精确。

（13）测试点：移动图表

1）右击图表区的任意位置，弹出快捷菜单，选择"剪切或复制"选项。

2）在新的工作表中右击，弹出快捷菜单，选择"粘贴"选项，即可完成图表的移动。

3. 操作结果

操作结果参考如图 5-31～图 5-33 所示。

	A	B	C	D	E	F	G	H	I	J	K	L	M
1	学号	姓名	班级	性别	语文	数学	英语	生物	地理	历史	政治	总分	平均分
2	120205	包宏伟	2班	男	91.5	89	94	92	91	86	86	629.5	157.375
3	120203	陈万地	2班	男	93	99	92	86	86	73	92	621	155.25
4	120104	杜学江	1班	男	102	116	113	78	88	86	73	656	164
5	120301	符合	3班	男	99	98	101	95	91	95	78	657	164.25
6	120306	吉祥	3班	男	101	94	99	90	87	95	93	659	164.75
7	120206	李北大	2班	男	100.5	103	104	88	89	78	90	652.5	163.125
8	120302	李娜娜	3班	女	78	95	94	82	90	93	84	616	154
9	120204	刘康峰	2班	男	95.5	92	96	84	95	91	82	635.5	158.875
10	120201	刘鹏举	2班	男	93.5	107	96	100	93	92	93	674.5	168.625
11	120304	倪冬声	3班	男	95	97	102	93	95	92	88	662	165.5
12	120103	齐飞扬	1班	男	95	85	99	98	92	92	88	649	162.25
13	120105	苏解放	1班	男	88	98	101	89	73	95	91	635	158.75
14	120202	孙玉敏	2班	女	86	107	89	88	92	88	89	639	159.75
15	120205	王清华	2班	女	103.5	105	105	93	93	90	86	675.5	168.875
16	120102	谢如康	1班	男	110	95	98	99	93	93	92	680	170
17	120303	闫朝霞	3班	女	84	100	97	87	78	89	93	628	157
18	120101	曾令煊	1班	男	97.5	106	108	98	99	99	96	703.5	175.875
19	120106	张桂花	1班	女	90	111	116	72	95	93	95	672	168
20													
21													
22													
23													
24													
25													
26													
27													

第一学期期末成绩　柱状分析图　分类汇总

图 5-31 　第一学期期末成绩

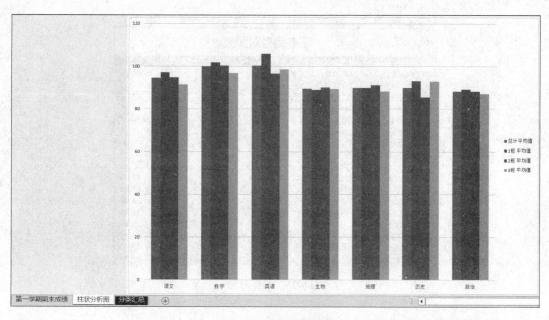

图 5-32　柱状分析图

1 2 3		A	B	C	D	E	F	G	H	I	J	K	L	M
	1	学号	姓名	班级	性别	语文	数学	英语	生物	地理	历史	政治	总分	平均分
−	2			总计平均值		94.6111	99.8333	100.222	89.5556	90		90	88.2778	
+	3			1班 平均值		97.0833	101.833	105.833		89	90		93	89.1667
+	10			2班 平均值		94.7857	100.286	96.5714	90.1429	91.2857	85.4286	88.2857	
+	18			3班 平均值		91.4	96.8	98.6	89.4	88.2	92.8	87.2	

第一学期期末成绩　柱状分析图　分类汇总　（+）

图 5-33　第一学期期末成绩分类汇总

5.8.2　VLOOKUP 函数的使用

创建如图 5-34 和图 5-35 所示的订单明细和编号对照，分别命名为订单明细和编号对照。

	A	B	C	D	E	F	G	H
1				销售订单明细表				
2	订单编号	日期	书店名称	图书编号	图书名称	单价	销量（本）	小计
3	BTW-08001	2011年1月2日	鼎盛书店	BK-83021			12	
4	BTW-08002	2011年1月4日	博达书店	BK-83033			5	
5	BTW-08003	2011年1月4日	博达书店	BK-83034			41	
6	BTW-08004	2011年1月5日	博达书店	BK-83027			21	
7	BTW-08005	2011年1月6日	鼎盛书店	BK-83028			32	
8	BTW-08006	2011年1月9日	鼎盛书店	BK-83029			3	
9	BTW-08007	2011年1月9日	博达书店	BK-83030			1	
10	BTW-08008	2011年1月10日	鼎盛书店	BK-83031			3	
11	BTW-08009	2011年1月10日	博达书店	BK-83035			43	
12	BTW-08010	2011年1月11日	隆华书店	BK-83022			22	
13	BTW-08011	2011年1月11日	鼎盛书店	BK-83023			31	
14	BTW-08012	2011年1月12日	隆华书店	BK-83032			19	
15	BTW-08013	2011年1月12日	鼎盛书店	BK-83036			43	
16	BTW-08014	2011年1月13日	隆华书店	BK-83024			39	
17	BTW-08015	2011年1月15日	鼎盛书店	BK-83025			30	
18	BTW-08016	2011年1月16日	鼎盛书店	BK-83026			43	
19	BTW-08017	2011年1月16日	鼎盛书店	BK-83037			40	
20	BTW-08018	2011年1月17日	鼎盛书店	BK-83021			44	
21	BTW-08019	2011年1月18日	博达书店	BK-83033			33	
22	BTW-08020	2011年1月19日	鼎盛书店	BK-83034			35	
23	BTW-08021	2011年1月22日	博达书店	BK-83028			22	
24	BTW-08022	2011年1月23日	博达书店	BK-83028			38	
25	BTW-08023	2011年1月24日	隆华书店	BK-83029			5	
26	BTW-08024	2011年1月24日	鼎盛书店	BK-83030			32	
27	BTW-08025	2011年1月25日	鼎盛书店	BK-83031			19	

图 5-34　订单明细

图书编号对照表

图书编号	图书名称	定价
BK-83021	《计算机基础及MS Office应用》	¥ 36.00
BK-83022	《计算机基础及Photoshop应用》	¥ 34.00
BK-83023	《C语言程序设计》	¥ 42.00
BK-83024	《VB语言程序设计》	¥ 38.00
BK-83025	《Java语言程序设计》	¥ 39.00
BK-83026	《Access数据库程序设计》	¥ 41.00
BK-83027	《MySQL数据库程序设计》	¥ 40.00
BK-83028	《MS Office高级应用》	¥ 39.00
BK-83029	《网络技术》	¥ 43.00
BK-83030	《数据库技术》	¥ 41.00
BK-83031	《软件测试技术》	¥ 36.00
BK-83032	《信息安全技术》	¥ 39.00
BK-83033	《嵌入式系统开发技术》	¥ 44.00
BK-83034	《操作系统原理》	¥ 39.00
BK-83035	《计算机组成与接口》	¥ 40.00
BK-83036	《数据库原理》	¥ 37.00
BK-83037	《软件工程》	¥ 43.00

图 5-35　编号对照

1. 操作要求

1）将“订单明细”工作表中“单价”列和“小计”列所包含的单元格调整为“会计专用”人民币数字格式。

2）根据图书编号，请在“订单明细”工作表“图书名称”列中，使用 VLOOKUP 函数完成图书名称的自动填充。“图书名称”和“图书编号”在“编号对照”表中。

3）根据图书编号，请在“订单明细”工作表的“单价”列中，使用 VLOOKUP 函数完成图书单价的自动填充。“单价”和“图书编号”在“编号对照”表中。

4）在“订单明细”工作表中“小计”列，计算销售额。

2. 测试点及操作步骤

（1）测试点：设置数字格式

1）在“订单明细”工作表中选中“单价”列和“小计”列，单击“开始”选项卡“数字”组的对话框启动器。

2）打开“设置单元格格式”对话框，在“数字”选项卡“分类”列表中选择“会计专用”选项，在“货币符号”下拉框中选择“¥”符号即可。

（2）测试点：VLOOKUP 函数的应用

1）在“订单明细”工作表中，选择单元格 E3，可直接输入公式“=VLOOKUP(D3,表 2[#全部],2,0)”，或者单击“插入函数”按钮 fx （表 2 即编号对照）；在弹出的“插入函数”对话框中选择“VLOKUP”函数，并单击“确定”按钮；在弹出的“函数参数”对话框中设置对应参数。最后单击“确定”按钮即可完成设置。

2）复制单元格 E3 中的公式到该列其他单元格中即可。VLOOKUP 函数是一个查找函数，给定一个查找的目标，它就能从指定的查找区域中查找返回想要查找到的值。本题中“=VLOOKUP(D3,表 2[#全部],2,0)”的含义如下。

参数 1-查找目标：“D3”，将在参数 2 指定区域的第 1 列中查找与 D3 相同的单元格。

参数 2-查找范围："表 2[#全部]"表示"编号对照"工作表中"A2:C19"区域的"表名称"。注意：查找目标一定要在该区域的第一列。

参数 3-返回值的列数："2"表示参数 2 中工作表的第 2 列。如果在参数 2 中找到与参数 1 相同的单元格，则返回第 2 列的内容。

参数 4-精确 OR 模糊查找："0"，最后一个参数是决定函数精确或模糊查找的关键。精确即完全一样，模糊即包含的意思。第 4 个参数如果是 0 或 FALSE 就表示精确查找，若值为 1 或 TRUE 则表示模糊。注意：在使用 VLOOKUP 函数时不要把这个参数给漏掉了，如果缺少这个参数，则会默认为模糊查找。

（3）测试点：VLOOKUP 函数应用

1）在"订单明细"工作表中，选择单元格 F3，输入公式"=VLOOKUP(D3,表 2[#全部],3,0)"。

2）拖动单元格 F3 右下角的智能填充句柄，一直拖动到单元格 F31 上，即可将 F3 单元格中的公式复制到该列其他单元格中。

（4）测试点：公式的应用

1）在"订单明细"工作表中，选择单元格 H3，输入公式"=[@销量（本）]*[@单价]"或"=G3*F3"。

2）拖动单元格 H3 右下角的智能填充句柄，一直拖动到单元格 H31 上，即可将单元格 H3 中的公式复制到该列其他单元格中。

3．操作结果

操作结果参考如图 5-36 所示。

图 5-36　订单明细表

第 6 章　计算机网络及 Internet

6.1　计算机网络基础知识

6.1.1　计算机网络的分类

计算机网络的分类标准和方法很多，如按覆盖范围、网络拓扑结构、传输介质和使用性质来划分。

1. 按网络的覆盖范围划分

1）局域网（local area network，LAN）。局域网是指范围在几米到几千米内办公楼群或校园内的计算机网络。局域网被广泛应用于校园、工厂及机关，所以它一般属于一个单位所有。局域网一般不需要租用电话线，而是使用专门铺设的通信线路，所以传输速率比广域网高得多。局域网一般提供高传输速率（10Mb/s 以上）、低误码率的高质量数据传输环境。局域网可以与广域网连接，实现与远地主机或远地局部网络之间的相互连接，形成规模更大的互联网络。局域网所支持的传输介质种类也较多。局域网的特点是容易建立，传输速度快，连接费用低，维护和扩展容易，可靠性和安全性高。

2）城域网（metropolitan area network，MAN）。城域网所采用的技术基本与局域网相似，只是规模上要大一些，它是位于一座城市的一组局域网。城域网既可以覆盖相距不远的几栋办公楼，也可以覆盖一个城市。既可以是专用网，也可以是公用网。城域网既可以支持数据和语音传输，也可以与有线电视相连。城域网的传输速度比局域网慢，并且由于把不同的局域网连接起来需要专门的网络互联设备，所以连接费用较高。

3）广域网（wide area network，WAN）。广域网通常覆盖很大的物理范围，如多个城市或国家，并能提供远距离通信，因此对通信的要求高，复杂性也高。广域网包含很多用来运行用户应用程序的机器集合，我们通常把这些机器称为主机（host）。把这些主机连接在一起的是通信子网。在大多数广域网中，通信子网一般都包括两部分：传输信道和转接设备。传输信道用于在机器间传送数据。转接设备是专用计算机，用来连接两条或多条传输线。

2. 按网络的拓扑结构划分

网络中各结点连接的形式和方法称为网络的拓扑结构，主要有总线型、星形、环形、树形和网状 5 种拓扑结构。

1）总线型拓扑结构。总线型拓扑结构通过一根传输线路将网络中所有结点连接起来，这根线路称为总线，如图 6-1 所示。网络中各结点都通过总线进行通信，在同一时刻只能允许一对结点占用总线通信。优点是结构简单，电缆长度短，易实现，易维护，易扩充；其缺点是故障检测比较困难，一个地方出问题会影响整条线路。

2）星形拓扑结构。星形拓扑结构中各结点都与中心结点连接，呈辐射状排列在中心结点周围（点到点），如图 6-2 所示。网络中任意两个结点的通信都要通过中心结点转接。优点是连接方便，通信控制比较简单，容易检测和隔离故障，单个结点的故障不会影响网络的其他部分；其缺点是中心结点的故障会导致整个网络瘫痪，此外，该结构需要的电缆长度较长，也不容易扩展。

3）环形拓扑结构。环形拓扑结构中各结点首尾相连形成一个闭合的环，环中的数据沿着一个方向绕环逐站传输，如图 6-3 所示。环形拓扑结构中，任意一个结点或一条传输介质出现故障都将导致整个网络的故障。优点是电缆长度短，抗故障性能好，尤其适合传输速度高、能抗电磁干扰的光缆使用；其缺点是结点故障会引起全网故障，故障诊断也较困难，且不易重新配置网络。

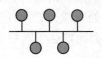 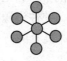 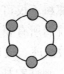

图 6-1　总线型拓扑　　　　图 6-2　星形拓扑　　　　图 6-3　环形拓扑

4）树形拓扑结构。树形拓扑结构由总线型拓扑结构演变而来，其结构图看上去像一棵倒挂的树，如图 6-4 所示。树最上端的结点称为根结点，一个结点发送信息时，根结点接收该信息并向全树广播。树形拓扑结构容易扩展和隔离故障，但对根结点依赖性大。

5）网状拓扑结构。网状拓扑结构又称无规则拓扑结构。在网状拓扑结构中，结点之间的连接是任意的，没有规律，如图 6-5 所示。优点是系统可靠性高，故障诊断比较容易，容错能力强；其缺点是结构复杂，安装和维护困难，成本高。目前实际存在和使用的广域网大多采用网状拓扑结构。

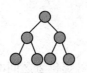 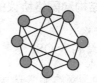

图 6-4　树形拓扑　　　　　　图 6-5　网状拓扑

3．按传输介质划分

计算机网络按传输介质的不同可以划分为有线网络和无线网络。有线网络采用有线传输介质，如双绞线、同轴电缆、光纤等。无线网络采用无线传输介质，如无线电波、红外线、微波等。

4．按网络的使用性质划分

公用网（public network）是一种付费性质的经营性网络，由商家建造并维护，消费者付费使用。

专用网（private network）是某个部门根据本系统的特殊业务需要而建造的网络，这种网络一般不对外提供服务。例如，军队、银行、铁路等系统的网络就属于专用网。

6.1.2　计算机网络的功能

计算机网络的功能主要体现在以下 4 个方面：信息交换、资源共享、分布式处理、提高系统的可靠性。

1. 信息交换

信息交换是计算机网络最基本的功能，主要完成计算机网络中各个结点之间的系统通信。用户可以在网上传送电子邮件、发布新闻消息、进行电子购物、电子贸易、远程电子教育等。

2. 资源共享

网络上的计算机不仅可以使用自身的资源，也可以共享网络上的资源。所谓网络上的资源，是指构成系统的所有要素，包括软、硬件资源，如计算处理能力、大容量硬盘、高速打印机、绘图仪、数据库、文件和其他计算机上的有关信息，因而增强了网络上计算机的处理能力，提高了软、硬件的利用率。

3. 分布式处理

一项复杂的任务可以划分成许多部分，由网络内各计算机分别完成有关部分，使整个系统的性能大为增强。

4. 提高系统的可靠性

计算机网络用多台计算机提供冗余来提高系统的可靠性。当某台计算机发生故障时，不至于影响整个系统中其他计算机的正常工作，使被损坏的数据和信息能够得到恢复。

6.1.3　计算机网络体系结构和网络协议的基本概念

1. 计算机网络体系结构和 OSI 参考模型简介

在计算机网络系统中，网络服务请求者和网络服务提供者之间的通信非常复杂，计算机网络体系结构正是解决复杂问题的钥匙。所谓网络体系结构，就是对构成计算机网络的各组成部分之间的关系及所要实现功能的框架和技术基础，它采用分层结构模式。分层格局是当今网络设计的基本原则，即将网络通信任务划分为若干部分，每部分完成各自特殊的子任务，并通过明确的途径与其他部分相互作用。分层结构中网络通信各部分的设计和测试相对较为简单，因为各部分事件不涉及整个体系结构。网络体系结构只为计算机间的通信提供了一种概念性框架，本身并不包含通信途径，实际通信由各种通信协议支持实现。一旦一种网络体系结构对外界开放，并不是某个供应商拥有该技术及该定义和发展的控制权限，任何人都可以基于该网络体系结构自由设计相应的硬件和软件。Internet 建立的基础——传输控制协议（transmission control protocol，TCP）/网际协议（Internet protocol，IP）网络体系结构，正是这样一种开放式的网络体系结构，它被规范为一种世界网络标准，广泛应用于局域网、广域网及企业，并最终为 Internet 所采用。

OSI 参考模型是一个开放式网络体系结构模型，是由国际标准化组织（International

Organization for Standardization，ISO）提出的一种关于不同供应商提供的设备和应用程序上的网络通信开放式标准。OSI 参考模型采用分层结构，按功能划分为 7 层，从下往上分别是物理层、数据链路层、网络层、传输层、会话层、表示层和应用层，如图 6-6 所示。当接收数据时，数据自下而上传输；当发送数据时，数据自上而下传输。

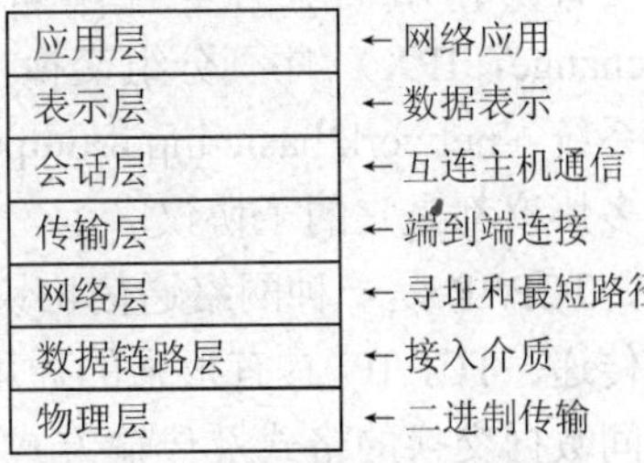

应用层	← 网络应用
表示层	← 数据表示
会话层	← 互连主机通信
传输层	← 端到端连接
网络层	← 寻址和最短路径
数据链路层	← 接入介质
物理层	← 二进制传输

图 6-6 OSI 参考模型

1）物理层。物理层处于整个 OSI 参考模型的最低层，它的任务就是提供网络的物理连接。所以，物理层建立在物理介质上（而不是逻辑上的协议和会话），它提供的是机械和电气接口，主要包括电缆、物理端口和附属设备，如双绞线、同轴电缆、接线设备（如网卡等）、RJ-45 接口、串口和并口等都工作在物理层。

2）数据链路层。数据链路层建立在物理传输能力的基础上，以帧（数据单元）为单位传输数据。"帧"中包含地址、控制、数据、校验码等信息。数据链路层的主要作用是通过校验、确认和反馈重发等手段，将不可靠的物理链路改造成对网络层来说无差错的数据链路。数据链路层还要协调收发双方的数据传输速率，即进行流量控制，以防止线路阻塞。

常见的集线器、低档的交换机和调制解调器之类的拨号设备都工作在这个层次上。工作在这个层次上的交换机俗称"第 2 层交换机"。

3）网络层。网络层属于 OSI 参考模型中的较高层次，它解决的是网络与网络之间（即网际）的通信问题，而不是同一网段内部的事务。网络层的主要功能是提供路由，即选择到达目标主机的最佳路径，并沿该路径传送数据包。除此之外，网络层还要能够消除网络拥挤，具有流量控制和拥挤控制的能力。网络中的路由器就工作在这个层次上，现在较高档的交换机也可以直接工作在这个层次上，因此它们也提供了路由功能，俗称"第 3 层交换机"。

4）传输层。传输层属于 OSI 参考模型中的较高层次，它解决的是数据在网络之间的传输质量问题。传输层用于提高网络层服务质量，提供可靠的端到端的数据传输。这一层主要涉及的是网络传输协议，它提供的是一套网络数据传输标准，如 TCP。

5）会话层。会话层利用传输层来提供会话服务，会话可能是一个用户通过网络登录一个主机，或一个正在建立的用于传输文件的会话。

6）表示层。表示层用于数据表示方式的管理。如果通信双方用不同的数据表示方法，他们就不能互相理解。表示层就是将采用不同编码方法的计算机内部数据的表示形式转换成网络通信中采用的标准表示形式。

7）应用层。应用层是 OSI 参考模型中的最高层，它解决的是程序应用过程中的问题，直接面对用户的具体应用。应用层包含应用程序协议和功能，如电子邮件和文件传输。在这一层，TCP/IP 中的超文本传输协议（hyper text transfer protocol，HTTP）、文件传输协议（file transfer protocol，FTP）、简单邮件传输协议（simple mail transfer protocol，SMTP）、邮局协议（post office protocol，POP）等协议得到了充分应用。

2. 网络协议的基本概念和 TCP/IP

网络协议即计算机网络中传递、管理信息的一些规范和约定，简单地说就是"规则"，即规定了技术规格或者通信手段等的"约定"。如同人与人之间相互交流要遵循某种语言规则一样，计算机之间的相互通信需要共同遵守一定的规则，这些规则称为网络协议。网络协议是计算机通信的语言，有了共同的语言，网络中的计算机才能相互"沟通"。

目前网络协议有多种，如常见的 TCP/IP、互联网数据包交换（Internetwork packet exchange，IPX）/序列分组交换（sequenced packet exchange，SPX）协议、网络基本输入/输出系统（network basic input/output system，NetBIOS）协议等。但最基本的协议是 TCP/IP，许多协议都是它的子协议。

TCP/IP 是一种网络通信协议的简称。TCP 保证数据传递的可靠性、正确性。IP 负责数据传递。TCP/IP 具有很强的通用性，它规范了网络上的所有通信设备，尤其是主机与主机之间数据交换的格式及传输方式。TCP/IP 实际上是一个协议簇（包含 TCP、IP、HTTP、FTP、SMTP 等），它不依赖于任何组织和硬件，是最早出现的网络协议，也是最早出现的互联网协议。现在，TCP/IP 是 Internet 的核心协议。

Internet 的最高管理机构是体系结构委员会（Internet activities board，IAB）。由 IAB 为 TCP/IP 协议簇的开发研究确定方向，并进行协调，决定哪些协议纳入 TCP/IP 协议簇，制定官方政策。IAB 由十几个任务组组成，其每个成员都是一个 Internet 任务组的主持者，分管研究某个或某几个系列的重要课题。

TCP/IP 分层模型被称为 Internet 分层模型或 Internet 参考模型，从下到上包括 4 层：物理链路层、网络层（也称 IP 层）、传输层（也称 TCP 层）和应用层。

在计算机服务中，按连接方式可分为"有连接服务"和"无连接服务"两种。"有连接服务"必须先建立连接才能提供相应服务，而"无连接服务"则不用先建立连接。TCP 是一种典型的有连接服务，而用户数据报协议（user datagram protocol，UDP）则是典型的无连接服务，TCP 和 UDP 都属于传输层协议。TCP 是一种可靠、安全、稳定的面向连接的协议，但其效率不高且占用资源较多，其主要功能是确保信息无差错地传输到目的主机。UDP 是一种无连接服务的协议，它的效率高、速度快、占用资源少，但与 TCP 不同的是它不进行分组顺序的检查和差错控制，而是把这些工作交给上一级应用层完成；此外，其传输机制为不可靠传输，必须依靠辅助的算法来完成传输控制。

6.1.4 物理地址和逻辑地址

网络中的两台计算机在进行通信之前，必须知道如何与对方联系。每台计算机都有一个唯一的物理地址用于标明其"身份"。例如，以太网的物理地址（也称 MAC 地址）表示为 6 字节，即 48 位的二进制地址，是由数据链路层来实现的。MAC 地址通常固化在网卡上，是不可以改变的。例如，00-13-20-45-FB-16 就是一个 MAC 地址。

为了便于寻址，就像每台计算机都有一个唯一的物理地址一样，计算机还有一个逻辑地址，它通常由网络管理员分配，有时也由所使用的网络协议自动获取。例如，使用 TCP/IP 网络上的每台计算机都被指定一个唯一的 IP 地址。

6.1.5 计算机网络硬件

1. 传输媒介

计算机和通信设备之间，以及各个通信设备之间都通过传输介质互连，传输介质为数据传输提供传输信道。传输媒介主要包括有线传输介质（如双绞线、光纤、同轴电缆等）和无线传输介质（如微波、红外线、激光等），也可以利用公众电话网、卫星通信网等实现远距离、大范围的数据传输。

1）双绞线电缆。双绞线由两根绝缘金属线互相缠绕而成，这样的一对线作为一条通信链路，由 4 对双绞线构成双绞线电缆。双绞线点到点的通信距离一般不能超出 100m。目前，计算机网络上用的双绞线有 3 类线（最高传输速率为 10Mb/s）、5 类线（最高传输速率为 100Mb/s）、超 5 类线和 6 类线（传输速率至少为 250Mb/s）、7 类线（传输速率至少为 600Mb/s）。双绞线电缆的连接器一般为 RJ-45。

2）同轴电缆。同轴电缆由内、外两个导体组成，内导体可以由单股或多股线组成，外导体一般由金属编织网组成，内、外导体之间有绝缘材料。同轴电缆分为粗缆和细缆。粗缆用 DB-15 连接器其阻抗为 75Ω；细缆用 BNC 和 T 型连接器，其阻抗为 50Ω。

3）光缆。光缆由两层折射率不同的材料组成。内层是具有高折射率的玻璃单根纤维组成，外层包一层折射率较低的材料。光缆的传输形式分为单模传输和多模传输，单模传输性能优于多模传输。所以，光缆分为单模光缆和多模光缆，单模光缆传送距离为几十千米，多模光缆为几千米。光缆的传输速率可达到每秒几百兆位。光缆用 ST 或 SC 连接器。

2. 网络互联设备

1）传输媒介连接器。常用的有 T 型连接器（带 BNC 头）、终结器、RJ-45（也称水晶头）等。

2）调制解调器（modem）。它是一种信号转换装置。如果一台计算机要利用电话线联网，就必须配置调制解调器。调制解调器的功能是把计算机输出的数字信号转换成为适合在电话线路上传输的模拟信号（这一过程称为调制），或者将来自电话线路的模拟信号变为计算机能够接收的数字信号（这一过程称为解调）。计算机通过调制解调器与公用电话线连接后，就能够以拨号方式访问计算机网络资源或实现远程数据传输。

3）网卡（network interface controller，NIC，又称网络适配器）。网卡插在扩展槽中，计算机通过它与通信线路相连接。网卡将计算机数据转换为能够通过介质传输的信号。服务器和客户机都要安装网卡。

4）中继器（repeater）。信号在传输媒介上传播时会随着传输距离的增加而衰减，因此，需要利用中继器来放大或再生信号，以最大限度地扩充媒介的有效长度，以扩展网络传输距离。中继器属于网络物理层的互联设备。

5）集线器（hub）。它实际上是一种特殊的中继器，可以作为多个网络电缆段的中间转接设备而将各个网段连接起来。集线器可以提供多个微型计算机连接端口。在客户机集中的地方使用集线器，便于网络布线，也便于故障的定位与排除。

6）网桥（bridge）。它是一种存储转发设备，用于实现网络互联。一般用在相同类型的局域网互联以扩大网络服务范围。网桥工作在数据链路层。

7）多路复用器。多路复用是指两个或多个用户共享公用信道的一种机制。通过多路复用器，可以使多个终端共享一条高速信道，从而达到节省信道资源的目的。

8）路由器（router）。它是网络层的互联设备，主要用于连接多个逻辑上分开的网络（子网）。它可以将一个子网的数据传送到另一个子网，通过它可以把各种类型的网络（如局域网、广域网）连接在一起组成更大的网络。路由器的主要功能是为数据包寻找和选择到达目标站点的最佳路径，它能根据网络上信息的拥挤程度，自动选择传递数据包信息的最佳路径（线路）。路由器具有判断网络地址和选择路径的功能，它能在复杂的网络互联环境中建立非常灵活的连接。

9）交换机（switch）。交换机是一种基于 MAC 地址识别，能完成封装转发数据包功能的网络设备。它的主要功能包括物理编址、网络拓扑结构、错误校验、帧序列及流控。目前，交换机还具备了一些新的功能，如对 VLAN（虚拟局域网）的支持、对链路汇聚的支持，有的甚至具有防火墙的功能。

10）网关（gateway）。它的职能是完成异种网络之间的协议转换。它可以在 OSI 参考模型的每一层上运行，可以做多种事情，从转换协议到转换应用程序数据。当异种局域网相连，局域网与广域网相连或局域网直接连到某一远程主机上时，都必须配置网关。另外，网关还具有路由器的全部功能。

6.2 Internet 基础知识

Internet 是目前世界上覆盖最广、最成功的国际计算机网络。它把大量互不相关的网络连接在一起，按照规定的协议共享计算机资源，实现通信。若把世界各地已建成的局域网（LAN）、城域网（MAN）和广域网（WAN）看作物理网络，Internet 则是把物理上的网络按照层次关系连接在一起而形成的逻辑网络。因此，在国内报刊上 Internet 一词往往被译作"交互网"、"国际互联网"、"全球互联网络"或"国际计算机互联网"等。1997 年，我国正式确定其中文名称为"因特网"。

6.2.1 Internet 的发展史及特点

1. Internet 的发展史

Internet 起源于美国的 ARPANet。1969 年，美国国防部成立的高级研究计划局（Advanced Research Projects Agency，ARPA）计划建立一个计算机网络，将美军所属各军方网络进行互联。起初由 ARPA 出资，赞助大学里的研究人员开展网络互联技术的研究。研究人员先是在 4 所大学之间组建了一个实验性的网络，称为 ARPANet。随着研究工作的深入，出现了 TCP/IP。为了推广 TCP/IP，在美国军方的赞助下，加利福尼亚大学伯克利分校将 TCP/IP 嵌入当时很多大学在使用的网络操作系统 BSDUNX 中，进一步推进了 TCP/IP 的研究与应用。1983 年年初，美国军方正式将其所有军事基地的各子网都连到了 ARPANet 上，并全部采用 TCP/IP，这标志着 Internet 的正式诞生。

ARPANet 实际上是一个网际网（Internetwork），被当时的研究人员简称为 Internet，同时，研究人员用 Internet 来特指为研究而建立的网络原型，这一称呼被沿用至今。

20 世纪 80 年代，美国国家科学基金会（National Science Foundation，NSF）认识到：要使美国在未来的竞争中保持不败，必须将网络进一步扩大。于是 NSF 游说美国国会，获得资金组建了一个从开始就使用 TCP/IP 的网络 NSFNet。NSFNet 于 1988 年取代了 ARPANet，正式成为 Internet 的主干网。NSFNet 采取的是一种层次结构，分为主干网、地区网与校园网。

各主机先连入校园网，校园网再连入地区网，地区网再连入主干网。NSFNet 扩大了网络的容量，入网者主要是大学和科研机构，不允许商业机构介入并用于商业用途。

20 世纪 90 年代，每年加入 Internet 的计算机数迅猛增长，出现了网络负荷过重的问题。由于美国政府无力承担组建一个新的更大容量网络的费用，1990 年 NSFNet 被 MERIT、MCI 与 IBM 这 3 家商业公司组建的 ANS 公司接管了。到 1991 年年底，NSFNet 的全部主干网都与 ANS 提供的新主干网连通，构成了 ANSNet。与此同时，很多商业机构的商业网络也陆续连接到 ANSNet 上。Internet 的商业化，开拓了它在通信、资料检索、客户服务等方面的潜力，促成了它的迅猛发展，并最终使其走向了全世界。

从 Internet 的发展过程可以看到，Internet 是千万个可单独运作的子网以 TCP/IP 互联起来形成的国际互联网。各个子网属于不同的组织或机构，我国也是 Internet 上的一分子。

2. Internet 的特点

1）开放性。Internet 设计上最大的优点就是对各种类型的计算机开放。任何计算机都可以使用 TCP/IP，因此任何能通电话的地方都能够把计算机连接到 Internet 上。

2）平等性。整个 Internet 不属于任何个人、任何国家、任何政府或机构。也就是说，没有任何一个国家或机构能把整个 Internet 网全部管理起来。Internet 是一个无所不在的网络，它覆盖了世界各地的各行各业。Internet 的成员可以没有任何限制地自由接入和退出。Internet 是由许多属于不同国家、部门和机构的网络互联起来形成的网络（网间网）。任何执行 TCP/IP 且愿意接入 Internet 的网络都可以成为 Internet 的一部分，其用户可以共享 Internet 的资源，用户自身的资源也可以向 Internet 开放。

3）技术通用性。Internet 允许使用各种技术规格的通信媒介（计算机通信使用的线路）。连接 Internet 的计算机的电缆包括办公室中构造小型网络的电缆、专用数据线、本地电话线、全国性的电话网络（通过电缆、微波和卫星传送信号）和国家间的电话载体等。

4）广泛性。Internet 规模庞大，内容丰富，是一个包罗万象的网络，可以包含天文、地理、政治、经济、新闻、时事、人文、教育、科技、购物、农业、气象、医学、军事、娱乐和聊天等，具有无穷的信息资源。Internet 已成为人们走向世界、了解世界、与世界沟通的窗口。

6.2.2　Internet 提供的服务

Internet 上提供的服务种类繁多，从形式上可以分为 4 类：工具类、讨论类、信息查询类和信息广播类。工具类包括远程登录（Telnet）、远程文件传输（FTP）、电子邮件（E-mail）、文件寻找工具（Archie）。讨论类服务包括电子公告板（BBS）、网络新闻论坛（Net-news 或 USENet）、实时在线交谈（IRC）、视频会议（MS NetMeeting）。信息查询类服务包括 Gopher 分布式查询系统、WAIS 广域信息服务、WWW 超文本查询系统。信息广播类包括在线语音和电视广播（real audio/video broadcast 或 on-line TV）。

通过 Internet 所提供的各种服务，网络用户可以获得分布于 Internet 上的各种信息资源和进行各种信息交流。同时，也可以将自己的信息发布到网上，这些信息也成为网上的资源。Internet 所提供的服务非常广泛且与时俱进，下面介绍 6 种较为经典的服务。

（1）WWW 服务

万维网（World Wide Web，WWW）是一种建立在 Internet 上的全球性、交互的、动态的、多平台、分布式信息系统网，是一个基于超文本方式的信息检索工具。对 WWW 的访问是通过一种称为浏览器（Browser，Web 浏览器，如 IE）的软件来实现的。无论用户所需的信息在什么地方，只要浏览器为用户检索到之后，就可以将这些信息呈现在用户的计算机屏幕上。由于 WWW 采用了超文本链接，用户只需轻轻单击鼠标，就可以很方便地从一个页面跳转到另一个页面。

在 WWW 上有各种互动性强、精美丰富的多媒体信息资源。借助浏览器可以在 WWW 中进行几乎所有的 Internet 活动。它是 Internet 上最方便和最受欢迎的信息浏览方式，如在新浪（www.sina.com）、搜狐（www.sohu.com）等网站上浏览各种信息。网站向网民提供信息服务，所以把网站称为 Internet 内容提供商，即 ICP（Internet content provider）。

（2）电子邮件服务

用户先向 Internet 服务提供商申请一个免费或收费电子邮箱，再使用电子邮件客户端程序（如 Outlook Express），这样用户就可以在 Internet 上发送、接收和管理电子邮件了。

（3）文件传输服务

文件传输（FTP）可以在两台远程计算机之间进行。网络上存在着大量的共享文件，获得这些文件的主要方式就是使用 FTP。

（4）搜索引擎服务

搜索引擎（search engines）是一个对 Internet 上的各种信息资源进行搜集整理，然后供用户查询的系统，它是一个为用户提供信息检索服务的网站。搜索引擎使用专用程序把 Internet 上的所有信息进行归类，以帮助人们在茫茫网海中搜寻到所需要的各种信息。搜索引擎也是我们目前得知新网站最主要的途径。

（5）网上聊天服务

可以进入提供聊天室的服务器，与世界各地的人通过键盘、音频、视频等多种方式进行实时交谈，如现在大家常用的微信聊天。

（6）BBS 服务

电子公告板（bulletin board system，BBS）是 Internet 较早的功能之一。顾名思义，其早期只是发表一些信息，如股票价格、商业信息等，并且只能是文本形式。目前，BBS 主要为用户提供一个交流意见的场所，能提供信件讨论、软件下载、在线游戏、在线聊天（不包含音频和视频）等多种服务。利用远程登录可以登录 BBS。

其他常用的服务还有远程登录（在 Internet 上，可以将一台计算机作为另一台主机的远程终端，此服务称为远程登录服务）、新闻组、电子商务、视频点播、网络游戏、远程医疗、远程教育等。Internet 上提供的服务大多基于客户机/服务器方式进行工作。

6.2.3　Internet 的组成

Internet 是通过分层结构实现的，分为物理网、协议、应用软件和信息 4 层。

1）物理网：实现 Internet 通信的基础，它的作用类似于现实生活中的交通网络，像一个巨大的蜘蛛网覆盖着全球，而且在不断延伸。

2）协议：在 Internet 上传输的每个信息至少遵循 3 个协议，即网际协议（IP）、传输控制协议（TCP）和应用程序协议。每个应用程序都有自己的协议，负责将网络传输的信息转换成用户能够识别的信息，如 SMTP、FTP、HTTP 等。

3）应用软件：实际应用中，通过一个个具体的应用软件与 Internet 打交道。每个应用软件的使用都代表着要获取 Internet 提供的某种网络服务。例如，通过 WWW 浏览器可以访问 Internet 上的 Web 服务器，获取图文并茂的网页信息。

4）信息：没有信息资源，网络就没有任何价值。信息在网络世界中好比货物在交通网中一样，修建公路（物理网）、制定交通规则（协议）和使用各种交通工具（应用软件）的目的都是运送货物（信息）。

6.2.4 IP 地址和域名

1. Internet 采用的协议

Internet 采用 TCP/IP，Internet 能够在短短的几十年发展成为当今最大的国际计算机互联网络，在很大程度上归功于它所采用了 TCP/IP。

2. IP 地址与端口

（1）IP 地址

电话号码是我们每个人都很熟悉的，它在整个电话网中是唯一的，其作用是标识世界范围内电话网中的每部电话。我们通过电话号码可以呼叫电话网中的任何一部电话。同样，在 Internet 中，计算机之间相互通信，也需要区别网络中的每台主机。在 Internet 中使用的通信协议是 TCP/IP，其中，IP 是网际协议，负责数据在网上的传递。IP 要求 Internet 上的每个结点主机要有一个统一格式的逻辑地址作为其主机在 Internet 上的标识，这个逻辑地址称为符合 IP 的地址，简称 IP 地址（或称为 Internet 地址）。Internet 中的每台主机均有一个唯一的 IP 地址，而全世界的网络也通过此地址相互通信。

在 Internet 中，一台计算机可以有一个或多个 IP 地址，就像一个人可以有多个通信地址一样，但两台或多台计算机却不能共用一个 IP 地址。如果有两台计算机的 IP 地址相同，则都将无法正常工作。由于 IP 地址是一种逻辑地址，而不是设备的物理地址，所以它的分配与硬件无关。IP 地址只是用来标识主机与网络的连接，而非主机本身。一台计算机在网络上的位置发生改变，其 IP 地址也需要随之改变。

目前使用的 IP 协议版本有 IPv4 和 IPv6。IP 地址由网络号（网络地址）和主机号（主机地址）两部分组成，其中网络号标识一个网络，而主机号标识这个网络中的一台主机。IP 地址用网络号和主机号来表示，目的是便于寻址，即先找到网络号，再在该网络中找到主机。

根据 IPv4 标准，IP 地址由 32 位二进制数组成。每 8 个二进制数为一个字节段，共分为 4 个字节段。IP 地址习惯用十进制数表示，每个字节段间用英文圆点“.”分隔。例如，32 位的 IP 地址：11001010　11001110　11101100　01101001 可以写成 202.206.236.105。用十进制数表示的 IP 地址易于理解和记忆，被称为“点分十进制表示法”，格式为 w.x.y.z，其中，w、x、y、z 分别为一个 0～255 的十进制整数，而 0 和 255 还有特定的含义。

IP 地址又分为 5 类：A 类、B 类、C 类、D 类和 E 类。

1）A 类地址最高字节代表网络号，后 3 个字节代表主机号，适用于主机数多达 1700 万台的大型网络。A 类 IP 地址范围为 1.0.0.1～126.255.255.254。

2）B 类地址一般用于中等规模的地区网管中心，前两个字节代表网络号，后两个字节代表主机号。B 类地址范围为 128.0.0.1～191.255.255.254。

3）C 类地址一般用于规模较小的局域网，C 类地址前 3 个字节代表网络号，最后一个字节代表主机号，第 1 个字节段的数值范围为 192～223。例如，IP 地址 202.206.236.105 就为 C 类地址，其主机号为 105。我国大部分网络使用 C 类地址。

4）D 类地址用于在 IP 网络中的组播（multicasting，又称多目广播）。D 类地址的前 4 位恒为 1110。其中，预置前 3 位为 1，意味着 D 类地址开始于 128+64+32=224。第 4 位为 0，意味着 D 类地址的最大值为 128+64+32+8+4+2+1=239。因此，D 类地址空间的范围是 224.0.0.0～239.255.255.254。

5）E 类地址保留作研究之用，因此 Internet 上没有可用的 E 类地址。E 类地址的前 4 位恒为 1，因此有效的地址范围是 240.0.0.0～255.255.255.255。

IP 地址中有一些特殊的地址，它们都有其特定的作用。例如，IP 地址 0.0.0.0 用于启动后不再使用的主机；以 0 作为网络号的 IP 地址代表当前网络号；所有以 127 开头的地址都保留作回路（loopback）测试；全部由 1 组成的地址代表内部网络上的广播。

所有的 IP 地址都由 Internet 网络信息中心分配。目前，全世界共有 3 个网络信息中心：INTERNIC 负责美国及其他地区；RIPENIC 负责欧洲地区；APNIC 负责亚太地区。网络信息中心只负责分配 IP 地址的网络号，而 IP 地址中的主机号则由申请单位自己负责分配。

随着 Internet 的迅速发展，新版协议 IPv6 也在逐渐使用并普及。因为 IPv4 定义的有限 IP 地址空间（IPv4 能容纳 43 亿个地址）将被耗尽，IP 地址空间的不足必将妨碍 Internet 的进一步发展。为了扩大 IP 地址空间，通过 IPv6 重新定义 IP 地址空间。在 IPv6 中，IP 地址由 128 位二进制数组成，几乎可以不受限制地提供 IP 地址。据测算，整个地球的每平方米面积上可分配 1000 多个 IP 地址。

（2）端口

如果把 IP 地址比作一座房子，端口就是出入这座房子的门。一座房子可以有多个门，而一个 IP 地址的端口可以有 65536 个。端口是通过端口号来标识的，端口号只有整数，范围是 0～65535。

Internet 服务有多种，如 WWW 服务、FTP 服务、SMTP 服务等。这些服务完全可以通过一个 IP 地址上的主机来实现，但是，还需要分清服务种类，于是主机用"IP 地址+端口号"来区分不同的服务。

使用 TCP/IP 的网络都用知名的 1～1023 的端口号。这些知名端口号由专门机构（IANA）来管理。其中，80 端口分配给 WWW 服务，21 端口分配给 FTP 服务，53 端口分配给 DNS 服务，25 端口分配给 SMTP，110 端口分配给 POP3 等。

3. 域名

IP 地址是用数字来表示主机的地址，很显然是不容易记忆的。为了便于理解、记忆和交流主机的地址，要用字母缩写来代表 IP 地址，这就是域名，如 bbs.tsinghua.edu.cn。但在 Internet 内部是以 IP 地址区分某台计算机而不是使用域名，因此还要用一个称为域名服务器（domain name server，DNS）的设备完成域名到 IP 地址的翻译（域名解析）工作。但要注意，域名和 IP 地址的关系并非一一对应。注册了域名的主机一定有 IP 地址，但不一定每个 IP 地址都在域名服务器中注册域名。

域名是主机拥有者起的名字，但它必须得到上一级域名管理机构的批准。国际互联网络信息中心（INTERNIC）和各地的 NIC（network information center）是负责管理域名的机构。与邮政通信中使用国家、城市、街道、门牌号码表示地址的方法类似，域名也采用分层式的管理方式。某一层的域名只需向其上一层的域名服务器注册即可，而该层以下的域名则由该层自行管理。

域名按地理域或机构域进行分层，各层用英文圆点隔开，一个完整的域名由若干个层段（一般不超过 5 个）组成。每个层段都有一定的含义，一般由英文 26 个字母、10 个阿拉伯数字及连接符"-"构成，而且不区分字母的大小写。域名从右到左依次为最高域名层段、次高域名层段等，最左边的一个层段为主机名。域名中的最后一个域名层段（最高域名层段）一般为顶级域名层段。域名可以表示为"主机名.单位名.网络名.顶级域名"。例如，在 bbs.tsinghua.edu.cn 域名中，顶级域名为 cn（代表中国），次高域名为 edu（代表中国教育和科研计算机网），最后一个域名为 tsinghua（代表清华大学），主机名为 bbs。

顶级域名分为两大类：机构性顶级域名和地理性顶级域名。为了表示主机所属机构的性质，Internet 管理机构给出了 14 个机构性顶级域名，它们一般由国外公司负责管理。一般美国直接使用 14 个机构性顶级域名，而大多数美国以外的域名一般使用地理性顶级域名。14 个机构性域名分别是 com（商业机构）、edu（教育科研机构）、gov（非军事性的政府机构）、mil（军事机构）、net（网络机构）、org（非营利组织）、int（国际性机构，主要指北约）、firm（商业或公司）、nom（个人）、web（与 WWW 有关的实体）、store（商场）、arc（消遣性娱乐）、arts（文化娱乐）、info（信息服务）。

为了适应 Internet 的发展，后来又增加了表示国家和地区的顶级域名。用两个字母（ISO 组织规定的国别代码或地区代码）来表示国家或地区，属于地理性顶级域名，它们一般由各个国家或地区负责管理。常见的地理性顶级域名有 cn（中国）、nz（新西兰）、us（美国）、uk（英国）、fr（法国）、au（澳大利亚）、ca（加拿大）、de（德国）、in（印度）、ru（俄罗斯）、jp（日本）、sg（新加坡）、ch（瑞士）、br（巴西）、it（意大利）等。

6.2.5　Internet 在中国

1．Internet 在中国的发展

Internet 是世界上影响最大、用户最多、信息资源最丰富的计算机网络系统，其发展速度之快、影响之深远是前所未有的，在中国也不例外。我国与 Internet 的连接和使用可以分为两个阶段。

第 1 阶段为非正式的连接。从 1986 年到 1994 年 4 月，国内一些单位和个人或者以电子邮件方式使用 Internet，或者通过与国外某个 Internet 子网上的结点连接而作为该子网的一部分，享用 Internet 服务。在这个阶段我国没有独立的域名服务。

第 2 阶段为完全的 Internet 连接，提供 Internet 的全部功能。从 1994 年 4 月起，中国科学院主持建设的"中关村地区教育与科研示范网络 NCFC"（National Computing & Networking Facility of China），经过几年的建设，用 64Kb/s 专线开通了国际通道，正式以独立子网的形式与 Internet 相连接。在 NCFC 上建立了代表中国的最高层域名（cn）服务器，正式向 Internet 注册，被允许对 Internet 进行全功能访问及进入 Internet 骨干网 NSFnet。至此，中国正式进

入 Internet。NCFC 的建成不仅实现了国家正式入网，而且培养了用户，拉开了我国网络事业的序幕。

自此，我国网络建设蓬勃发展。1994 年 8 月 31 日，国家邮电部电信总局与美国 Sprint 公司签订了经 Sprint LINK 与 Internet 互联的协议。首期在北京和上海设立路由器结点，通过专线与 Internet 互联。1994 年 9 月 20 日，北京化工大学与日本东京理科大学联网成功，通过东京理科大学的主机正式加入 Internet 中。我国的 Internet 由十大互联网络组成，也可称为十大 Internet 服务提供商。它们是中国科技网（CSTNet）、中国教育和科研计算机网（CERNet）、中国公用计算机互联网（ChinaNet）、中国网通高速带宽互联网（CNCNet，网通控股）、宽带中国 China169 网（网通集团）、中国移动互联网（CMNet）、中国联通互联网（UNINet）、中国国际经济贸易互联网（CIETNet）、中国长城互联网（CGWNet）、中国卫星集团互联网（CSNet）。

2. 中国教育和科研计算机网

中国教育和科研计算机网（China Education and Research Network，CERnet）是由教育部主持建设和管理的全国性教育和科研计算机互联网络。CERnet 的总体建设目标是利用先进的计算机技术和网络通信技术，把全国大部分高等学校连接起来，推动这些学校校园网的建设和信息资源的交流，与现有的国际学术计算机网络互联，使 CERnet 成为中国高等学校进入世界科学技术领域的快捷方便入口，同时成为培养面向世界、面向未来的高层次人才、提高教学质量和科研水平的重要的基础设施。

CERnet 是一个包括全国主干网、地区网和校园网在内的 3 级层次结构的计算机网络。其结构包括：连接 8 个地区网络的全国主干网和国际联网；全国网络中心、10 个地区网络中心和若干地区网点；功能齐备的网络管理系统，丰富的网络应用资源和便利的资源访问手段。CERnet 的网络中心建在清华大学，地区网络中心分别设在北京、上海、南京、西安、广州、武汉、成都、沈阳 8 个城市的北京大学和北京邮电大学、上海交通大学、东南大学、西安交通大学、华南理工大学、华中理工大学、电子科技大学、东北大学。

CERnet 逐步为用户提供丰富的网络应用资源，例如：国内外通达的电子邮件服务；提供查询网络用户信息的网络目录服务；文件访问和共享服务；图书科技查新服务；具有丰富学科信息资源的电子新闻服务；能够帮助用户查询、获取并组织信息的信息发现服务；远程高速信息服务和计算服务；远程计算机教育；远程计算机协同工作；教育和科研管理信息服务等。CERnet 的主要信息资源如下。

主页地址：www.edu.cn。

FTP 服务器：ftp.cernet.edu.cn。

Gopher 服务器：gopher.cernic.net。

WWW 服务器：www.cernet.edu.cn（或 www.cernet.net）。

NEWS 服务器：news.cernet.edu.cn。

3. 中国公用计算机互联网

1995 年 4 月，国家邮电部投资建设国家公用计算机互联网（ChinaNet）。作为首期工程，北京、上海结点在 1995 年 6 月 28 日开通，经由 Sprint 公司的路由器进入 Internet，为社会公众提供各种 Internet 服务。1996 年 ChinaNet 2 期工程建设完成，建成了全国的 Internet 骨干网，包括 8 个网络中心和 31 个网络结点，覆盖全国 30 个省、自治区、直辖市。通过 ChinaNet 的灵活接入方式和遍布全国各城市的接入点，用户可以方便地接入 Internet，享用 Internet 上的丰富资源和各种服务。用户可以通过专线（DDN 数字专线或模拟专线）、帧中继、分组交换、电话拨号等方式接入 ChinaNet。

继美国提出信息高速公路计划之后，世界各地掀起信息高速公路建设的热潮，中国迅速做出反应。1994 年年初，中国正式启动了国民经济信息化的起步工程"三金工程"，即金桥工程、金关工程和金卡工程。"三金工程"的目标，是建设中国的"信息准高速国道"。

6.3 Internet 常用接入方式

用户要想知道什么是接入，必须先了解 ISP（Internet service provider）。ISP 是 Internet 服务提供商的简称。由于租用数据专线直接连到 Internet 主干线需要很高的费用，一般用户负担不起。所以一些商业机构先出资架设或租用某一地区到 Internet 主干线路的数据专线，把位于本地区的某台计算机与 Internet 主干线相连，这台计算机就称为 Internet 接入服务器。这样，本地区的用户就可以通过便宜的电话拨号或其他接入方式进入 Internet 接入服务器，然后通过它间接地接入 Internet。提供这种服务的商业机构就称为 Internet 服务提供商，即 ISP。ISP 提供的 Internet 接入方式有多种，如表 6-1 所示。目前个人用户接入 Internet 的方式一般有电话拨号、ADSL、LAN 和社区专用宽带，现在大多家庭用户在使用 ADSL 和社区专用宽带。

表 6-1 Internet 常用的接入方式

接入方式	速度	特点	适用用户	价格
电话拨号	56Kb/s	方便、速度低	个人和临时	低
ADSL	512Kb/s～8Mb/s	速度较快	个人和小企业	较低
LAN	10～100Mb/s	速度较快	个人和小企业	较低
ISDN	128Kb/s	较方便、速度低	个人	低
Cable Modem	8～48Mb/s	速度快	个人和小企业	较低
DDN	128Kb/s～8Mb/s	速度较快	企业用户全功能	较高
光纤	≥100Mb/s	速度快、稳定	大中型企业全功能	高

如果用户所在的单位或者社区已经建成了局域网并与 Internet 相连接，而且在用户的计算机位置布置了局域网信息插座的话，就可以使用局域网接入 Internet。

通过局域网接入 Internet 时，用户的计算机必须配有网卡（10/100Mb/s），另外用户还要准备一条网线（双绞线）。在关机状态下，将网线的一端（称为 RJ-45 头）插入计算机网卡的 RJ-45 接口中，另一端插入局域网信息插座中，硬件的连接就完成了。

接入 Internet 的计算机都有唯一的 IP 地址。IP 地址由 ISP 提供，主要通过两种方式给用户分配 IP 地址。一种是静态设置，给每台计算机分配固定的 IP 地址，用户手动设置计算机的 IP 地址、子网掩码、网关和 DNS。学校的服务器和机房固定设备大多采用这种分配方式，便于网络监管。另一种是自动分配，网络中有专用的 DHCP 服务器。DHCP 是一个局域网网络协议，使用 UDP 工作，自动分配 IP 地址给用户。用户无须记录和设置 IP 地址、子网掩码、默认网关和 DNS 服务器，只需设置为自动获取 IP 地址。针对公共场所的流动设备和家庭用户多采用该方式，用户使用简单方便，ISP 管理高效便捷。

在 Windows 10 中，设置 IP 地址的操作步骤如下。

单击"开始"→"设置"按钮，打开"设置"窗口，选择"网络和 Internet"选项，打开"网络和 Internet"窗格，选择"状态"选项，打开如图 6-7 所示的窗格，单击"高级网络设置"组中的"更改适配器选项"按钮，打开"网络连接"窗口。接着右击"以太网"图标，在弹出的快捷菜单中选择"属性"选项，弹出"以太网 属性"对话框。在该对话框中选择"Internet 协议版本 4（TCP/IPv4）"选项。单击"属性"按钮，弹出"Internet 协议版本 4（TCP/IPv4）属性"对话框，如图 6-8 所示。

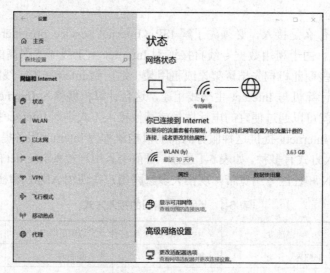

图 6-7　"状态"窗格

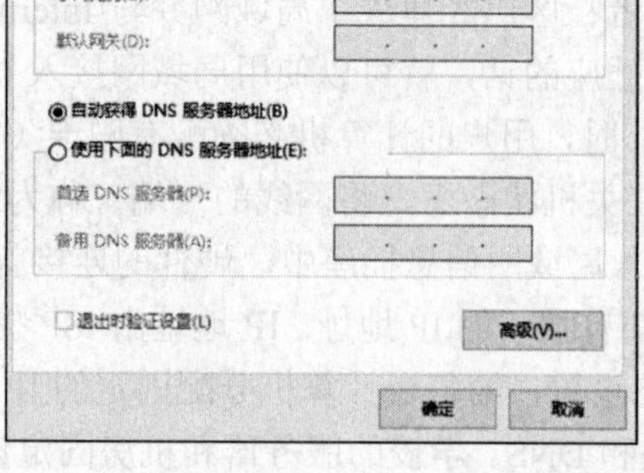

图 6-8　"Internet 协议版本 4（TCP/IPv4）属性"对话框

接下来进行 IP 地址的具体配置，主要有以下两种情况。

如果 ISP 没有提供 IP 地址、子网掩码、默认网关、DNS 服务器等具体参数，则多数情况下使用自动分配 IP 的方式，用户只需在图 6-8 所示的"Internet 协议版本 4（TCP/IPv4）属性"对话框中，选中"自动获得 IP 地址"和"自动获得 DNS 服务器地址"单选按钮。一般情况下，Windows 10 操作系统默认自动获得 IP 地址，无须用户修改。现实中大多数网络接入采用自动获取方式，无须进行网络设置，这就是大家平时不用设置 IP 地址的主要原因。

如果 ISP 提供 IP 地址、子网掩码、默认网关、DNS 服务器等具体参数，则需要使用指定的 IP 地址。选中"使用下面的 IP 地址"单选按钮，在文本框中输入指定的 IP 地址、子网掩码和默认网关，再选中"使用下面的 DNS 服务器地址"单选按钮，在相应的文本框中输入指定的 DNS 服务器地址，单击"确定"按钮即可完成设置。

用户若是想查看 IP 地址，可以右击任务栏右侧的无线连接图标，在弹出的快捷菜单中选择"打开'网络和 Internet'设置"选项，打开如图 6-7 所示的窗格。窗格中会显示当前网络的连接状态，这里显示的是 WLAN，说明使用的是无线局域网。接着单击"属性"按钮，打开如图 6-9 所示的窗口，可以看到 IP 地址、DNS 服务器等信息。

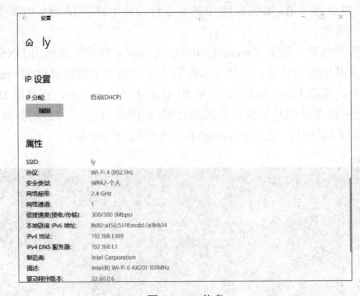

图 6-9　IP 信息

注意：为了可以随机分配临时的 IP 地址，局域网服务器必须安装配置动态主机配置协议（dynamic host configure protocol，DHCP）。

6.4　诊断网络故障的简单命令

1. ipconfig 命令

ipconfig 命令可用于显示当前的 TCP/IP 属性的设置值，这些信息一般用来检验人工设置的 TCP/IP 属性是否正确。ipconfig 命令可以让用户了解自己的计算机是否成功地获得了一个

IP 地址，如果已经获得则可以了解它目前分配到的具体 IP 地址。了解计算机的 IP 地址、子网掩码和默认网关实际上是进行网络测试和故障分析的必要条件。

当使用 ipconfig 命令不带任何参数时，那么它显示当前用户计算机的 IP 地址、子网掩码和默认网关值。具体操作如下。

1）在任务栏中的搜索框中输入"CMD"命令，按 Enter 键即可打开如图 6-10 所示的"命令提示符"窗口。

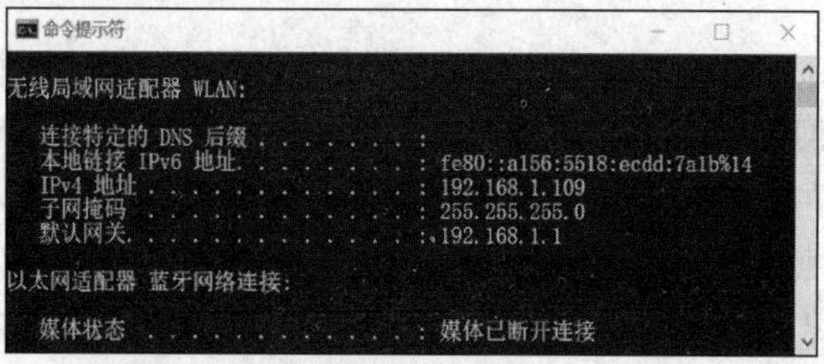

图 6-10　"命令提示符"窗口

2）在命令提示符">"之后输入"ipconfig"，按 Enter 键，则显示当前用户计算机的 IP 地址、子网掩码和默认网关值，如图 6-10 中的后 3 行为使用静态 IP 地址时所得到的 IP 地址、子网掩码和默认网关值。

当使用"all"参数时（输入"ipconfig/all"），ipconfig 命令能显示出 DNS 和 WINS 服务器是否已配置以及其他附加信息，并且显示内置于本地网卡中的物理地址（physical address，以太网的物理地址，简称 MAC 地址）。如果 IP 地址是自动获得的，将显示 DHCP 服务器的 IP 地址和 IP 地址的获得日期及其预计失效的日期。如图 6-11 所示为自动获得 IP 地址和自动获得 DNS 服务器 IP 地址时，使用 ipconfig/all 命令所得到的结果。

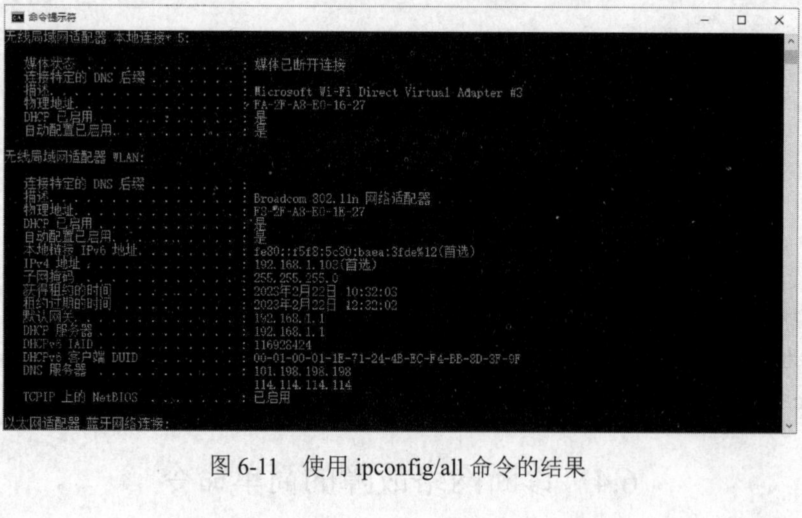

图 6-11　使用 ipconfig/all 命令的结果

2. ping 命令

ping 是最基本的检查网络是否正常连接的工具命令，用于确定本地主机与另一台主机连接是否正常。它的使用方法与 ipconfig 命令基本一样，只是 ping 命令后面一般总是有 IP 地址或域名。根据反馈的信息可以推断 TCP/IP 参数是否正确，以及运行、连接是否正常。如果反馈的信息中有 4 行 "Reply from …"，则表明 "有应答"，属于连接正常；如果反馈的信息中有 4 行 "Request timed out"，则表明 "无应答"，属于连接不正常。常见的使用场合如下。

1）ping 127.0.0.1。这个命令用于测试 TCP/IP 是否正常运行。如果无应答表示 TCP/IP 的安装或运行存在某些最基本的问题。

2）ping 本机 IP 地址。这个命令用于检查用户自己计算机配置的 IP 地址是否正常，自己的计算机始终都应该对 ping 命令做出应答。如果没有，则表示本地配置或安装存在问题。出现此问题时，局域网用户先断开网络，然后重新发送该命令。如果网络断开后本命令正确，则表示另一台计算机可能配置了相同的 IP 地址。

3）ping 局域网内的其他 IP 地址。这个命令用于检查局域网中的其他计算机。如果收到应答，表明本地网络中的网卡和载体运行正确；如果没有收到应答，表示子网掩码不正确或网卡配置错误或电缆系统有问题。

4）ping 网关 IP 地址。这个命令用于检查局域网中的网关设置是否正常。如果有应答，则表示正常。

5）ping 远程 IP 地址。这个命令用于检查远程 IP 地址上的计算机是否可以接通并访问。如果有应答，表示成功使用了默认网关并且已经接通。对于拨号上网用户则表示能够访问 Internet（但不排除 ISP 的 DNS 有问题），如 ping 202.205.11.70。但是需要注意的是，有的远程 IP 地址禁止 ping 命令的使用。

6）ping 网址。这个命令用于检查网站（如 www.hebnetu.edu.cn、www.edu.cn）的 DNS 服务器是否正常。如果收到应答（其中有该网站的 IP 地址），则表示该网站的 DNS 服务器的 IP 地址设置正确和该网站的 DNS 服务器没有故障（对于拨号上网的用户，一般不需要设置 DNS 服务器）。如果无应答，则表示该网站的 DNS 服务器的 IP 地址设置不正确或该网站的 DNS 服务器有故障。

如果使用上面所列出的 ping 命令时，都有应答，那么用户的计算机进行本地和远程通信的功能基本上就可以实现了。但是，并不表示所有的网络设置都没有问题，如某些子网掩码错误就可能无法用这些方法检测到。

6.5　WWW 与 IE 浏览器

6.5.1　WWW 的基本概念

1. 超文本与 HTML

平时我们所说的文本是指可见字符（字母、数字、汉字、符号等）的有序组合，它是一种普通文本。超文本（hypertext）是超级文本的简称，是一种电子文档、一种全局性的信息结构。它将文档中的不同部分通过关键字建立链接，使信息得以用交互方式搜索。超文本允许从当前阅读位置直接切换到超文本链接所指向的对象。

普通文本是一种顺序文本，我们在阅读顺序文本时只能按照文本本身的顺序进行浏览，如果想在多个文本之间进行切换比较困难。然而人类的思维模式并不是固定不变的，而是开放式的、联想式的、跳跃式的。例如，看到 "夏天" 一词，不同的人或同一人在不同的时间、地点所产生的联想是千差万别的。例如，夏天→游泳→大海→鱼→吃饭→餐具→瓷器→景德镇，夏天→炎热→电风扇→空调→工资→工作→上学→家乡→爬山。

从以上例子可以看出，人的思维是非常活跃的。如果信息也按非线性联想跳跃结构进行组织，将有助于提高人们获取信息和处理信息的效率。超文本技术就是一种基于人类联想式思维的信息处理技术。它使得文本不再像一本书一样是固定的顺序，而是可以从一个位置跳到另一位置。超文本其实就是一些和其他数据具有链接关系的信息。我们可以把超文本比作一本百科全书。假设读者正在阅读百科全书中有关"树"的条目，在条目的末尾，读者可以看到这样一句话：如果想要获得相关的信息，请参见"植物"。其实，这最后一句就是一个链接，它将"树"和"植物"链接到了一起。当然，这只是一个比较形象的例子。利用超文本技术，可以在文档的任何位置建立大量的链接，这种超文本中的链接称为超链接（hyperlink）。

超文本通常使用超文本标记语言书写。HTML 是超文本标记语言（hyper text markup language）的缩写，在 WWW 中用来描述超媒体文本的格式和内容，是编写超媒体文本的语言，也称网页编写语言。

2. Web 页与浏览器

目前，WWW 是 Internet 上应用最为广泛的服务。WWW 的核心技术就是 Web 技术，以超文本为基础。Web 允许用户通过跳转或"超链接"从某一页跳到其他页。如果把 Web 看作一个巨大的图书馆，一个 Web 结点就像一本书，而 Web 页（web page，习惯称"网页"）则是书中的某一页。Web 页是以图形界面和超链接形式组织相关内容的页面窗口。多个 Web 页有机地组织起来就构成了一个 Web 站点（其实就是大家习惯说的"网站"）。Web 页可以包含文字、图像、动画、声音等信息，并且可以存放在全球任何地方的计算机中。Web 页是互相链接的，单击超链接的文本或图形就可以链接到相应页面。计算机一旦与 Web 链接，就可以使用相同的方式访问全球任何地方的信息，而不用支付额外的"长距离"链接费用或受其他条件的制约。

对 WWW 的访问是通过一种称为浏览器（browser）的软件来实现的。浏览器（又称 Web 浏览器）是用户浏览网页时使用的客户端软件，Microsoft 公司的 IE（Internet Explorer）浏览器是当今使用非常广泛的 WWW 浏览器之一。

3. 统一资源定位器

大家都知道，在个人计算机中查找某个文件需要指明路径。同样，在 WWW 中浏览 Web 也应该有一种机制保证准确定位，这就是所谓的统一资源定位器（uniform resource locator，URL），也就是大家俗称的网址或 URL 地址。Web 上所能访问的资源都有一个唯一的 URL。URL 是一个简单的格式化字符串，包括所用的服务类型（访问协议）、主机（服务器）IP 地址或域名、端口号、资源在主机上的路径名。通过 URL 可以访问 Internet 上任何一台主机及主机上的文件夹和文件。

URL 的一般格式如下。

<服务类型://><主机 IP 地址或 www.域名>[:端口号]/[资源在主机上的路径名]

以上格式中，<　>表示必选项，[　]表示可选项。

在 Internet 上提供资源服务的类型有很多种，每种服务类型都有自己的协议。在用 Internet 浏览器浏览网上的资源时，需要告诉浏览器访问哪一类资源，也就是先告知浏览器要用哪种协议。例如，http 代表超文本传输协议，它告诉浏览器要访问 WWW 服务器的资源。HTTP 协议是一般用户使用最多的协议，该协议是系统默认的协议，允许用户输入时省略，而系统会自动加上。此外，每种访问协议都有一个默认的网络端口号。例如，HTTP 协议的默认端口号是 80。如果使用默认端口号，在 URL 中可以省略。服务类型和 URL 格式如表 6-2 所示。

表 6-2　服务类型和 URL 格式

服务类型	协议名称	示例
超文本传输	HTTP	http://www.hebnetu.edu.cn:80
文件传输	FTP	ftp://202.206.236.10:21
新闻组	NEWS	news://news.xinhua.org
远程登录	TELNET	telnet://www.w3.org:23

6.5.2　IE 的基本应用

接入 Internet 后，用户就可以通过浏览器来浏览 Internet 上的内容了。浏览器通常支持多种协议，用户利用它不仅可以访问 Web 页，还可以收发电子邮件，阅读新闻或从 FTP 服务器下载文件等。浏览器有多种版本，下面将主要介绍 Internet Explore 的功能和使用方法。

1. 打开网页

（1）通过地址栏

在地址栏中输入网页的网址，然后按 Enter 键即可打开该网页。例如，输入"新浪网"的网址"http://www.sina.com.cn"。系统默认用户使用的协议是 HTTP，所以当用户要输入以"http://"开头的网址时，可以省略这一部分，直接输入后面的部分即可。另外，有时也可以省略 www，所以要打开"新浪网"，在地址栏输入"sina.com.cn"，按 Enter 键即可。

地址栏支持"自动完成"功能。如果用户以前在地址栏中输入过某网址，则输入该网址的部分字母后，地址栏的下面将出现与之匹配的网址下拉列表，从中找到所需要的网址，单击它即可打开相应的网页。也可以单击地址栏右侧的下拉按钮打开网址下拉列表，单击其中的某个网址即可打开相应的网页。

（2）利用标准按钮栏

具体操作步骤如下。

1）单击"后退"按钮，可以快速返回本窗口以前浏览过的某个网页。

2）单击"前进"按钮，可以快速进入下一个浏览过的网页，是"后退"的逆过程。

3）单击"主页"按钮，可以快速打开用户设置的主页。

4）单击"查看收藏夹、源和历史记录"按钮，选择"历史记录"选项卡，可以在功能区从最近访问过的网址列表中选择一个网页打开。

（3）使用收藏夹

单击"收藏夹"选项卡，打开"收藏夹"列表，单击其中的某网址就可以快速打开相应的网页。

2. 将网页中的信息复制到文档

在网页中选中要复制的信息（可能是一部分，也可能是整页），执行"复制"命令。打开要放置信息的文档（如 Word 文档），执行"粘贴"命令，即完成信息的复制。

3. 网页中的图片处理

在网页中找到某个图片，右击该图片，在弹出的快捷菜单中将出现有关该图片的操作。选择"图片另存为"选项可以将图片存到某个位置；选择"电子邮件图片"选项可以将图片作为电子邮件的附件发送给某个用户；选择"打印图片"选项可以将图片打印出来；选择"设置为背景"选项可以将图片设置为桌面背景。

4. 保存网页

用户浏览网页时，可能经常需要保存网页上的信息，以便将来脱机浏览或与他人共享。在 IE 窗口选择"工具"→"文件"→"另存为"选项，打开"保存网页"对话框，选择一个保存位置，并在"文件名"文本输入框中输入要保存的名称，如图 6-12 所示。

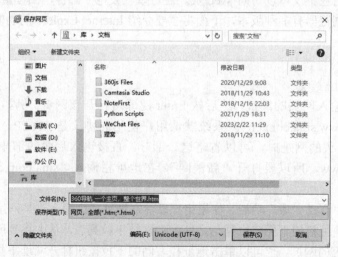

图 6-12 "保存网页"对话框

5. 使用收藏夹

用户可以将自己喜欢或常用网页的链接地址添加到收藏夹，以便快速访问该网页。

（1）把网页的链接地址添加到收藏夹

启动 IE，并打开某个网页，如"新浪网"首页（也可以是其中的某个 Web 页），选择"收藏夹"→"添加到收藏夹"选项，弹出如图 6-13 所示的"添加收藏"对话框，在其中的"名称"文本框中显示出了当前网页的名称，用户也可以把它改成其他容易记忆的名称。

此外，也可以将网页链接地址存放到收藏夹的某个文件夹中。在图 6-13 所示的对话框中，单击"新建文件夹"按钮，将弹出"创建文件夹"对话框，如图 6-14 所示；选择其中的创建位置，再单击"创建"按钮，就将网页的链接地址添加到了收藏夹中。

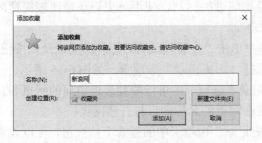

图 6-13 "添加收藏"对话框

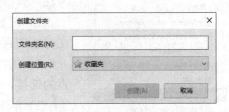

图 6-14 "创建文件夹"对话框

（2）整理收藏夹

整理收藏夹功能可以对创建在收藏夹中的网页链接地址进行整理和归类，便于网页的查找。

1）在 IE 窗口中选择"收藏夹"菜单中的"整理收藏夹"选项，打开如图 6-15 所示的"整理收藏夹"对话框。

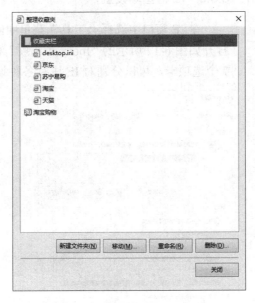

图 6-15 "整理收藏夹"对话框

2）单击"新建文件夹"按钮，在列表中会创建一个新文件夹，重命名后即可使用。

3）在列表中单击要重命名的网页或文件夹，再单击"重命名"按钮或右击，在弹出的快捷菜单中选择"重命名"选项，可以对网页或文件夹重命名。

4）在列表中，单击要删除的网页或文件夹，再单击"删除"按钮，或右击，在弹出的快捷菜单中选择"删除"选项，即可将网页或文件夹删除。

5）可以利用"移动"按钮移动网页的链接地址到某个文件夹，或拖动网页到某个文件夹或某个位置。

6）单击"关闭"按钮，完成收藏夹整理。

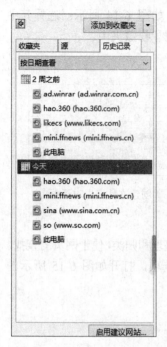

图 6-16　"历史记录"选项卡

6. 使用历史记录

查看以前曾经访问过的网站，使用历史记录是比较简捷的方法，具体方法如下。

1）在 IE 窗口中单击"查看收藏夹、源和历史记录"按钮，在弹出的列表中选择"历史记录"选项卡，如图 6-16 所示。

2）在"历史记录"选项卡中可以看到最近访问的网页和站点的链接，单击某个网页的名称即可打开该网页。

3）单击"历史记录"选项卡中的查看下拉按钮，可以设置"按日期""按站点""按访问次数""按今天的访问顺序"排列"历史记录"中的网页。

4）单击"历史记录"选项卡中的"搜索"按钮，可以在"历史记录"中搜索用户要查找的网页。

6.5.3　IE 的基本设置

在 IE 窗口中选择"工具"菜单中的"Internet 选项"选项，打开如图 6-17 所示的"Internet 选项"对话框。在该对话框中有 7 个选项卡，可以分别对 IE 进行各种设置。

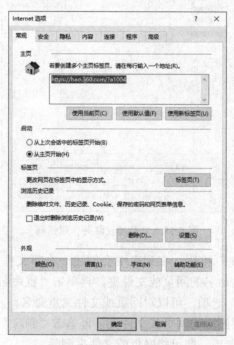

图 6-17　"Internet 选项"对话框

1. 常规设置

1）更改主页。主页是用户打开浏览器时默认进入的页面，每次启动 IE，主页页面最先显示出来。如果用户进入了其他网页，在浏览器窗口标准工具栏上单击"主页"按钮就可以转换到主页。主页设置是在图 6-17 中的"常规"选项卡中进行的,方法有以下 4 种。

① 在"主页"选项组的文本输入框中输入要设置为主页的网址。

② 单击"使用当前页"按钮,将目前打开的网页设置为主页。

③ 单击"使用默认值"按钮,将安装 IE 时第一次设置的主页作为主页。

④ 单击"使用新选项卡"按钮,将空白页设置为主页。

2) 设置 Internet 临时文件。在"常规"选项卡中,还可以设置 Internet 临时文件夹的属性,以便提高以后浏览的速度;删除临时文件夹的内容,可以增加计算机硬盘的可用空间。

3) 指定历史记录的保存天数和清除历史记录。单击"设置"按钮,在弹出的"网站数据设置"对话框中单击"历史记录"选项卡,在"在历史记录中保存网页的天数"选择框中,可以输入历史记录的保存天数(默认为 20)。单击"Internet 选项"对话框的"常规"选项卡中的"删除"按钮,可以清除已有的历史记录。

2. 设置快速浏览网页

通过调整 Internet 的有关选项,可以加快上网浏览网页的速度。

1) 关闭声音、视频、动画和图像内容。由于下载动画、图像等会占用大量的时间从而降低浏览的速度,所以对于只需查看网页中文本信息和文字资料的用户,可以选择不显示网页中的动画、视频、声音和图像等内容。设置方法是在如图 6-17 所示的"Internet 选项"对话框中单击"高级"选项卡,如图 6-18 所示,在此选项卡拖动滚动条找到"多媒体"选择区,取消选中"在网页中的播放动画""在网页中播放的声音""显示图片"复选框即可。这样再次打开网页时,就不再显示动画、声音和视频了。

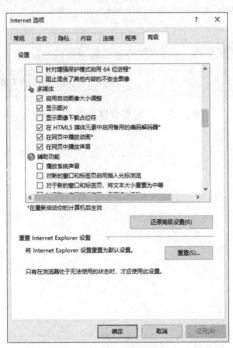

图 6-18　"高级"选项卡

2) 调整硬盘缓冲区大小。使用浏览器浏览网页时,浏览过的网页将保存在一个临时文件夹中，此文件夹作为浏览内容的缓冲区。打开浏览器浏览以前访问过的网站，浏览器将比较缓冲的内容和 Internet 服务器上的内容，如果网站内容没有更新，则不再从服务器下载该网页而是直接从硬盘读取，以加快显示速度。

　　缓冲区的大小决定了可以存放的网页数量。缓冲区越大，可以存放的网页就越多，浏览速度也越快。所以可以把缓冲区设置得大一些，以加快页面的浏览速度。设置缓冲区大小的操作步骤如下。

　　1）在如图 6-17 所示的"Internet 选项"对话框的"常规"选项卡中单击"设置"按钮，打开如图 6-19 所示的"网站数据设置"对话框。

　　2）在"网络数据设置"对话框中设置"使用的磁盘空间（8-1024MB）"选择框，可以调整 Internet 临时文件可使用的硬盘空间。

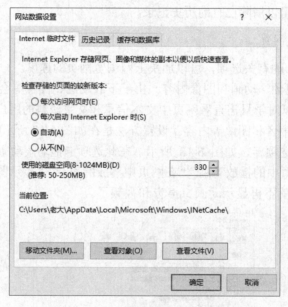

图 6-19　　"网络数据设置"对话框

第 7 章　计算机病毒及网络信息安全

7.1　计算机病毒

迄今，计算机的应用范围愈加广泛，计算机病毒的滋扰也愈加频繁。如何保证数据的安全性，防止计算机病毒的破坏，成为当今计算机研制人员和应用人员所面临的重大问题。

7.1.1　计算机病毒历史

计算机病毒的起源相当早，计算机先驱者冯·诺依曼早在 1949 年在他的一篇论文《复杂自动装置的理论及组织的进行》里，已经描绘出计算机病毒程序的蓝图。不过在当时，绝大部分人无法想象会有这种能自我繁殖的程序。

1983 年 11 月 3 日，弗雷德·科恩（Fred Cohen）博士开发出一种在运行过程中可以进行自身复制的破坏性程序，伦·艾德勒曼（Len Adleman）将它命名为计算机病毒（computer viruses），并在每周一次的计算机安全讨论会上正式提出，8h 后专家们在 VAX11/750 计算机系统上运行，第 1 个计算机病毒实验成功，1 周后又获准进行 5 个实验的演示，从而在实验上验证了计算机病毒的存在。

一般而言，业界都公认 1987 年诞生的 C-BRAIN 计算机病毒是真正具备完整特征的计算机病毒始祖。这个计算机病毒程序由一对经营一家 IBM-PC 及其兼容机商店的巴基斯坦兄弟：巴斯特（Basit）和阿姆杰德（Amjad）所写。由于当地盗拷软件的风气非常盛行，为了防止他们的软件被任意盗拷，他们编写了 Pakistan 计算机病毒，即 Brain。只要有人盗拷他们的软件，C-BRAIN 就会发作，将盗拷者的硬盘剩余空间吃掉。

这个计算机病毒在当时并没有太大的杀伤力，但后来有一些人以 C-BRAIN 为蓝图，制作出一些变种的计算机病毒，而其他新计算机病毒也纷纷出笼，不仅有个人创作，甚至出现不少创作集团（如 NuKE、Phalcon/Skism、VDV）。

1988 年 11 月 2 日发生在美国重要的计算机网络 Internet 上的莫里斯蠕虫事件是一场损失巨大、影响深远的大规模"病毒"疫情。美国康奈尔大学一年级研究生罗特·莫里斯写了一段蠕虫程序。该程序利用 UNIX 系统中的某些缺点，用 Finger 命令查联机用户名单，然后破译用户口令，用 Mail 系统复制、传播本身的源程序，再调网络中的相关程序远端编译生成代码。从 11 月 2 日上午 5 点开始，到下午 5 点已使联网的 6000 多台 UNIX、VAX、Sun 工作站受到感染。虽然莫里斯蠕虫程序并不删除文件，但无限的繁殖抢占了大量时间和空间资源，使许多联网机器被迫停机。直接经济损失在 6000 万美元以上，莫里斯也因此受到了法律的制裁。

在计算机及网络上流行的计算机病毒严重威胁着计算机的安全，研究完善的广谱抗计算机病毒软件和预防技术已成为目前亟待攻克的新课题。

7.1.2 计算机病毒的定义与特性

1. 计算机病毒的定义

追根溯源，计算机病毒中的"病毒"一词是一种借用，来源于生物学。在生物学中，病毒是一种能够寄生于动、植物体，并给动、植物体带来疾病的微生物。今天出现在计算机领域中的计算机病毒是一组人为编写的、通过非授权入侵而隐藏在计算机系统内的可执行程序或数据文件中的特殊计算机程序。它占用系统空间，降低计算机的运行速度，甚至可以破坏计算机系统的程序和数据，造成极大损失。当计算机系统运行时，计算机病毒源代码能把自身精确地复制到其他程序体内来广泛传播，在一定条件下，通过外界的刺激可将隐蔽的计算机病毒激活，破坏计算机系统。

2. 计算机病毒的特性

计算机病毒一般具有如下特性。

1）传染性。传染性是计算机病毒最重要的特征，是判断一段程序代码是否为计算机病毒的依据。计算机病毒可以从一个程序传染到另一个程序，从一台计算机传染到另一台计算机，从一个计算机网络传染到另一个计算机网络，在各系统上传染、蔓延，同时使被传染的计算机程序、计算机、计算机网络成为计算机病毒的生存环境及新的传染源。由于目前计算机网络日益发达，计算机病毒可以在极短的时间内通过 Internet 传遍世界。

2）非授权可执行性。由于计算机病毒具有正常程序的一切特性：可存储性、可执行性。它隐藏在合法的程序或数据中，当用户运行正常程序时，计算机病毒伺机窃取到系统的控制权，得以抢先运行，然而此时用户还认为在运行正常程序，所以此时计算机的效率会大大降低。

3）破坏性。计算机病毒感染系统后，被感染的系统在计算机病毒发作条件一旦满足时，就表现出一定的症状，如屏幕显示异常、系统速度变慢、文件被破坏或删除等。

4）针对性。通常情况下，一种计算机病毒（版本）并不是能传染所有的计算机程序或计算机系统。有的计算机病毒传染磁盘引导区，有的计算机病毒传染可执行文件，有的计算机病毒传染 Apple 公司的 Macintosh 机，有的病毒传染 IBM 的个人计算机等。

5）变种性。计算机病毒在发展、演化过程中可以产生变种，有些病毒能产生几十种变种。

6）潜伏性。计算机病毒在传染计算机系统后，计算机病毒的触发是由发作条件来确定的。计算机病毒一般有一个或者几个发作条件，在发作条件满足前，计算机病毒可能在系统中没有表现症状，不影响系统的正常运行。一旦满足其发作条件或者激活计算机病毒的传染机制，计算机病毒就进行传染。

7.1.3 计算机病毒的结构及分类

1. 计算机病毒的结构

事物自身的结构往往能够决定这一事物的特性，计算机病毒也是这样。计算机病毒本身的特点是由其结构决定的，计算机病毒在其结构上具有共同性。一般来说，计算机病毒包括三大功能模块，即引导模块、传染模块和表现或破坏模块。后两个模块各包含一段触发条件检查代码，当各段检查代码分别检查出传染和表现或破坏触发条件时，计算机病毒才会进行传染、表现或破坏。必须指出的是，不是任何计算机病毒都包括这 3 个模块。

2. 计算机病毒的分类

从已发现的计算机病毒来看，小的计算机病毒程序只有几十条指令，不到上百个字节，而大的计算机病毒程序简直像个操作系统，由上万条指令组成。有些计算机病毒传播很快，并且一旦侵入计算机就立即摧毁系统；而另一些计算机病毒则有较长的潜伏期，感染后 2～3 年甚至更长时间才发作；有些计算机病毒感染系统内所有的程序和数据；有些计算机病毒只对某些特定的程序或数据感兴趣；而有的计算机病毒则对程序或数据毫无兴趣，只是不断自身繁殖，抢占硬盘空间，其他什么都不干。

根据计算机病毒破坏的能力，可以把计算机病毒分为良性计算机病毒和恶性计算机病毒。良性计算机病毒在发作时，仅仅是减少内存、显示图像、发出声音等，除了传染时减少硬盘的可用空间外，对系统没有其他影响；恶性计算机病毒在计算机系统操作中会造成严重的错误，如删除程序、破坏数据、清除系统内存区和操作系统中重要的信息等。

通常我们习惯将计算机病毒按其寄生方式来进行分类，大致可分为 4 类：引导区型计算机病毒、文件型计算机病毒、混合型计算机病毒及计算机宏病毒。

（1）引导区型计算机病毒

直到 20 世纪 90 年代中期，引导区型计算机病毒是最流行的病毒类型，主要通过软盘在 DOS 操作系统里传播。引导区型计算机病毒感染软盘中的引导区，蔓延到用户硬盘，并能感染用户硬盘中的"主引导记录"。一旦硬盘中的引导区被计算机病毒感染，计算机病毒就试图感染每个插入计算机的从事访问的软盘的引导区。

引导区型病毒的感染原理如下：由于计算机病毒隐藏在软盘的第 1 扇区，它可以在系统文件装入内存之前先进入内存，从而就获得对 DOS 的完全控制，这就使它得以传播和造成危害。

（2）文件型计算机病毒

文件型计算机病毒是文件感染者，也被称为寄生计算机病毒。它运行在计算机存储器里，通常情况下感染扩展名为 .com、.exe、.drv、.bin、.ovl、.sys 等的文件。每次它们被激活时，感染文件把自身复制到其他文件中，并能在存储器中保存很长时间，直到计算机病毒再次被激活。目前，有数千种文件型计算机病毒，类似于引导区型计算机病毒，绝大多数文件型计算机病毒活动在 DOS 环境中。然而，也有一些文件型计算机病毒能成功地感染 Microsoft Windows、IBM OS/2 和 Macintosh 环境。

（3）混合型计算机病毒

混合型计算机病毒是有引导区型计算机病毒和文件型计算机病毒两者的特征。

（4）计算机宏病毒

随着 Microsoft 公司 Word 字处理软件的广泛应用和计算机网络尤其是 Internet 的推广普及，计算机病毒家族又出现一种新成员，这就是计算机宏病毒。计算机宏病毒一般是指用 Basic 书写的病毒程序，寄存在 Microsoft Office 文档或模板的宏中。它影响对文档的各种操作，如打开、存储、关闭或清除等。一旦打开这样的文档，计算机宏病毒就会被激活，转移到计算机上，并驻留在 Normal 模板上。此后，所有自动保存的文档都会"感染"上这种计算机宏病毒，而且如果其他用户打开了感染计算机病毒的文档，计算机宏病毒又会转移到其他用户的计算机上。

在计算机病毒历史上，计算机宏病毒是发展最快的计算机病毒，同其他类型的计算机病毒不同，它不特别关联于操作系统，它能通过电子邮件、软盘、Web 下载、文件传输和合作应用很容易地得以蔓延。

7.1.4 常见计算机病毒介绍

1. 冲击波计算机病毒

冲击波计算机病毒（Worm.Blaster）利用 RPC 的 DCOM 接口的漏洞，向远端系统上的 RPC 系统服务所监听的端口发送攻击代码，从而达到传播的目的。

2. 震荡波计算机病毒

震荡波计算机病毒（Worm.Sasser）利用 Windows 平台的 Lsass 漏洞进行广泛传播，开启上百个线程不停攻击其他网上系统，堵塞网络。计算机病毒的攻击行为可让系统不停地倒计时重启。该计算机病毒并不通过邮件传播，而是通过命令使易受感染的机器下载特定文件并运行，来达到感染的目的。特定文件的文件名为 avserve.exe。

3. "爱情后门"计算机病毒

2003 年 2 月 25 日，"爱情后门"（Worm.Lovgate）计算机病毒及 4 个变种（Worm.Lovgate. a/b/c/d/e）初次被截获，该计算机病毒集蠕虫、后门、黑客 3 种攻击手段于一身，通过计算机病毒邮件进行传播，一旦感染计算机后，就会建立一个"后门"，并与外界的操纵者取得联系，使得被感染计算机处于外界的远程控制之中。外界操纵者可以轻易地向本机传送盗窃程序，获得该计算机的密码等资料。对于局域网用户来说，计算机病毒通过一台被感染的计算机迅速传播到整个局域网，最终导致所有计算机用户被外界操纵者控制、网络瘫痪、信息泄露等严重后果。这个计算机病毒对企事业单位的局域网用户危害性极大，在一段时间内大规模泛滥。

4. 劳拉计算机病毒

劳拉计算机病毒（Win32.Xorala）是一种系统计算机病毒，约长 71KB，感染 Windows 95/98/NT/2000/ME/XP 等系统。该计算机病毒是一个.exe 的可执行文件，通过系统文件传播，感染文件运行后会继续感染硬盘上所有其他可执行文件，在被感染的文件中加入计算机病毒体，浪费大量空间，造成反复交叉感染。该计算机病毒在感染时还会消耗大量的系统资源，造成计算机运行速度逐渐变慢，甚至死机。

5. 尼姆达计算机蠕虫病毒

尼姆达（Nimda）计算机蠕虫病毒主要通过电子邮件传播。用户收到带计算机病毒邮件后，邮件的正文为空，似乎没有附件，实际上邮件中嵌入了计算机病毒的执行代码，当用户用 Outlook、Outlook Express（没有安装 Microsoft 公司的补丁包的情况下）收邮件，在预览邮件时，计算机病毒就已经在不知不觉中执行了。计算机病毒执行时会将自己复制到临时目录，再运行临时目录中的副本，而且每次系统启动时，计算机病毒都能被激活。感染该计算机病毒的计算机会不断向 Windows 的地址簿中的所有邮箱发送携带了该计算机病毒的邮件的副本。计算机病毒发作时会导致网络拥塞甚至瘫痪。

6. 特洛伊木马

"特洛伊木马"（Trojan Horse）简称"木马"。完整的木马程序一般由两部分组成：一部分是服务器程序，另一部分是控制器程序。"中了木马"就是指安装了木马的服务器程序，若用户的计算机被安装了服务器程序，则拥有控制器程序的人就可以通过网络控制用户的计算机、为所欲为，这时用户计算机上的各种文件、程序，以及在用户的计算机上使用的账号、密码就无安全可言了。

7. SirCam 计算机蠕虫病毒

SirCam 计算机蠕虫病毒通过电子邮件和文件共享传播，随机将用户硬盘上的文件附加进邮件发送，删除硬盘文件，每次启动都在本机硬盘上写数据，直到塞满硬盘。

8. 新欢乐时光

当用户选择"文件夹选项"，并且选择"显示所有文件"时，便可以在很多目录中看到原先是隐藏的 folder.htt 和 desktop.ini 文件，而且当用户打开原先没有这两个文件的文件夹时在这个文件夹里会自动生成这两个文件，这时用户的计算机很可能被新欢乐时光（Vb.Script）感染了。被计算机病毒感染后，系统运行速度明显下降，偶尔弹出错误消息框，严重的可能导致死机，甚至无法进入系统。

9. QQ 类计算机病毒

QQ 类计算机病毒多为木马型及蠕虫型混合计算机病毒，目的是窃取用户计算机上的密码，有些破坏力强大的计算机病毒会造成很大的威胁，可能导致 Office 软件、任务管理器、注册表编辑器等程序无法使用。该类计算机病毒还会破坏资源管理器，只要用户打开 4 层以上的目录，计算机病毒就会自动关闭资源管理器。该类计算机病毒还会关掉含有"杀毒"字样的窗口，因此会造成无法使用一些反计算机病毒软件及计算机病毒专杀工具、无法登录一些反计算机病毒公司的主页等现象。另外，该类计算机病毒还会修改用户计算机的系统配置，导致用户重启系统时无法进入计算机。

7.1.5　计算机病毒的传染与症状

1. 计算机病毒的传染

计算机病毒之所以称为病毒是因为其具有传染性的本质，传播渠道通常有以下几种。

1）通过软盘。通过使用外界被感染的软盘，如不同渠道来的系统盘、来历不明的软件、游戏盘等，是最普遍的传染途径。由于使用带有计算机病毒的软盘，使机器感染计算机病毒而"发病"，并传染给未被感染的"干净"的软盘。大量的软盘交换，合法或非法的程序复制，不加控制地随便在计算机上使用各种软件，造成了计算机病毒感染、泛滥蔓延的温床。

2）通过硬盘。通过硬盘传染也是重要的渠道，由于带有计算机病毒的计算机移到其他地方使用、维修等，将"干净"的计算机传染并扩散。

3）通过网络。利用网络传播计算机病毒，传染扩散极快，能在很短时间内传遍网络上的计算机。目前，随着计算机普及程度的提高，网络传染已经构成了严重的危害，因此网络已成为目前计算机病毒的主要传播途径。

2. 计算机病毒的症状

从目前发现的计算机病毒来看，主要症状有以下几种。

1）由于计算机病毒程序把自己或操作系统的一部分用坏簇隐藏起来，磁盘坏簇莫名其妙地增多。

2）由于计算机病毒程序附加在可执行程序头尾或插在中间，可执行程序长度增大。

3）由于计算机病毒本身或其复制品不断侵占硬盘空间，可用硬盘空间变小。

4）由于计算机病毒程序的异常活动，硬盘访问也会发生异常。

5）由于计算机病毒程序附加或占用引导部分，系统导引会变慢，或系统不认识硬盘或硬盘不能引导系统等。

6）死机现象增多或系统出现异常动作，如突然死机。

7.1.6　计算机病毒的预防与清除

自从计算机病毒蔓延以来，人们提出许多计算机病毒的防御措施，但这些措施都不尽如人意。实际上，计算机病毒及反计算机病毒技术这两种对立的技术都是以软件编程技术为基础的，所以，计算机病毒及反计算机病毒技术的发展是交替进行、螺旋上升的发展过程。由此可见，在现有的计算机体系结构的基础上，彻底地防御计算机病毒是不现实的。

1. 计算机病毒的预防

一般来说，通过采取技术上和管理上的措施，计算机病毒是完全可以防范的，而用在一定的程序上，这两种方法是相辅相成的。

1）用技术手段预防计算机病毒的传染。采用一定的技术措施，如预防软件、计算机病毒防火墙等，预防计算机病毒对系统的入侵，或发现病毒欲传染系统时，向用户发出警报。"计算机病毒防火墙"这一概念是随着 Internet 及网络安全技术引入的。它的原理是实时"过滤"术，即一是要保护计算机系统不受任何来自"本地"或"远程"计算机病毒的危害；二是要向计算机系统提供双向保护，也防止"本地"系统内的计算机病毒向网络或其他介质扩散。另外，计算机病毒防火墙本身应该是一个安全的系统，能够抵抗任何计算机病毒对其进行的攻击，也不应该对无害的数据造成任何形式的损伤。当应用程序（任务）对文件或邮件及附件进行打开、关闭、执行、保存、发送时，计算机病毒防火墙会首先自动清除文件中包含的计算机病毒之后再完成用户的操作。

2）用管理手段预防计算机病毒的传染。对于计算机管理者应认识到计算机病毒对计算机系统的危害性，制定完善计算机使用的有关管理措施，以预防计算机病毒对单位计算机系统的传染。计算机病毒给计算机用户带来不少麻烦，但可以采取一系列措施进行预防。例如，要养成使用备份软盘的习惯，即使备份盘被染上计算机病毒也可以将其格式化再备份；注意在不带有计算机病毒的计算机上使用软盘；不在计算机上使用带计算机病毒的软盘；经常对计算机和软盘进行计算机病毒检测。

3）密码设置。网上需要设置密码的地方很多，如网上银行、上网账户、E-mail 及一些网站的会员等。在不同的场合应使用不同的密码，以免一个密码泄露导致所有资料外泄。对于重要的密码（如网上银行的密码）应单独设置，且不要与其他密码相同，同时要把所对应的密码记录下来，以备日后查用。在设置密码时，不应使用字典中可以查到的单词，也不要使用个人的生日、电话号码等容易泄露的字符作为密码，最好是字母、符号和数字混用，多用特殊字符，如%、&、#和$，并且在允许的范围内越长越好，以保证密码的安全性，不被轻易破解。

2. 计算机病毒的清除

目前，计算机病毒的破坏力越来越强，几乎所有的软、硬件故障都可能与计算机病毒有联系，所以当操作时发现计算机有异常情况，首先应怀疑的就是计算机病毒在作怪，而最佳的解决办法就是用杀毒软件对计算机进行一次全面的清查。但千万不要信那些盗版的、解密的、从别处复制来的杀毒软件。因为这些软件不但杀毒能力极低，而且非常有可能由于广为传播而使自己也携带有恶性计算机病毒，结果反倒成了携带和传播计算机病毒的“罪魁祸首”。因此购买一份正版的杀毒软件，对系统的安全尤为重要。目前，我国计算机病毒的清查技术已经成熟。

3. 常见的杀毒软件

杀毒软件是针对流行的计算机网络病毒和黑客攻击研制开发的产品，其反计算机病毒引擎，对未知计算机病毒、变种计算机病毒、恶意网页程序能尽可能快地杀灭，有的杀毒软件可以自动扫描计算机系统漏洞，并提供补丁，杜绝“冲击波”等漏洞型计算机病毒的危害。目前，市场上常见的杀毒软件有瑞星、金山、卡巴斯基、诺顿等。需要特别注意的是，要及时升级计算机病毒库，这样才能保持软件的良好杀毒性能。

7.2　网络信息安全

随着信息化进程的不断深入和互联网的迅速发展，人们的学习、工作和生活方式正在发生巨大变化，效率大为提高，信息资源得到最大程度的共享。但不可否认的是，由于网络的开放性和计算机操作系统的不完善性带来了技术应用的负面效应，计算机网络也成为网上信息安全隐患不断滋生的“温床”，如果不能很好地解决这个问题，必将阻碍信息化发展的进程。

7.2.1　网络信息安全概述

1. 网络信息安全的定义

所谓网络信息安全，一般是指在通过网络进行信息采集、存储、处理、传播和运用过程中，信息的自由性、秘密性、完整性、共享性等都能得到良好保护的一种状态。

危及网络信息安全的因素主要来自两个方面：一是由于网络设计和网络管理方面的原因，无意间造成机密数据泄露；二是攻击者采用不正当的手段通过网络（包括截取用户正在传输的数据和远程进入用户的系统）获得数据。对于前者，应当结合整个网络系统的设计，进一步提高系统的可靠性；对于后者，则应从数据安全的角度着手，采取相应的安全措施，达到保护数据的目的。

一个良好的网络安全系统，不仅应当能够防范怀有恶意的攻击人员，而且应当能够防止专有数据和服务程序的偶然泄露，同时不需要内部用户都成为安全专家。设置这样一个系统，用户才能够在其内部资源得到保护的安全环境下，享受访问公用网络的好处。

2. 网络信息安全的特征

从技术角度来讲，网络信息安全的技术特征主要表现在以下几个方面。

1）完整性。完整性是指网络信息在储存或传输过程中保持不被偶然或蓄意地删除、修改、伪造、乱序、重放、插入等破坏和丢失的特性。信息完整性是网络信息安全的基本要求。破坏信息的完整性是影响网络信息安全的常用手段。

2）可用性。可用性是指保证合法用户在需要时可以访问到信息及相关资源。可用性一般用系统正常使用时间和整个工作时间之比来度量。

3）保密性。保密性是指网络信息不被窃取，信息只供授权用户使用的特性。保证信息只让合法用户访问；计算机系统不被非授权使用，信息不泄露给非授权的个人和实体。

4）可靠性。可靠性是指网络信息系统能够在规定条件下和规定时间内完成规定功能的特性。可靠性是系统安全的基本要求之一，是所有网络系统建设和运行的目标。

5）可控性。可控性是指对网络信息的传播及内容具有控制能力。实现信息安全需要一套合适的控制，如策略、惯例、程序、组织结构和软件功能。这些控制需要被建立以用来保证机构的安全目标能够最终实现。

网络信息安全的核心是通过计算机、网络、密码技术和安全技术，保护在公用网络信息系统中传输、交换和储存消息的完整性、可用性、保密性、可靠性、可控性等。

7.2.2 网络黑客

1. 黑客的定义

在最初的计算机世界，所谓的"黑客"（hacker），指的是熟悉计算机系统并具有极高的专业水平和技术能力，长期从事计算机系统及其软件的研发并乐于发现其中的漏洞与不足的人。黑客在最初往往只是为了满足自己的好奇心和成就感的业余爱好者，其中不乏天才。但是随着时间的推移，有人开始使用已掌握的技术盗取他人的系统资源，进行恶意攻击。而现在黑客逐渐演变为未经许可"侵入"计算机信息系统的人，或是怀有恶意破坏计算机程序系统、编制计算机病毒的代称。

2. 黑客攻击的主要方式

黑客对网络的攻击方式是多种多样的，一般来说，攻击总是利用"系统配置的缺陷"、"操作系统的安全漏洞"或"通信协议的安全漏洞"来进行。到目前为止，已经发现的攻击方式超过 2000 种，其中对绝大部分黑客攻击手段已经有相应的解决方法，这些攻击可以划分为以下 6 类。

1）拒绝服务攻击。一般情况下，拒绝服务攻击是通过使被攻击对象（通常是工作站或重要服务器）的系统关键资源过载，从而使被攻击对象停止部分或全部服务。目前已知的拒绝服务攻击就有几百种，它是最基本的入侵攻击手段，也是非常难对付的入侵攻击之一，典型示例有 SYN Flood 攻击、Ping Flood 攻击、Land 攻击、WinNuke 攻击等。

2）非授权访问尝试。非授权访问尝试是攻击者对被保护文件进行读、写或执行的尝试，也包括为获得被保护访问权限所做的尝试。

3）预探测攻击。在连续的非授权访问尝试过程中，攻击者为了获得网络内部的信息及网络周围的信息，通常使用这种攻击尝试，典型示例有 SATAN 扫描、端口扫描和 IP 半途扫描等。

4）可疑活动。可疑活动是通常定义的"标准"网络通信范畴之外的活动，也可以指网络上不希望有的活动，如 IP Unknown Protocol 和 Duplicate IP Address 事件等。

5）协议解码。协议解码可用于以上任何一种非期望的方法中，网络或安全管理员需要进行解码工作，并获得相应的结果，解码后的协议信息可能表明期望的活动，如 FTU User 和 Portmapper Proxy 等解码方式。

6）系统代理攻击。这种攻击通常是针对单个主机发起的，而并非整个网络，通过 RealSecure 系统代理可以对它们进行监视。

7.2.3　计算机犯罪

1. 计算机犯罪的特点

所谓计算机犯罪，就是以计算机为犯罪工具或以计算机为犯罪对象的犯罪行为。近些年来，互联网上的犯罪现象越来越多，网络犯罪已成为发达国家和发展中国家不得不关注的社会公共安全问题。

计算机网络犯罪主要有以下几个特点。

1）主体的多样性。随着计算机技术的发展和网络的普及，各种年龄、职业、身份的人都可能实施网络犯罪行为。

2）主体的低龄化。据统计网络犯罪人多数在 35 岁以下，平均年龄在 25 岁，甚至有好多尚未达到刑事责任年龄的未成年人。

3）极高的智能性。大多数利用计算机网络作案的犯罪分子具有相当高的计算机专业技术知识与熟练的操作技能，作案前往往精心策划、周密预谋，再进行犯罪活动。

4）极高的隐蔽性。一般犯罪案件都有现场的实体迹证，但是，网络犯罪留下的最多也仅有电磁记录。这些无形操作来实现的作案直接目的往往是获取无形的电子数据和信息。犯罪分子作案后往往不留任何痕迹。因此这种犯罪行为不易被发现、识别和侦破。

5）巨大的社会危害性。随着社会对网络的依赖性逐渐增大，网络犯罪造成的危害性也越大。犯罪分子只需敲击几下键盘，就可以窃取所需，无论是窃取财物还是窃取机密，无论是将信息网络作为破坏对象还是破坏工具，网络犯罪的危害性都极具破坏力。

6）国际化趋势日益严重。由于网络具有"时空压缩化"的特点，网络犯罪冲破了地域限制，国际化趋势日益严重。这种跨国界、跨地区作案不易破案，危害性更大。

2. 计算机犯罪的预防与处罚

网络是一个虚拟的交往空间。在同一时间，这里聚集着难以统计的庞大人群。凡是人群聚集的地方，就要遵守交往的规则。因此，提高全民的信息安全意识、建立网络行为道德标准和相关法律，用以规范人们的网络行为极为重要。同时，这也是解决当前网络道德淡漠、增强人们网络法治观念的有效举措。

（1）增强信息安全意识

目前，在网络安全问题上还存在不少认知盲区和制约因素。许多人一接触网络就忙着学习、工作和娱乐等，对网络信息的安全性无暇顾及，安全意识相当淡薄，对网络信息不安全的事实认识不足。现在所有的信息系统都不可避免地存在安全隐患，网络安全的保护事关广大网民的切身利益，只有对广大网民加强信息安全教育，使其增强信息安全意识，养成良好的安全习惯，提高其自我保护网络安全的能力，才能从根本上解决好计算机犯罪问题。

我们需要更深入地研究、吸收、借鉴国外的成功经验，认真分析我国的实际情况，有计划、有步骤地改进和加强我国信息安全教育和信息安全意识的培养工作。

（2）建立网络行为道德标准

当今各种信息通过网络得到交换，网络信息不断膨胀，网络中存在很多不道德的信息和为获取有用信息而采取的不道德行为。目前，网络秩序的管理很大程度上要依赖网络道德来约束人们在网络中的所作所为。

网络是大家所共有的，如何从道德上来约束自己呢？著名的美国计算机伦理协会为计算机伦理学制定了 10 条戒律：不应该用计算机去伤害别人；不应干扰别人的计算机工作；不应窥探别人的文件；不应用计算机进行偷窃；不应用计算机做伪证；不应使用或复制自己没有付费的软件；不应未经许可而使用别人的计算机资源；不应盗用别人的智力成果；应该考虑你所编的程序的社会后果；你应该以深思熟虑和慎重的方式来使用计算机。因此，网络道德对于净化网络而言有着十分重要的现实意义。

（3）建立信息系统安全立法

随着计算机及网络技术的快速发展，计算机犯罪的社会危害性将变得越来越大，因此对计算机犯罪的立法刻不容缓。

瑞典于 1973 年就颁布了涉及计算机犯罪问题的《数据法》，这是世界上第一部保护计算机数据的法律。1978 年，美国佛罗里达州通过了《佛罗里达计算机犯罪法》。随后，美国 50 个州中的 47 个相继颁布了《计算机犯罪法》。

1991 年，欧洲共同体 12 个成员国批准了《软件版权法》。同年，国际信息处理联合会（IFIP）计算机安全法律工作组召开首届计算机安全法律大会。新加坡于 1996 年颁布了管理条例，要求提供互联网服务的公司对进入网络的信息内容进行监督，以防止色情和容易引发宗教和政治动荡的信息传播。

目前，世界上已有 30 多个国家先后从不同侧面制定了有关计算机及网络犯罪的法律和法规。这些法律和法规为预防、打击计算机及网络犯罪提供了必要的法律依据和法律保证。

进入 20 世纪 80 年代以来，我国的网络立法工作得到了较快的发展。1987 年，国家制定了《电子计算机系统安全规范（试行草案）》，对涉及计算机系统安全的各主要环节做出了具体的说明，使计算机系统的设计、安装、运行及监察等部门有了一个统一的衡量系统安全的依据。这是我国第一部关于计算机安全工作的法规。

1994 年，国务院令第 147 号《中华人民共和国计算机信息系统安全保护条例》发布，然后又颁发了《中华人民共和国计算机信息网络国际联网管理暂行规定》。1996 年国务院发出通知，要求进入互联网的计算机用户进行登记，以加强管理。

迄今为止，《全国人民代表大会常务委员会关于维护互联网安全的决定》是我国对于计算机网络管理方面效力最高的法律文件。其中规定，利用互联网实施犯罪行为，依照《中华人民共和国刑法》有关规定追究刑事责任；利用互联网实施违法行为，违反社会治安管理，尚不构成犯罪的，由公安机关依照《治安管理处罚条例》予以处罚；利用互联网侵犯他人合法权益，构成民事侵权的，依法承担民事责任。其他的主要法规有《互联网信息服务管理办法》《互联网电子公告服务管理规定》《关于规范"网吧"经营行为加强安全管理的通知》《互联网出版管理暂行规定》等。

7.2.4　信息安全技术

解决网络信息安全问题除了加强上述非技术因素外，利用技术因素是更加有效的手段。从技术角度看，信息安全是涉及计算机科学技术、网络技术、通信技术、密码技术、数论、应用数学、信息论、信号处理技术、电磁技术、信息测量技术、材料科学、化学等多种学科的边缘性综合学科。

由于信息网络的多样性和互联性，单一的信息安全技术往往解决不了信息安全问题，必须综合运用各种高科技手段和信息安全技术、采用多级安全措施才能保证整个信息体系的安全。目前常用的有以下一些信息安全技术。

（1）数据备份

备份技术是常用提高数据完整性的措施，它是对需要保护的数据在另一个地方制作一个备份，一旦失去原件还能使用备份的数据。因此建议用户养成数据备份这一良好习惯。

（2）计算机病毒检查

安装杀毒软件，对插入的软盘或下载的软件进行计算机病毒检查。防毒软件只能查杀已知计算机病毒，所以要及时更新软件版本。

（3）防火墙

防火墙是一种隔离控制技术，在某个机构的网络和不安全的网络（如 Internet）之间设置屏障，阻止对信息资源的非法访问。也可以使用防火墙阻止重要信息从企业的网络上被非法输出，这是一种很有效的防御措施。防火墙不能防止来自内部的攻击，只能隔离已知的外部计算机病毒。

一个有效的防火墙应该能够确保以下两点：所有从 Internet 流入或流出的信息都将经过防火墙；所有流经防火墙的信息都应接受检查。

从总体上看，防火墙应具有如下基本功能：过滤进出网络的数据包；管理进出网络的访问行为；封堵某些禁止的访问行为；记录通过防火墙的信息内容和活动；对网络攻击进行检测和报警。

1）防火墙的种类。按照防火墙保护网络使用方法的不同，可将其分为 3 种类型：应用层防火墙、网络层防火墙和链路层防火墙。

① 应用层防火墙通常是运行代理服务器软件的主机。所谓代理，指的是进行存取控制和过滤的程序，是位于客户机与服务器之间的中继。代理系统通常包括两部分：代理服务程序和客户程序。

② 网络层防火墙是一种典型的屏蔽路由器或是一种特别的计算机，它是通过检查数据包地址来决定是否允许数据包进入本地网。数据包中包含发送者和接收者的 IP 地址及关于数据包的其他一些信息，防火墙就是使用数据包的这些信息来管理数据包的权限。

③ 链路层防火墙在作为代理服务器方面与应用层防火墙类似。不同的是，链路层防火

墙并不要求用户使用专门代理客户应用程序。

2）防火墙的体系结构。目前，防火墙的体系结构主要有以下 3 种。

① 双重宿主主机体系结构。双重宿主主机体系结构围绕双重宿主主机构筑。双重宿主主机至少有两个网络接口，这样的主机可以充当与接口相连的网络之间的路由器。它能够从一个网络发送 IP 数据包到另外一个网络，然而双重宿主主机的防火墙体系结构禁止这种发送。因此，IP 数据包并不是从一个网络（如外部网络）直接发送到另一个网络（如内部网络），两个网络之间的通信是通过应用层数据共享或应用层代理服务来完成的。外部网络能与双重宿主主机通信，内部网络也能与双重宿主主机通信。但是外部网络与内部网络不能直接通信，它们之间的通信必须经过双重宿主主机的过滤和控制。

② 屏蔽主机体系结构。双重宿主主机体系结构防火墙没有使用路由器，而屏蔽主机体系结构防火墙则使用一个路由器把内部网络和外部网络隔离开。在这种体系结构中，主要的安全由数据包过滤提供（例如，数据包过滤用于防止人们绕过代理服务器直接相连）。

这种体系结构涉及堡垒主机。堡垒主机是 Internet 上的主机能连接到的唯一的内部网络上的系统。任何外部的系统要访问内部的系统或服务都必须先连接到这台主机上。因此堡垒主机要保持更高等级的主机安全。数据包过滤容许堡垒主机开放可允许的连接（什么是"可允许连接"将由用户的站点的特殊的安全策略决定）到外部世界。在屏蔽的路由器中数据包过滤配置可以按下列方案之一执行：允许其他的内部主机为了某些服务开放到 Internet 上的主机连接（允许那些经由数据包过滤的服务）；不允许来自内部主机的所有连接（强迫那些主机经由堡垒主机使用代理服务）。

③ 屏蔽子网体系结构。屏蔽子网体系结构添加额外的安全层到被屏蔽主机体系结构，即通过添加周边网络更进一步地把内部网络和外部网络隔离开。被屏蔽子网体系结构的最简单的形式为两个屏蔽路由器都连接到周边网络。一个位于周边网络与内部网络之间，另一个位于周边网络与外部网络之间。这样就在内部网络与外部网络之间形成了一个"隔离带"。为了侵入用这种体系结构构筑的内部网络，侵入者必须通过两个路由器。即使侵入者侵入堡垒主机，仍然必须通过内部路由器。这种结构的防火墙安全性能高，具有很强的抗攻击能力，但需要的设备多，造价高。

（4）数据加密

网络信息安全的核心和关键是密码技术。数据加密就是对原来可读信息（明文）利用密钥函数进行翻译，在传输的过程中是不易读的信息（密文），接收方要解密，即将该信息转化为其原来的可读形式过程，解密过程必须有正确的密钥。

数据加密就是通过变换和置换等各种方法将被保护信息转换成密文，再进行信息的储存或传输，即使加密信息在储存或传输过程中被其他人员非法获得，也可以保证这些信息不为其认知，从而达到保护信息的目的。这些变换规则称作密码算法，就是一些特定的公式、法则或程序。加密技术不仅可以对传输中的数据进行加密，也可以对储存着的信息进行加密。

根据密码算法所使用的加密密钥与解密密钥是否相同，以及能否由加密密钥导出解密密钥，可以将密码算法分为对称密码算法和非对称密码算法。

在对称密码算法（称为公钥）中，数据加密和解密采用的密钥是同一个，其主要优点是加密和解密速度快，加密强度高，且算法公开，但其最大的缺点是难以实现密钥的秘密分发。使用最广泛的是 2001 年美国颁布的作为美国数据加密标准的 AES（advanced encryption standard）密码算法。

非对称密钥密码体制即公开密钥密码体制，是现代密码学最重要的发明和进展。在非对称密码算法（称为私钥）中，数据加密和解密采用不同的密钥，而且用加密密钥加密的数据只有采用相应的解密密钥才能解密，另外从加密密钥来求解密密钥十分困难。迄今为止的所有公钥密码体系中，RSA 系统是最著名、使用最广泛的一种。RSA 公开密钥密码系统是由 R. Rivest、A. Shamir 和 L. Adleman 这 3 位教授于 1977 年提出的，RSA 的取名就是来自这 3 位发明者姓氏的第一个字母。

（5）虚拟专用网

虚拟专用网（virtual private network，VPN）是通过一个公用网络（通常是 Internet）建立一个临时的、安全的连接，是一条穿过混乱的公用网络的安全、稳定的隧道。虚拟专用网是对企业内部网的扩展。

虚拟专用网可以帮助远程用户、公司分支机构、商业伙伴及供应商同公司的内部网建立可信的安全连接，并保证数据的安全传输。通过将数据流转移到低成本的网络上，一个企业的虚拟专用网解决方案将大幅度地减少用户花费在城域网和远程网络连接上的费用。同时，这将简化网络的设计和管理，加速连接新的用户和网站。另外，虚拟专用网还可以保护现有的网络投资。随着用户商业服务的不断发展，企业的虚拟专用网解决方案可以使用户将精力集中到自己的生意上，而不是网络上。虚拟专用网可用于不断增长的移动用户的全球 Internet 接入，以实现安全连接；可用于实现企业网站之间安全通信的虚拟专用线路，用于经济有效地连接到商业伙伴和用户的安全外联网虚拟专用网。

第 8 章 数据结构与算法

用计算机解决实际问题，需要编写程序。一个程序应包括两个方面：一是对数据的描述，即在程序中要指定数据的类型和数据的组织形式，就是数据结构（data structure）；二是对操作的描述，即操作步骤，也就是算法（algorithm）。这就是著名计算机科学家尼克劳斯·沃思（Niklaus Wirth）提出的一个公式：程序=数据结构+算法。

8.1 算 法

8.1.1 算法的基本概念

用计算机解决实际问题，首先要给出解决问题的算法，然后根据算法编写程序。下面给出算法的定义。

1. 算法的定义

算法是指对解题方案准确而完整的描述。对于一个实际问题来说，如果通过编写一个计算机程序，并在有限的存储空间内运行有限的时间程序而得到正确的结果，则称这个问题是算法可解的。下面举例说明算法的概念。

【例 8-1】 求 $1×2×3×4×5$。

最原始的方法如下。

1）先求 $1×2$，得到结果 2。

2）将 2 乘以 3，得到结果 6。

3）将 6 再乘以 4，得 24。

4）将 24 再乘以 5，得 120。

这样的算法虽然正确，但是太烦琐。如果要求 $100!$（即 $1×2×3×\cdots×100$），则要写 99 个步骤，这种描述方法是不可取的。应当寻找一种通用的表示方法。

可以设两个变量 t 和 i，用 t 表示被乘数，用 i 表示乘数，每一步的乘积结果仍放在被乘数变量 t 中。用 S_1 表示第 1 步，用 S_2 表示第 2 步……则改进的算法如下。

S_1：使 $t=1$

S_2：使 $i=2$

S_3：使 $t×i$，乘积仍然放在变量 t 中，可表示为 $t×i→t$

S_4：使 i 的值加 1，即 $i+1→i$

S_5：如果 $i≤5$，返回重新执行 S_3 以及其后的 S_4 和 S_5；否则，算法结束

如果计算 $100!$ 只需将步骤 S_5 中的"$i≤5$"改成"$i≤100$"即可。

如果题目改为求 $1×3×5×7×9×11$，算法也只需做很少的改动。

S_1：$1→t$

S_2:　$3 \to i$

S_3:　$t \times i \to t$

S_4:　$i+2 \to t$

S_5:　若 $i \leq 11$，返回 S_3，否则，算法结束

【例 8-2】　求 $1-\dfrac{1}{2}+\dfrac{1}{3}-\dfrac{1}{4}+\cdots+\dfrac{1}{99}-\dfrac{1}{100}$。

算法可表示如下。

S_1:　$1 \to sigh$

S_2:　$1 \to sum$

S_3:　$2 \to deno$

S_4:　$(-1) \times sigh \to sigh$

S_5:　$sigh \times (1/deno) \to term$

S_6:　$sum+term \to sum$

S_7:　$deno+1 \to deno$

S_8:　若 $deno \leq 100$，返回 S_4；否则，算法结束

在本例中，用有含义的单词作变量名，以使算法易于理解。sum 表示累加和，deno 是分母（denominator）的缩写，sign 代表数值的符号，term 代表某一项。在步骤 S_1 中使 sign 的值为 1，表示正号。在步骤 S_2 中使 sum 的值为 1，相当于将级数的第 1 项放入 sum 中。在步骤 S_3 中使 deno 的值为 2，表示级数第 2 项的分母。在步骤 S_4 中使 sign 的值改变符号。在步骤 S_5 中使 term 的值为级数的第 2 项。在步骤 S_6 中将刚算出的级数的第 2 项的值累加到 sum 中。在步骤 S_7 中使 deno 的值加 1。执行步骤 S_8，由于此时 $deno \leq 100$，所以返回步骤 S_4，进行下一次循环，将级数的第 3 项的值累加到 sum 中。按此规律反复执行步骤 $S_4 \sim$ 步骤 S_8，直到 $deno > 100$ 为止。一共执行了 99 次循环操作。sum 最后的值就是级数的值。

2. 算法的基本特征

一般来说，一个算法应该具有以下几个基本特征。

（1）有穷性

有穷性（finiteness）是指一个算法应包含有限的操作步骤而不能是无限的。数学中的无穷级数，在实际计算时只能取有限项之和。因此，一个数的无穷级数表示只是一个计算公式，而根据计算精度的要求所确定的计算过程才是有穷的算法。算法的有穷性还应该包括合理的执行时间这一含义。这是因为，如果一个算法需要执行 100 年，显然失去了实用价值。

（2）确定性

确定性（definiteness）是指算法中的每个步骤都应该是确定的，而不应当是含糊的、模棱两可的。例如，有一个健身操的动作是手举过头顶，这个步骤就是不确定的、含糊的。它有不同的解释：是双手都举过头顶？还是左手？或是右手？举过头顶多少厘米？不同的人可能有不同的解释。算法中的每个步骤应当不被解释成不同的含义，而应是十分明确无误的。

（3）可行性

可行性（effectiveness）是指一个算法应该可以有效地执行，即算法描述的每步都可通过

已实现的基本运算执行有限次来完成。例如，算法中不能出现分母为零的情况。

（4）输入

输入（input）是指在执行算法时需要从外界取得必要的信息，即一个算法有零个或多个输入。例如，判断一个整数 n 是否是素数就需要输入 n 的值。又如，求两个整数 m 和 n 的最大公约数，则需要输入 m 和 n 的值。一个算法也可以没有输入。

（5）输出

算法的目的是求解，解就是输出（output）。一个算法可以有一个或多个输出。例如，判断一个整数是否是素数的算法，最终要输出"是素数"或"不是素数"的信息。又如，求两个整数的最大公约数的算法，最后要输出最大公约数是几的信息。没有输出的算法是没有意义的。

3. 算法的基本要素

一个算法有两个基本要素：一个是对数据对象的运算和操作，另一个是算法的控制结构。下面分别介绍这两个基本要素。

（1）对数据对象的运算和操作

在一般情况下，计算机可以执行的基本操作是以指令的形式描述的。一个计算机系统能执行的所有指令的集合，称为该计算机系统的指令系统。根据算法所编写的计算机程序，实际上就是按照解决问题的要求从计算机指令系统中选择合适的指令所组成的指令序列。在计算机系统中，基本的运算和操作有以下 4 类。

1）算术运算：主要包括加、减、乘、除等运算。

2）逻辑运算：主要包括"逻辑与""逻辑或""逻辑非"等运算。

3）关系运算：主要包括"大于""大于或等于""小于""小于或等于""等于""不等于"等运算。

4）数据传输：主要包括赋值、输入、输出等操作。

在设计一个算法时，应从上述 4 种基本运算和操作考虑，按照解决问题的要求，从这些基本运算和操作中选择合适的运算和操作组成解题的操作序列。

（2）算法的控制结构

算法中各种操作之间的执行顺序称为算法的控制结构。一个算法不仅取决于它所选用的操作，而且还与各操作之间的执行顺序有关。算法的控制结构给出了算法的基本框架。描述算法的工具通常有传统流程图、N-S 结构化流程图、算法描述语言等。一个算法一般可以由顺序结构、选择结构和循环结构这 3 种基本控制结构组合而成。

4. 算法设计的基本方法

下面介绍常用的几种算法设计方法，在实际应用中，各种方法之间还有着一定的联系。

（1）列举法

列举法就是根据所要解决的问题，把所有可能的情况都一一列举出来，并用问题中给定的条件来检验哪些是需要的，哪些是不需要的。

例如，设 x, y 为非负整数，求满足方程 $2x+3y=10$ 的解 x, y，可以用列举法求解。

（2）归纳法

归纳法的基本思想是通过列举少量的特殊情况，经过分析最后找出一般的关系。从本质上讲，归纳就是通过观察一些简单而特殊的情况，最后总结出一般性的结论。

（3）递推法

递推是指从已知的初始条件出发，逐步推出所要求的结果。递推法在数值计算中是很常见的。

例如，求 $x^2 = a$ （其中 $a > 0$）的一个根，可用如下的递推公式求解。

$$x_{n+1} = \frac{1}{2}\left(x_n + \frac{a}{x_n}\right), \quad x_0 > 0$$

任给 x_0 一个大于 0 的数，如取 $x_0 = 1$，代入上式可求出 x_1，再将 x_1 代入上式可求出 x_2，以此类推。可以证明，上式中的 $x_n \to \sqrt{a}$ （当 $n \to \infty$ 时）。根据计算精度 ε 的要求，如假设 $\varepsilon = 10^{-5}$，当 $|x_n - \sqrt{a}| < \varepsilon$ 时，则取 x_n 为 $\sqrt{a}$ 的近似值。

（4）递归法

递归法是指在解决某些复杂问题时，为了降低问题的复杂程度（如问题的规模等），可以将问题逐层分解，最后归结为一些最简单的问题。这种将问题逐层分解的过程，实际上并没有对问题进行求解，而只是当解决了最后那些最简单的问题后，再沿着原来分解的逆过程逐步进行综合，这就是递归的基本思想。现在举例说明如下。

【例 8-3】 有 5 个人坐在一起，问第 5 个人多少岁？他说比第 4 个人大 2 岁。问第 4 个人的岁数，他说比第 3 个人大 2 岁。问第 3 个人，又说比第 2 个人大 2 岁。问第 2 个人，说比第 1 个人大 2 岁。最后问第 1 个人，他说是 10 岁。请问：第 5 个人多大？

这个问题可以用递归法来解决。递归过程如下。

    age(5)=age(4)+2
    age(4)=age(3)+2
    age(3)=age(2)+2
    age(2)=age(1)+2
    age(1)=10

然后按相反的顺序进行计算，就可得到问题的结果。这个问题可用公式表示如下。

$$age(n) = \begin{cases} 10 & n = 1 \\ age(n-1) + 2 & n > 1 \end{cases}$$

同样，可以用递归法定义一个非负整数 n 的阶乘。

$$n! = \begin{cases} 1 & n = 0, 1 \\ n \times (n-1)! & n > 1 \end{cases}$$

递归又分为直接递归与间接递归两种。如果一个算法 P 显式地（即直接地）调用自己，则称为直接递归，如上面的例子。如果算法 P 调用另一个算法 Q，而算法 Q 又调用算法 P，则称为间接递归调用。递归是很重要的算法设计方法之一。

（5）减半递推法

有些问题的复杂程度与问题本身的规模大小有关。减半是指将问题的规模减半，而问题的性质不变；递推是指重复减半的过程。减半递推法又称二分法，下面举一个例子来说明减半递推法的基本思想。

【例 8-4】 设方程 $f(x)=0$ 在区间 $[a, b]$ 上有实根，且 $f(a)$ 与 $f(b)$ 符号相反，即 $f(a)f(b)<0$。利用二分法求该方程在区间 $[a,b]$ 上的一个实根。

用二分法求方程实根的减半递推过程如下。

首先计算区间的中点 $c=(a+b)/2$，然后计算函数在中点 c 的值 $f(c)$，并判断 $f(c)$ 是否为 0。若 $f(c)=0$，则说明 c 就是所求的根，求解过程结束；如果 $f(c)\neq0$，则根据以下原则将原区间减半。

若 $f(a)f(c)<0$，则取原区间的前半部分。

若 $f(b)f(c)<0$，则取原区间的后半部分。

最后根据计算精度 ε 的要求，判断减半后的区间长度是否已经很小。

若 $|a-b|<\varepsilon$，则过程结束，取 $(a+b)/2$ 为根的近似值。

若 $|a-b|\geqslant\varepsilon$，则重复上述的减半过程。

8.1.2 算法的复杂度

设计算法首先要考虑正确性，还要考虑执行算法所耗费的时间和存储空间。算法的复杂度是衡量算法优劣的度量，可分为时间复杂度和空间复杂度。

1. 算法的时间复杂度

算法的时间复杂度是指执行算法所需要的计算工作量。如何度量一个算法的时间复杂度呢？而且这种度量能否比较客观地反映出一个算法的效率呢？这就需要在度量一个算法的工作量时，不仅应与所使用的计算机、程序设计语言无关，还应与算法实现过程中的许多细节无关。因此，算法的工作量可以用算法在执行过程中所需要的基本运算的执行次数来度量。例如，在考虑两个矩阵相乘时，可以将两个实数之间的乘法运算作为基本运算，而对于所用的加法（或减法）运算忽略不计，这是因为加法和减法需要的运算时间比乘法和除法少得多。又如，当需要在一个表中进行查找数据时，可以将两个数据之间的比较作为基本运算。算法所执行的基本运算次数还与问题的规模有关。例如，两个 10 阶矩阵相乘与两个 5 阶矩阵相乘，所需要的基本运算（即两个实数的乘法）次数是不同的，前者需要更多的运算次数。因此，在分析算法的工作量时，还必须对问题的规模进行度量。

算法的时间复杂度可表示为

$$T(n)=O[f(n)]$$

其中，O 表示数量级，n 是问题的规模，$f(n)$ 是算法的工作量。上式表明算法的基本运算次数 $T(n)$ 是问题规模 n 的函数，并且 $T(n)$ 增长率与 $f(n)$ 增长率相同，$T(n)$ 是 $f(n)$ 的同阶无穷大。

例如，两个 n 阶矩阵相乘所需要的基本运算（即两个实数的乘法）次数为 n^3，即时间复杂度为 $T(n)=O(n^3)$。

在某些情况下，算法执行的基本运算次数还与输入数据有关，此时可以从平均性态、最坏情况来进行分析。平均性态（average behavior）是指在各种特定输入下的基本运算的加权平均值。最坏情况（worst case）是指在规模为 n 时所执行的基本运算的最大次数。

【例 8-5】 用顺序搜索法，在长度为 n 的一维数组中查找值为 x 的元素，即从数组的第一个元素开始，依次与被查值 x 进行比较。基本运算为 x 与数组元素的比较。

先考虑平均性态分析。如果 x 是数组中的第 1 个元素，则比较 1 次即可；如果 x 是数组的第 2 个元素，则比较 2 次；以此类推，最后如果 x 是数组的第 n 个元素或不在数组中，则比较 n 次。算法的平均性态复杂度为

$$\frac{1 + 2 + \cdots + n}{n} = \frac{n+1}{2}$$

即

$$T(n) = O\left(\frac{n+1}{2}\right)$$

从上面的分析中可立即得到算法的最坏情况复杂度为 n，即 $T(n) = O(n)$。

2. 算法的空间复杂度

算法的空间复杂度是指执行算法所需要的内存空间。类似算法的时间复杂度，空间复杂度作为算法所需存储空间的度量。一个算法所占用的存储空间包括算法程序所占用的空间、输入的初始数据所占用的存储空间以及算法执行过程中所需要的额外空间。其中，额外空间包括算法程序执行过程中的工作单元及某种数据结构所需的附加存储空间。例如，在链式结构中，除了要存储数据本身外，还需要存储链接信息。

在许多实际问题中，为了减少算法所占的存储空间，通常采用压缩存储技术，以便尽量减少不必要的额外空间。当然，采用压缩存储技术，虽然减少了算法的存储空间（空间复杂度减小了），但是增加了算法执行的操作次数（需要对数据进行压缩和解压缩，即算法的时间复杂度增加了）。设计一个算法时，既要考虑该算法的执行速度快（时间复杂度小），又要考虑该算法所需的存储空间小（空间复杂度小），这常常是一个矛盾。通常，根据实际需要会有所侧重。

8.2　数据结构的基本概念

利用计算机进行数据处理时，需要处理的数据元素一般很多，并且需要把这些数据元素都存放在计算机中。因此，大量的数据元素如何在计算机中存放，以便提高数据处理的效率，节省存储空间，这是数据处理的关键问题。显然，将大量的数据随意地存放在计算机中，这对数据处理是不利的。数据结构主要研究下面 3 个问题。

1）数据集合中各数据元素之间所固有的逻辑关系，即数据的逻辑结构（logical structure）。

2）在对数据进行处理时，各数据元素在计算机中的存储关系，即数据的存储结构（storage structure）。

3）对各种数据结构进行的运算。

讨论上述问题的主要目的是提高数据处理的效率，包括提高数据处理的速度和节省数据处理所占用的存储空间。

下面主要讨论实际中常用的一些基本数据结构，它们是软件设计的基础。

8.2.1　数据结构的定义

数据（data）是计算机可以保存和处理的信息。数据元素（data element）是数据的基本单位，即数据集合中的个体。有时也把数据元素称为结点、记录等。实际问题中的各数据元素之间总是相互关联的。数据处理是指对数据集合中的各元素以各种方式进行运算，包括插入、删除、查找、更改等运算，也包括对数据元素进行分析。在数据处理领域中，人们最感兴趣的是知道数据集合中各数据元素之间存在什么关系，应如何组织它们，即如何表示所需要处理的数据元素。

数据结构（data structure）是指相互有关联的数据元素的集合。例如，向量和矩阵就是数据结构，在这两个数据结构中，数据元素之间有着位置上的关系。又如，图书馆中的图书卡片目录，则是一个较为复杂的数据结构，对于写在各卡片上的各种书之间，可能在主题、作者等问题上相互关联。

数据元素的含义非常广泛，现实世界中存在的一切个体都可以是数据元素。例如，描述一年四季的季节名"春、夏、秋、冬"，可以作为季节的数据元素；表示数值的各个数据，如"26,56,65,73,26,…"，可以作为数值的数据元素；表示家庭成员的名称"父亲、儿子、女儿"，可以作为家庭成员的数据元素。

在数据处理中，通常把数据元素之间所固有的某种关系（即联系）用前后件关系（或直接前驱与直接后继关系）来描述。例如，在考虑一年中的 4 个季节的顺序关系时，"春"是"夏"的前件，而"夏"是"春"的后件；同样，"夏"是"秋"的前件，"秋"是"夏"的后件；"秋"是"冬"的前件，"冬"是"秋"的后件。一般来说，数据元素之间的任何关系都可以用前后件关系来描述。

1. 数据的逻辑结构

数据的逻辑结构是指数据之间的逻辑关系，与它们在计算机中的存储位置无关。数据的逻辑结构有两个基本要素。

1）表示数据元素的信息，通常记为 D。

2）表示各数据元素之间的前后件关系，通常记为 R。

因此，一个数据结构可以表示成 B=（D,R），其中，B 表示数据结构。为了表示出 D 中各数据元素之间的前后件关系，一般用二元组来表示。例如，假设 a 与 b 是 D 中的两个数据元素，则二元组（a,b）表示 a 是 b 的前件，b 是 a 的后件。

【例 8-6】　一年四季的数据结构可以表示如下。

B=（D,R）

D={春，夏，秋，冬}

R={（春，夏），（夏，秋），（秋，冬）}

【例 8-7】　家庭成员数据结构可以表示如下。

B=（D,R）

D={父亲，儿子，女儿}

R={（父亲，儿子），（父亲，女儿）}

2. 数据的存储结构

前面讨论了数据的逻辑结构，它是从逻辑上来描述数据元素间的关系的，是独立于计算机的。然而研究数据结构的目的是在计算机中实现对它的处理，因此，还要研究数据元素和数据元素之间的关系如何在计算机中表示，也就是数据的存储结构。数据的存储结构应包括数据元素自身值的存储表示和数据元素之间关系的存储表示两个方面。在进行数据处理的实际过程中，被处理的各数据元素在计算机存储空间中的位置关系与它们的逻辑关系不一定是相同的。例如，在家庭成员的数据结构中，"儿子"和"女儿"都是"父亲"的后件，但在计算机存储空间中，不可能将"儿子"和"女儿"这两个数据元素的信息都紧邻存放在"父亲"这个数据元素信息的后面。

数据的逻辑结构在计算机存储空间中的存放形式称为数据的存储结构（也称数据的物理结构）。因为数据元素在计算机存储空间中的位置关系可能与逻辑关系不同，为了表示存放在计算机存储空间中的各数据元素之间的逻辑关系（即前后件关系），在数据的存储结构中，不仅要存放各数据元素的信息，还需要存放各数据元素之间的前后件关系的信息。实际上，一种数据的逻辑结构可以表示成多种存储结构。常用的存储结构有顺序、链接、索引等。对于一种数据的逻辑结构，如果采用不同的存储结构，则数据处理的效率是不同的。

8.2.2　数据结构的图形表示

数据结构除了可以用前面所述的二元关系表示外，还可以用图形来表示。在数据结构的图形表示中，对于数据集合 D 中的每个数据元素用中间标有元素值的方框表示，称为数据结点，简称结点。为了表示各数据元素之间的前后件关系，对于关系 R 中的每个二元组，用一条有向线段从前件结点指向后件结点。例如，一年四季的数据结构可以用如图 8-1 所示的图形来表示。对于家庭成员间辈分关系的数据结构可以用如图 8-2 所示的图形表示。

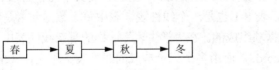

图 8-1　一年四季数据结构的图形表示　　　图 8-2　家庭成员数据结构的图形表示

用图形方式表示一个数据结构不仅方便，而且也很直观。有时在不会引起误会的情况下，在前件结点到后件结点连线上的箭头可以省去。

【例 8-8】　用图形表示数据结构 B=（D,R），其中：

D={d_1,d_2,d_3,d_4,d_5,d_6}

R={（d_1,d_2），（d_1,d_3），（d_2,d_4），（d_2,d_5），（d_3,d_6）}

这个数据结构的图形表示如图 8-3 所示。

在数据结构中，没有前件的结点称为根结点；没有后件的结点称为终端结点（也称叶子结点）。例如，在如图 8-1 所示的数据结构中，结点"春"为根结点，结点"冬"为终端结点；在如图 8-2 所示的数据结构中，结点"父亲"为根

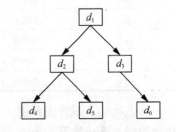

图 8-3　例 8-8 数据结构的图形表示

结点，结点"儿子"与"女儿"都是终端结点；在如图 8-3 所示的数据结构中，根结点为 d_1，有 3 个终端结点 d_4、d_5、d_6。在数据结构中，除了根结点与终端结点外的其他结点一般称为内部结点。

8.2.3 线性结构与非线性结构

一个数据结构可以是空的，即一个数据元素都没有，称为空的数据结构。在一个空的数据结构中插入一个新的数据元素后就变为非空；在只有一个数据元素的数据结构中，将该元素删除后就变为空的数据结构。根据数据结构中各数据元素之间前后件关系的复杂程度，一般将数据结构分为两大类：线性结构与非线性结构。如果一个非空的数据结构满足下面两个条件：①有且只有一个根结点；②每个结点最多有一个前件，也最多有一个后件，则称该数据结构为线性结构。线性结构又称线性表。

由此可见，在线性结构中，各数据元素之间的前后件关系是很简单的。例如，例 8-6 中的一年四季这个数据结构属于线性结构。需要说明的是，在一个线性结构中插入或删除任何一个结点后还应是线性结构。

如果一个数据结构不是线性结构，则称为非线性结构。例如，例 8-7 中家庭成员间辈分关系的数据结构，以及例 8-8 中的数据结构，它们都不是线性结构，而是非线性结构。

一个空的数据结构究竟是线性结构还是非线性结构，要根据具体情况来确定。如果对该数据结构的运算是按线性结构的规则处理的，则是线性结构；否则是非线性结构。

8.3 线性表及其顺序存储结构

8.3.1 线性表的基本概念

线性表（linear list）是最简单、最常用的一种数据结构，它由一组数据元素组成。例如，一年的月份号（1,2,3,…,12）是一个长度为 12 的线性表。再如，英文小写字母表（a,b,c,…,z）是一个长度为 26 的线性表。又如，表 8-1 也是一个线性表，表中每个数据元素是由学号、姓名、性别、成绩和出生日期 5 个数据项组成的。在"学生表"这样的复杂线性表中，由若干数据项组成的数据元素称为记录（record），而由多个记录构成的线性表又称文件（file）。因此，上述"学生表"就是一个文件，其中每个学生的情况就是一个记录。

表 8-1 学生表

学号	姓名	性别	成绩	出生日期
0303	张大为	男	90	2007-05-14
0304	刘晓丽	女	80	2007-05-13
0305	宋明明	男	68	2009-12-15
0306	李小名	男	78	2007-22-16
0308	李业丽	女	67	2005-04-17

综上所述，线性表是由 n（$n \geq 0$）个数据元素 $a_1, a_2, \cdots, a_n$ 组成的一个有限序列，表中的每个数据元素，除第 1 个外，有且只有一个前件，除最后一个外，有且只有一个后件。即线

性表可以表示为（$a_1,a_2,\cdots,a_i,\cdots,a_n$），其中，$a_i$（$i=1,2,\cdots,n$）是属于数据对象的元素，通常也称其为线性表中的一个结点。当 $n=0$ 时，称为空表。

8.3.2　线性表的顺序存储结构

在计算机中存放线性表，最简单的方法是采用顺序存储结构。采用顺序存储结构存储的线性表也称顺序表，其特点如下。

1）顺序表中所有元素所占的存储空间是连续的。

2）顺序表中各数据元素在存储空间中是按逻辑顺序依次存放的。

可以看出，在顺序表中，其前后件两个元素在存储空间中是紧邻的，且前件元素一定存储在后件元素的前面。

图 8-4 说明了顺序表在计算机内的存储情况。其中，$a_1,a_2,\cdots,a_n$ 表示顺序表中的数据元素。

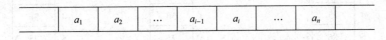

a_1	a_2	$\cdots$	a_{i-1}	a_i	$\cdots$	a_n	

图 8-4　线性的顺序存储结构示意图

假设长度为 n 的顺序表（$a_1,a_2,\cdots,a_i,\cdots,a_n$）中每个数据元素所占的存储空间相同（假设都为 k 个字节），则要在该顺序表中查找某一个元素是很方便的。假设第 i 个数据元素 a_i 的存储地址用 $\text{ADR}(a_i)$ 表示，则有

$$\text{ADR}(a_i)=\text{ADR}(a_1)+(i-1)k$$

因此，只要记住顺序表中第 1 个数据元素的存储地址（指第 1 个字节的地址，即首地址），其他数据元素的地址可由上式算出。

在计算机程序设计语言中，一般是定义一个一维数组来表示线性表的顺序存储（即顺序表）空间。因为程序设计语言中的一维数组与计算机中实际的存储空间结构是类似的，这就便于对顺序表进行各种处理。实际上，在定义一个一维数组的大小时，总要比顺序表的长度大些，以便对顺序表能进行各种运算，如插入运算。

对于顺序表，可以进行各种处理，主要的运算有以下几种。

1）在顺序表的指定位置处插入一个新的元素（即顺序表的插入）。

2）在顺序表中删除指定的元素（即顺序表的删除）。

3）在顺序表中查找满足给定条件的元素（即顺序表的查找）。

4）按要求重排顺序表中各元素的顺序（即顺序表的排序）。

5）按要求将一个顺序表分解成多个顺序表（即顺序表的分解）。

6）按要求将多个顺序表合并成一个顺序表（即顺序表的合并）。

7）复制一个顺序表（即顺序表的复制）。

8）逆转一个顺序表（即顺序表的逆转）。

下面主要讨论顺序表的插入与删除运算。

8.3.3　顺序表的插入运算

顺序表的插入运算是指线性表在顺序存储结构下的插入运算。它是在长度为 n 的线性表（$a_1,a_2,\cdots,a_{i-1},a_i,\cdots,a_n$）的第 i（$1 \leqslant i \leqslant n$）个元素之前插入一个新元素 b，使线性表变成了长度

为 $n+1$ 的线性表 $(a_1,a_2,\cdots,a_{i-1},b,a_i,\cdots,a_n)$，并且数据元素 a_{i-1} 和 a_i 之间的逻辑关系也发生了变化。

下面通过一个例子来说明如何在顺序表中插入一个新元素。

【例 8-9】 图 8-5（a）所示是一个长度为 5 的线性表顺序存储在长度为 8 的存储空间中。现在要求在第 3 个元素（即 56）之前插入一个新元素 33。首先从最后一个元素开始直到第 3 个元素都依次往后移动一个位置，然后将新元素 33 插入第 3 个位置。插入一个新元素后，顺序表的长度变成了 6，如图 8-5（b）所示。

如果再往顺序表的第 6 个元素之前插入一个新元素 51，则将第 6 个元素往后移动一个位置，然后将新元素插入到第 6 个位置。插入后，顺序表的长度变成了 7，如图 8-5（c）所示。

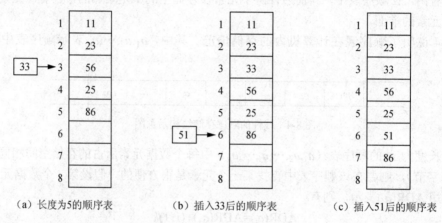

（a）长度为5的顺序表　　　（b）插入33后的顺序表　　　（c）插入51后的顺序表

图 8-5　顺序表的插入运算

如果长度为 n 的线性表采用顺序存储结构，要在第 n 个元素之后（即在 $n+1$ 个位置）插入新元素，则只要在顺序表的末尾增加一个元素即可，不需要移动表中的元素；如果要在顺序表的第 1 个元素之前插入一个新元素，则需要移动顺序表中所有的元素。在平均情况下，如果要在顺序表中插入一个新元素，需要移动表中一半的元素。因此，线性表在顺序存储的情况下，要插入一个新元素，其效率是很低的，特别是在线性表很大的情况下更为突出。

8.3.4　顺序表的删除运算

顺序表的删除运算是指线性表在顺序存储结构下的删除运算。它是在线性表中删除第 i（$1 \leqslant i \leqslant n$）个位置上的数据元素，使长度为 n 的线性表 $(a_1,a_2,\cdots,a_{i-1},a_i,a_{i+1},\cdots,a_n)$ 变成长度为 $n-1$ 的线性表 $(a_1,a_2,\cdots,a_{i-1},a_{i+1},\cdots,a_n)$，并且数据元素 a_{i-1} 和 a_{i+1} 之间的逻辑关系发生了变化。

下面先举一个例子来说明如何在顺序表中删除一个元素。

【例 8-10】 图 8-6（a）所示是一个长度为 7 的线性表顺序存储在长度为 8 的存储空间中。现在要求删除顺序表中的第 2 个元素（即删除元素 23）。删除过程如下：从第 2 个元素开始直到最后一个元素，依次往前移动一个位置，如图 8-6（b）所示，这时线性表的长度变成 6。

如果还要删除线性表中的第 5 个元素，则采用类似的方法：将第 6 个元素往前移动一个位置。这时，线性表的长度变成 5，如图 8-6（c）所示。

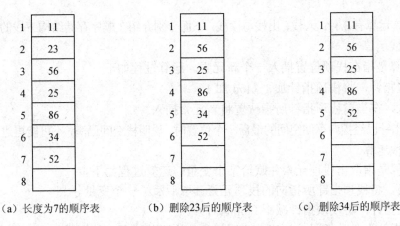

（a）长度为7的顺序表　　　　（b）删除23后的顺序表　　　　（c）删除34后的顺序表

图 8-6　顺序表的删除运算

如果长度为 n 的线性表采用顺序存储结构，要删除第 i（$1 \le i \le n$）个元素时，需要从第 $i+1$ 个元素开始，直到第 n 个元素之间共 $n-i$ 个元素依次向前移动一个位置。删除结束后，线性表的长度就减小了 1。在平均情况下，要在线性表中删除一个元素，需要移动表中一半的元素。因此，在线性表顺序存储的情况下，要删除一个元素，其效率也是很低的，特别是在线性表很大的情况下更为突出。

8.4　栈 和 队 列

8.4.1　栈及其基本运算

1．栈的基本概念

栈（stack）是一种特殊的线性表，它是限定仅在一端进行插入和删除运算的线性表。其中，允许插入与删除的一端称为栈顶（top），而不允许插入与删除的另一端称为栈底（bottom）。栈顶元素总是最后被插入的那个元素，从而也是最先能被删除的元素；栈底元素总是最先被插入的元素，从而也是最后才能被删除的元素。

栈是按照"先进后出"（fist in last out，FILO）或"后进先出"（last in fist out，LIFO）的原则操作数据的，因此，栈也被称为"先进后出"表或"后进先出"表。由此可以看出，栈具有记忆作用。

如图 8-7 所示，通常用指针 top 来指向栈顶的位置，用指针 bottom 指向栈底。往栈中插入一个元素称为入栈运算，从栈中删除一个元素（即删除栈顶元素）称为出栈运算。

在图 8-7 中，a_1 为栈底元素，a_n 为栈顶元素。栈中的元素按照 a_1，a_2,…,a_n 的顺序进栈，退栈的顺序则相反。

图 8-7　栈的示意图

2．栈的顺序存储及基本运算

栈的顺序存储结构是利用一组地址连续的存储单元依次存放自栈底到栈顶的数据元素，并设有指针指向栈顶元素的位置，如图 8-7 所示。用顺序存储结构来存储的栈简称顺序栈。

栈的基本运算有 3 种：入栈、出栈与读栈。下面分别介绍在顺序存储结构下栈的这 3 种运算。

（1）入栈运算

入栈运算是指在栈顶位置插入一个新元素。运算过程如下。

1）修改指针，将栈顶指针加 1（top 加 1）。

2）插入，在当前栈顶指针所指位置将新元素插入。

当栈顶指针已经指向存储空间的最后一个位置时，说明栈空间已满，不可能再进行入栈操作。

（2）出栈运算

出栈运算是指取出栈顶元素并赋给某个变量。运算过程如下。

1）出栈，将栈顶指针所指向的栈顶元素读取后赋给一个变量。

2）修改指针，将栈顶指针减 1（top 减 1）。

当栈顶指针为 0 时（即 top=0），说明栈空，不可能进行出栈运算。

（3）读栈运算

读栈顶元素是指将栈顶元素赋给一个指定的变量。运算过程如下。

1）将栈顶指针所指向的栈顶元素读取并赋给一个变量，栈顶指针保持不变。

2）当栈顶指针为 0 时（即 top=0），说明栈空，读不到栈顶元素。

【例 8-11】 在图 8-8 中，设 top 为指向栈顶元素的指针。图 8-8（a）所示是长度为 8 的栈的顺序存储结构，栈中已有 4 个元素；图 8-8（b）与图 8-8（c）所示分别为入栈与出栈后的状态。

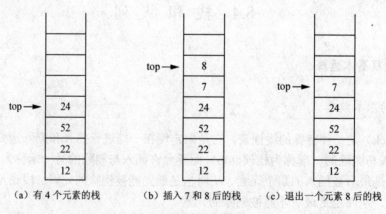

（a）有 4 个元素的栈　　　（b）插入 7 和 8 后的栈　　　（c）退出一个元素 8 后的栈

图 8-8　顺序栈的运算

8.4.2　队列及其基本运算

1. 队列的基本概念

队列（queue）也是一种特殊的线性表，它是限定仅在表的一端进行插入，而在表的另一端进行删除的线性表。在队列中，允许插入的一端称为队尾，允许删除的一端称为队头。

队列是按照"先进先出"或"后进后出"的原则操作数据的，因此，队列也被称为"先进先出"表或"后进后出"表。在队列中，通常用指针 front 指向队头，用 rear 指向队尾，如图 8-9 所示。

队列的基本运算有两种：往队列的队尾插入一个元素称为入队运算，从队列的队头删除一个元素称为出队运算。

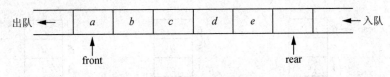

图 8-9 队列示意图

图 8-10 所示是在队列中进行插入与删除的示意。由图 8-10 可以看出，在队列的末尾插入一个元素（入队运算）只涉及队尾指针 rear 的变化，而要删除队列中的队头元素（出队运算）只涉及队头指针 front 的变化。与栈类似，在程序设计语言中，用一维数组作为队列的顺序存储空间。用顺序存储结构存储的队列称为顺序队列。

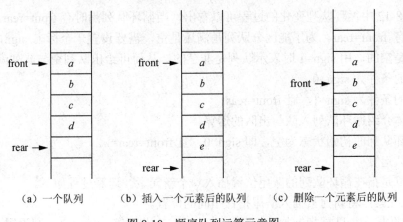

（a）一个队列　　　　（b）插入一个元素后的队列　　　（c）删除一个元素后的队列

图 8-10 顺序队列运算示意图

2. 循环队列及其运算

为了充分利用存储空间，在实际应用中，队列的顺序存储结构一般采用循环队列的形式，将顺序存储的队列的最后一个位置指向第 1 个位置，从而使顺序队列形成逻辑上的环状空间，称为循环队列（circular queue），如图 8-11 所示。

在循环队列结构中，当存储空间的最后一个位置已被使用而再要进行入队运算时，只要存储空间的第 1 个位置空闲，就可以将元素插入到第 1 个位置，即将第 1 个位置作为新的队尾。可以设置 n 表示循环队列的最大存储空间。

在循环队列中，从队头指针 front 指向的位置到队尾指针 rear 指向的前一个位置之间所有的元素均为队列中的元素。循环队列的初始状态为空，即 rear=front=n，如图 8-11 所示。

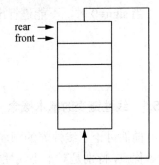

图 8-11 循环队列存储空间示意图

循环队列主要有两种基本运算：入队运算与出队运算。每进行一次出队运算，队头指针就加 1。当队头指针 front=n+1 时，则设置 front=1。每进行一次入队运算，队尾指针就加 1。当队尾指针 rear=n+1 时，则设置 rear=1。

图 8-12（a）所示是一个长度为 6 的循环队列存储空间，其中已有 4 个元素。图 8-12（b）所示是在图 8-12（a）的循环队列中又加入了一个元素后的状态。图 8-12（c）所示是在图 8-12（b）的循环队列中退出了一个元素后的状态。

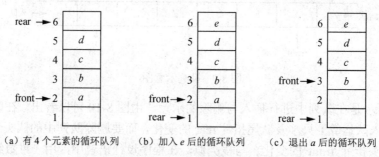

（a）有 4 个元素的循环队列　　（b）加入 e 后的循环队列　　（c）退出 a 后的循环队列

图 8-12　循环队列运算示意图

根据图 8-12 中循环队列变化的过程可以看出，当循环队列满时有 front=rear，而当循环队列空时也有 front=rear。为了能区分队列是满还是空，需要设置一个标志 sign，用 sign=0 时表示队列是空的，用 sign=1 时表示队列是非空的。从而可给出队列空与队列满的条件：

队列空的条件为 sign=0。

队列满的条件为 sign=1，且 front=rear。

下面具体介绍循环队列入队与出队的运算。

假设循环队列的初始状态为空，即 sign=0，且 front=rear=n。

（1）入队运算

入队运算是指在循环队列的队尾位置插入一个新元素。运算过程如下。

1）插入元素：将新元素插入队尾指针指向的位置。

2）修改队尾：将队尾指针加 1（即 rear=rear+1），此时若 rear=n+1，则设置 rear=1。

当 sign=1 且 rear=front，说明循环队列已满，不能进行入队运算，否则会产生"上溢"错误。

（2）出队运算

出队运算是指在循环队列的队头位置退出一个元素并赋给指定的变量。运算过程如下。

1）退出元素：将队头指针指向的元素赋给指定的变量。

2）修改对头：将队头指针加 1（即 front=front+1），此时若 front=n+1，则设置 front=1。

当 sign=0 时，不能进行出队运算，否则会产生"下溢"错误。

8.5　线性链表

8.5.1　线性链表的基本概念

前面讨论了线性表的顺序存储结构及其运算。线性表的顺序存储结构具有简单、运算方便等优点，特别是对于小线性表或长度固定的线性表，采用顺序存储结构的优越性更为突出。线性表的顺序存储结构在有些情况下就显得不很方便，运算效率也不高。例如，要在顺序存储的线性表中插入一个新元素或删除一个元素，为保证插入或删除后的线性表仍然是顺序存储，就要移动大量的数据元素。又如，在顺序存储结构下，线性表的存储空间不便于扩充。如果线性表的存储空间已满，但还要插入新的元素时，就会发生"上溢"错误。再如，在实际应用中，经常用到若干个线性表（包括栈与队列），如果将存储空间平均分配给各线性表，则有可能造成有的线性表的空间不够用，而有的线性表的空间根本用不着或用不满，这就使得有的线性表空间处于空闲状态，而另外一些线性表却产生"上溢"，使操作无法进行。

由于线性表的顺序存储结构存在以上缺点，因此，对于数据元素需要频繁变动的大线性表应采用下面要介绍的链式存储结构。

1. 线性链表

线性表的链式存储结构称为线性链表。

为了表示线性表的链式存储结构，计算机存储空间被划分为一个一个小块，每一小块占若干字节，通常称这些小块为存储结点。为了存储线性表中的元素，一方面要存储数据元素的值，另一方面要存储各数据元素之间的前后件关系。这就需要将存储空间中的每个存储结点分为两部分：一部分用于存储数据元素的值，称为数据域；另一部分用于存放下一个数据元素的存储结点的地址，称为指针域。

在线性链表中，一般用一个专门的指针 head 指向线性链表中第 1 个数据元素的结点，即用 head 存放线性表中第 1 个数据元素的存储结点的地址。在线性表中，最后一个元素没有后件，所以，线性链表中最后一个结点的指针域为空（用 NULL 或 0 表示），表示链表终止。

下面举一个例子来说明线性链表的存储结构。

假设有 4 个学生的某门功课的成绩分别是 a_1、a_2、a_3、a_4，这 4 个数据在内存中的存储单元地址分别是 1248、1488、1366 和 1522，其链表结构如图 8-13（a）所示。实际上，常用图 8-13（b）来表示它们的逻辑关系。

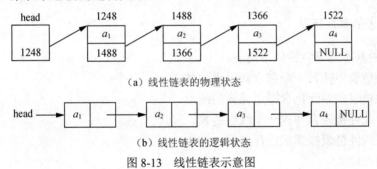

（a）线性链表的物理状态

（b）线性链表的逻辑状态

图 8-13　线性链表示意图

在线性表的链式存储结构中，各数据结点的存储地址一般是不连续的，而且各结点在存储空间中的位置关系与逻辑关系一般也是不一致的。在线性链表中，各数据元素之间的前后件关系是由各结点的指针域来指示的。对于线性链表，可以从头指针，沿着各结点的指针扫描到链表中的所有结点。

前面讨论的线性链表又称线性单链表。在线性单链表中，每个结点只有一个指针域，由这个指针只能找到其后件结点，但不能找到其前件结点。因此，在线性单链表中，只能沿着指针向一个方向进行扫描，这对于有些问题是不方便的。为了解决线性单链表的这个缺点，在一些应用中，对线性链表中的每个结点设置两个指针域，一个指向其前件结点，称为前件指针或左指针；另一个指向其后件结点，称为后件指针或右指针。这样的线性链表称为双向链表，其逻辑状态如图 8-14 所示。

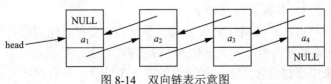

图 8-14　双向链表示意图

2. 带链的栈

与一般的线性表类似，在程序设计时，栈也可以使用链式存储结构。采用链式存储结构存储的栈，称为带链的栈，简称为链栈。图 8-15 所示是栈在链式存储时的逻辑状态示意。

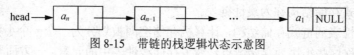

图 8-15　带链的栈逻辑状态示意图

3. 带链的队列

与一般的线性表类似，在程序设计时，队列也可以使用链式存储结构。采用链式存储结构存储的队列，称为带链的队列，简称链队列。图 8-16 所示是队列在链式存储时的逻辑状态示意。

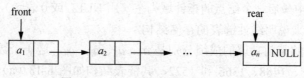

图 8-16　带链的队列逻辑状态示意图

8.5.2　线性链表的基本运算

线性链表的基本运算包括以下内容。

1）在线性链表中插入一个包含新元素的结点。

2）在线性链表中删除包含指定元素的结点。

3）将两个线性链表合并成一个线性链表。

4）将一个线性链表按要求进行分解。

5）逆转线性链表。

6）复制线性链表。

7）线性链表的排序。

8）线性链表的查找。

下面主要介绍线性链表的插入与删除两种运算。

1. 线性链表的插入运算

为了在线性链表中插入一个包含新元素的结点，首先要给该元素分配一个新结点，以便用于存储该元素的值。一般的程序设计语言都提供了申请新结点的方法。然后将存放新元素值的结点链接到线性链表中指定的位置。下面举例说明。

假设线性链表如图 8-17（a）所示。现在要在线性链表中包含元素 a 的结点之前插入一个包含新元素 b 的结点，其插入过程如下。

1）申请一个新结点，并设指针变量 p 指向该结点（即把该结点的存储地址存放在变量 p 中），使该结点的数据域为插入的元素值 b，如图 8-17（b）所示。

2）在线性链表中查找包含元素 a 的结点的前一个结点，并设指针变量 q 指向该结点，如图 8-17（c）所示。

3）将 p 所指向的结点插入到 q 所指向的结点之后。这只要改变以下两个结点的指针域内容既可：首先，使 p 所指向的结点的指针域指向包含元素 a 的结点，然后将 q 所指向的结点的指针域指向 p 所指向的结点，如图 8-17（d）所示。

此时，线性链表的插入运算就完成了。

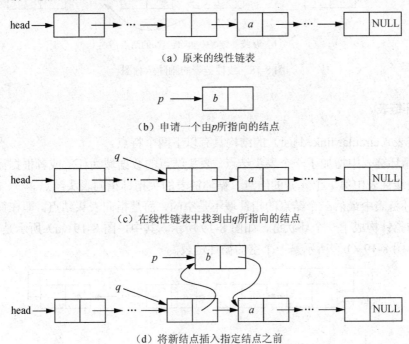

（a）原来的线性链表

（b）申请一个由 p 所指向的结点

（c）在线性链表中找到由 q 所指向的结点

（d）将新结点插入指定结点之前

图 8-17　线性链表的插入示意图

由线性链表的插入过程可以看出，在插入过程中不需要移动数据元素，只需要改变有关结点的指针即可，从而提高了插入运算的效率。

2. 线性链表的删除

为了在线性链表中删除包含指定元素的结点，首先要在线性链表中找到这个结点，然后将该结点删除。设线性链表如图 8-18（a）所示，现在要在线性链表中删除包含元素 a 的结点，其删除过程如下。

1）在线性链表中找到包含元素 a 的结点，设指针变量 p 指向该结点，并设指针变量 q 指向前一个结点，如图 8-18（b）所示。

2）将 p 所指向的结点从线性链表中删除，即让 q 所指向的结点的指针域指向 p 所指向的结点之后的结点，如图 8-18（b）所示。

3）将 p 所指向的包含元素 a 的结点释放（一般的程序设计语言都提供了释放结点的方法）。

此时，线性链表的删除运算就完成了。

由线性链表的删除过程可以看出，在线性链表中删除包含指定元素的结点后，不需要移动表中的其他结点，只需改变被删除结点的前一个结点的指针域即可。被删除的结点释放后，变成自由空间。

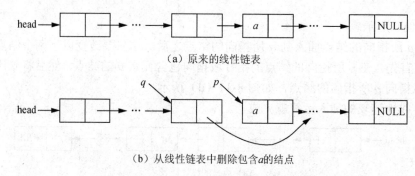

（a）原来的线性链表

（b）从线性链表中删除包含 *a* 的结点

图 8-18　线性链表的删除示意图

8.5.3　循环链表

循环链表（circular linked list）的结构具有以下两个特点。

1）在循环链表中增加了一个表头结点。表头结点的数据域为任意或者根据需要来设置，指针域指向线性表中第 1 个元素的结点。循环链表的头指针指向表头结点。

2）循环链表中最后一个结点的指针域不是空的，而是指向表头结点，即在循环链表中，所有结点的指针构成了一个环状链，如图 8-19 所示。其中，图 8-19（a）所示是一个非空的循环链表，图 8-19（b）所示是一个空的循环链表。

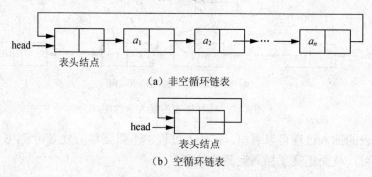

（a）非空循环链表

（b）空循环链表

图 8-19　循环链表的逻辑状态示意图

在循环链表中，从任何一个结点的位置出发，都可以访问到表中其他所有的结点。另外，由于在循环链表中设置了一个表头结点，循环链表中至少有一个结点存在，从而使空表与非空表的运算统一。循环链表的插入和删除的方法与线性链表基本相同。由循环链表的特点可以看出，在对循环链表进行插入和删除的过程中，空表与非空表的运算是统一的。

8.6　树与二叉树

8.6.1　树的基本概念

树（tree）是一种非线性结构。在树这种数据结构中，所有数据元素之间的关系具有明显的层次特点，如图 8-20 所示。

由图 8-20 可以看出，在用图形表示树结构时，很像自然界中的树，只不过是一棵倒立

的树，因此，这种数据结构就用"树"来命名。在树的图形
表示中规定，在用直线连起来的两端结点中，上端结点是前
件，下端结点是后件。因此，在树结构中，表示前后件关系
的箭头就可以省略。

实际上，能用树结构表示的例子很多。例如，图 8-21 中
的树表示了学校行政层次结构。树结构具有明显的层次关系，
因此，具有层次关系的数据都可以用树结构来描述。

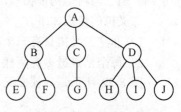

图 8-20 树的结构示意图

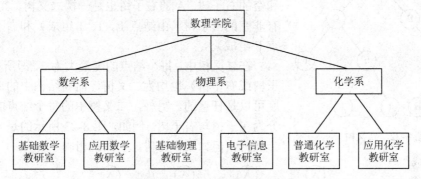

图 8-21 学校行政层次结构树

下面介绍树这种数据结构中的一些基本特征和基本术语。

在树结构中，没有前件的结点只有一个，称为根结点（简称根）。例如，在图 8-20 中，
结点 A 是树的根结点。除根结点外，每个结点只有一个前件，称为该结点的父结点。

在树结构中，每个结点可以有多个后件，它们都称为该结点的子结点。没有后件的结点
称为叶子结点。例如，在图 8-20 中，结点 E、F、G、H、I、J 均为叶子结点。

在树结构中，一个结点所拥有的后件的个数称为该结点的度。例如，在图 8-20 中，根
结点 A 的度为 3；结点 B 的度为 2；结点 C 的度为 1；叶子结点的度为 0。

在树结构中，所有结点中的最大的度称为树的度。例如，如图 8-20 所示的树的度为 3。

由于树结构具有明显的层次关系，即树是一种层次结构，因此在树结构中，按如下原则
分层。

根结点在第 1 层。同一层上所有结点的所有子结点都在下一层。例如，在图 8-20 中，
根结点 A 在第 1 层；结点 B、C、D 在第 2 层；结点 E、F、G、H、I、J 在第 3 层。

树的最大层数称为树的深度。例如，如图 8-20 所示的树的深度为 3。

在树结构中，以某结点的一个子结点为根构成的树称为该结点的一棵子树。例如，在图 8-20
中，根结点 A 有 3 棵子树，它们分别以 B、C、D 为根结点；结点 B 有两棵子树，它们分别以 E、
F 为根结点。在树结构中，叶子结点没有子树。

8.6.2　二叉树及其基本运算

二叉树的操作算法比较简单，而且任何树都可以转换为二叉树进行处理，因此二叉树在
树结构的实际应用中起着重要的作用。

1. 二叉树的基本概念

二叉树（binary tree）是一种非常有用的非线性数据结构。二叉树与前面介绍的树结构

不同，但它与树结构很相似，并且，有关树结构的所有术语都可以用到二叉树上。

二叉树的特点如下。

1）非空二叉树只有一个根结点。

2）每个结点最多有两棵子树，且分别称为该结点的左子树与右子树。

图 8-22 所示是一棵二叉树，根结点为 A，其左子树包含结点 B、D、G、H，右子树包含结点 C、E、F、I、J。A 的左子树又是一棵二叉树，其根结点为 B，有非空的左子树（由结点 D、G、H 组成）和空的右子树。A 的右子树也是一棵二叉树，其根结点 C，有非空的左子树（由结点 E、I、J 组成）和右子树（由结点 F 组成）。

在二叉树中，每个结点的度最大为 2，即所有子树（左子树或右子树）也均为二叉树，而树结构中的每个结点的度可以是任意的。另外，二叉树中的每个结点的子树要区分为左子树与右子树。例如，图 8-23 所示的是 4 棵不同的二叉树，但如果作为树，它们就相同了。

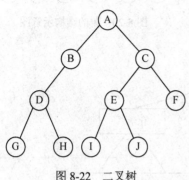

图 8-22　二叉树

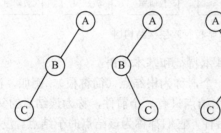

图 8-23　4 棵不同的二叉树

2. 满二叉树与完全二叉树

满二叉树与完全二叉树是两种特殊的二叉树。

（1）满二叉树

在一棵二叉树中，如果所有分支结点都存在左子树和右子树，并且所有叶子结点都在同一层上，这样的二叉树称为满二叉树。图 8-24（a）、（b）所示分别是深度为 2、3 的满二叉树。

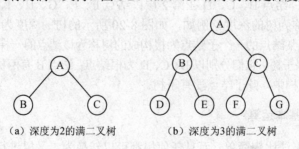

（a）深度为2的满二叉树　　　（b）深度为3的满二叉树

图 8-24　满二叉树

（2）完全二叉树

完全二叉树是指除最后一层外，每一层上的结点数均达到最大值，而在最后一层上只缺少右边的若干结点。更确切地说，一棵深度为 m 的有 n 个结点的二叉树，对树中的结点按从上到下、从左到右的顺序编号，如果编号为 i（$1 \leqslant i \leqslant n$）的结点与满二叉树中的编号为 i 的结点在二叉树中的位置相同，则这棵二叉树称为完全二叉树。显然，满二叉树也是完全二叉树，而完全二叉树不一定是满二叉树。图 8-25 所示是两棵深度为 3 的完全二叉树。

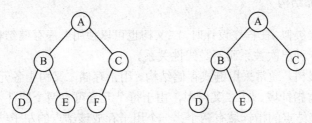

图 8-25　两棵深度为 3 的完全二叉树

3. 二叉树的基本性质

二叉树具有下列重要性质。

性质 1　在二叉树中，第 i 层的结点数最多为 2^{i-1} 个（$i \geqslant 1$）。

根据二叉树的特点，这个性质是显然的。

性质 2　在深度为 k 的二叉树中，结点总数最多为 2^k-1 个（$k \geqslant 1$）。

深度为 k 的二叉树是指二叉树共有 k 层。由性质 1 可知，深度为 k 的二叉树的最大结点数为

$$2^0+2^1+2^2+\cdots+2^{k-1}=2^k-1$$

性质 3　对任意一棵二叉树，度为 0 的结点（即叶子结点）总是比度为 2 的结点多一个。

这个性质说明如下。

假设二叉树中有 n_0 个叶子结点，n_1 个度为 1 的结点，n_2 个度为 2 的结点，则该二叉树中总的结点数为

$$n=n_0+n_1+n_2 \tag{8-1}$$

又假设该二叉树中总的分支数目为 m，因为除根结点外，其余结点都有一个分支进入，所以 $m=n-1$。但这些分支是由度为 1 或度为 2 的结点发出的，所以又有 $m=n_1+2n_2$，于是得

$$n=n_1+2n_2+1 \tag{8-2}$$

由式（8-1）和式（8-2）可得 $n_0=n_2+1$，即在二叉树中，度为 0 的结点（即叶子结点）总是比度为 2 的结点多一个。

例如，在如图 8-22 所示的二叉树中，有 5 个叶子结点，有 4 个度为 2 的结点，度为 0 的结点比度为 2 的结点多一个。

性质 4　①具有 n 个结点的二叉树，其深度至少为[lb$n$]+1，其中[lb$n$]表示取 lb$n$ 的整数部分。②具有 n 个结点的完全二叉树的深度为[lb$n$]+1。

这个性质可以由性质 2 直接得到。

性质 5　如果对一棵有 n 个结点的完全二叉树的结点从 1 到 n 按层序（每一层从左到右）编号，则对任一结点 i（$1 \leqslant i \leqslant n$），有以下结论。

① 如果 $i=1$，则结点 i 是二叉树的根，它没有父结点；如果 $i>1$，则其父结点编号为[$i/2$]。

② 如果 $2i>n$，则结点 i 无左子结点（结点 i 为叶子结点）；否则，其左子结点是结点 $2i$。

③ 如果 $2i+1>n$，则结点 i 无右子结点；否则，其右子结点是结点 $2i+1$。

根据完全二叉树的这个性质，如果按从上到下、从左到右顺序存储完全二叉树的各结点，则很容易确定每个结点的父结点、左子结点和右子结点的位置。

8.6.3 二叉树的存储结构

与一般的线性表类似，在程序设计时，二叉树也可以使用顺序存储结构和链式存储结构，不同的是此时表示一种层次关系而不是线性关系。

对于一般的二叉树，通常采用链式存储结构。用于存储二叉树中各元素的存储结点由两部分组成：数据域与指针域。在二叉树中，由于每个元素可有两个后件（即两个子结点），因此，二叉树的存储结点的指针域有两个：一个用于存放该结点的左子结点的存储地址，称为左指针域；另一个用于存放该结点的右子结点的存储地址，称为右指针域。二叉树存储结点的结构如图 8-26 所示。其中：L(i)是结点 i 的左指针域，即 L(i)为结点 i 的左子结点的存储地址；R(i)是结点 i 的右指针域，即 R(i)为结点 i 的右子结点的存储地址；V(i)是数据域。

| i | L(i) | V(i) | R(i) |

图 8-26 二叉树存储结点的结构

在二叉树的存储结构中，每个存储结点有两个指针域，因此，二叉树的链式存储结构也称二叉链表。图 8-27 所示为二叉链表的存储示意图。

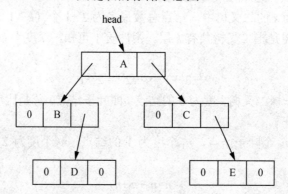

图 8-27 二叉链表的存储示意图

对于满二叉树与完全二叉树来说，根据二叉树的性质 5，可按层序进行顺序存储，这样，不仅节省存储空间，又方便确定每个结点的父结点与左右子结点的位置，但顺序存储结构对于一般的二叉树不适用。

8.6.4 二叉树的遍历

在树的应用中，常常要求查找具有某种特征的结点，或者对树中全部结点逐一进行某种处理，因此引入了二叉树的遍历。

二叉树的遍历是指按一定的次序访问二叉树中的每个结点，使每个结点被访问一次且只被访问一次。由于二叉树是一种非线性结构，因此，对二叉树的遍历要比遍历线性表复杂得多。根据二叉树的定义可知，一棵二叉树可看作由 3 部分组成，即根结点、左子树和右子树。在这 3 部分中，究竟先访问哪一部分？也就是说，二叉树的遍历方法实际上是要确定访问各结点的顺序，以便访问到二叉树中的所有结点，且各结点只被访问一次。

在二叉树的遍历过程中，通常规定先遍历左子树，再遍历右子树。在先左后右的原则下，根据访问根结点的次序，二叉树的遍历可以分为 3 种：前序遍历、中序遍历、后序遍历。下面分别介绍这 3 种遍历的方法,并用 D、L、R 分别表示访问根结点、遍历根结点的左子树和遍历根结点的右子树。

1. 前序遍历

前序遍历(DLR)是指首先访问根结点,然后遍历左子树,最后遍历右子树;并且,在遍历左、右子树时,仍然先访问根结点,然后遍历左子树,最后遍历右子树。可以看出,前序遍历二叉树的过程是一个递归的过程。下面给出二叉树前序遍历的过程。

若二叉树为空,则遍历结束。否则,有如下过程。

1)访问根结点。

2)前序遍历左子树。

3)前序遍历右子树。

例如,对如图 8-28 所示的二叉树进行前序遍历,则遍历的结果为 ABDGCEHIF。

2. 中序遍历

与前序遍历类似,二叉树中序遍历(LDR)的过程如下。

若二叉树为空,则遍历结束。否则,有如下过程。

1)中序遍历左子树。

2)访问根结点。

3)中序遍历右子树。

例如,对图 8-28 中的二叉树进行中序遍历,则遍历结果为 DGBAHEICF。

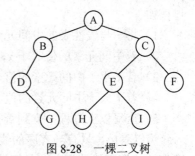

图 8-28　一棵二叉树

3. 后序遍历

与前序遍历类似,二叉树后序遍历(LRD)的过程如下。

若二叉树为空,则遍历结束。否则,有如下过程。

1)后序遍历左子树。

2)后序遍历右子树。

3)访问根结点。

例如,对如图 8-28 所示的二叉树进行后序遍历,则遍历结果为 GDBHIEFCA。

8.7　查　找　技　术

查找又称检索,是数据处理领域中的一个重要内容。所谓查找,是指在一个给定的数据结构中查找某个指定的元素。根据不同的数据结构,应采用不同的查找方法。这里主要介绍顺序查找和二分法查找这两种主要方法。

8.7.1　顺序查找

顺序查找又称顺序搜索,其基本方法如下:从线性表的第 1 个元素开始,依次与被查找元素进行比较,若相等则查找成功;若所有的元素与被查元素进行了比较,都不相等,则查找失败。

在顺序查找过程中，如果线性表中的第 1 个元素就是要查找的元素，则只需要做一次比较就查找成功；但如果被查找的元素是线性表中的最后一个元素，或者不在线性表中，则需要与线性表中所有的元素进行比较，这是顺序查找的最坏情况。在平均情况下，用顺序查找法在线性表中查找一个元素，大约要与线性表中一半的元素进行比较。可见，对于比较大的线性表来说，顺序查找法的效率是比较低的。虽然顺序查找的效率不高，但是对于下列两种情况，只能采用顺序查找法。

1）如果线性表是无序表（即表中元素的排列是没有顺序的），则不管是顺序存储结构还是链式存储结构，都只能用顺序查找。

2）如果线性表是有序线性表，但采用的是链式存储结构，也只能用顺序查找。

8.7.2 二分法查找

二分法查找只适用于顺序存储的有序表，即要求线性表中的元素按元素值的大小排列。假设有序线性表是按元素值递增排列的，并设表的长度为 n，被查元素为 x，则二分法查找过程如下。

1）将 x 与线性表的中间元素进行比较。

2）若中间元素的值等于 x，则查找成功，查找结束。

3）若 x 小于中间元素的值，则在线性表的前半部分以相同的方法查找。

4）若 x 大于中间元素的值，则在线性表的后半部分以相同的方法查找。

5）重复以上过程，直到查找成功；或直到子表长度为 0，此时查找失败。

可以看出，只有当有序的线性表为顺序存储时才能采用二分法查找。可以证明，对于长度为 n 的有序线性表，在最坏情况下，二分法查找只需要比较 $\mathrm{lb}n$ 次，顺序查找需要比较 n 次。可见，二分法查找的效率要比顺序查找高得多。

8.8 排序技术

排序是指将一个无序的序列整理成有序的序列。排序的方法有很多，下面主要介绍 3 类常用的排序方法：交换类排序法、插入类排序法和选择类排序法。

8.8.1 交换类排序法

交换类排序法是指借助数据元素之间的互相交换进行排序的一种方法。冒泡排序法与快速排序法都属于交换类的排序方法。

1. 冒泡排序法

冒泡排序法是一种最简单的交换类排序方法，它是通过相邻数据元素的交换逐步将线性表变成有序的。冒泡排序法的操作过程如下。

首先，从表头开始往后扫描线性表，在扫描过程中依次比较相邻两元素的大小，若前面的元素大于后面的元素，则将它们互换，称为消去了一个逆序。显然，在扫描过程中，不断地将两相邻元素中的大者往后移动，最后就将线性表中的最大者换到了表的最后，如图 8-29（a）所示，图中有下划线的元素表示要比较的元素。可以看出，若线性表有 n 个元素，则第 1 趟

排序要比较 $n-1$ 次。

经过第 1 趟排序后，最后一个元素就是最大者。对除了最后一个元素剩下的 $n-1$ 个元素构成的线性表进行第 2 趟排序，以此类推，直到剩下的元素为空或者在扫描过程中没有交换任何元素，此时，线性表变为有序，如图 8-29（b）所示。图中用方括号括起来的部分表示已排成有序的部分。可以看出，若线性表有 n 个元素，则最多要进行 $n-1$ 趟排序。在如图 8-29 所示的例子中，在进行了第 4 趟排序后，线性表已排成有序。

原序列	6	2	8	1	3	1	7
第1次比较	2	6	8	1	3	1	7
第2次比较	2	6	8	1	3	1	7
第3次比较	2	6	1	8	3	1	7
第4次比较	2	6	1	3	8	1	7
第5次比较	2	6	1	3	1	8	7
第6次比较	2	6	1	3	1	7	8

（a）第1趟排序

原序列	6	2	8	1	3	1	7
第1趟比较	2	6	1	3	1	7	[8]
第2趟比较	2	1	3	1	6	[7	8]
第3趟比较	1	2	1	3	[6	7	8]
第4趟比较	1	1	2	[3	6	7	8]
第5趟比较	1	1	[2	3	6	7	8]
第6趟比较	1	[1	2	3	6	7	8]
排序结果	1	1	2	3	6	7	8

（b）各趟排序

图 8-29　冒泡排序示意图

从冒泡排序法的操作过程可以看出，对长度为 n 的线性表，在最坏的情况下，需要进行 $(n-1)+(n-2)+\cdots+2+1=n(n-1)/2$ 次比较。

2. 快速排序法

快速排序法是对冒泡排序法的改进，又称分区交换排序法。通常情况下，在冒泡排序法中，由于在扫描过程中只对相邻两个元素进行比较，因此，在互换两个相邻元素时只能消除一个逆序。如果通过两个（不是相邻的）元素的交换，能够消除线性表中的多个逆序，这样就会大大提高排序的速度。下面介绍的快速排序法可以实现通过一次交换而消除多个逆序。快速排序法的基本思想如下。

从线性表中任意选取一个元素（通常选第 1 个元素），设为 T，将线性表中小于 T 的元素移到 T 的前面，而大于 T 的元素移到 T 的后面，结果就将线性表分成了两部分（称为两个子表），T 处于分界线的位置，这个过程称为线性表的分割。具体操作步骤如下。

1）设两个指针 i 和 j 分别指向线性表的第 1 个元素和最后一个元素，即 $P(i)$ 表示第 1 个元素，$P(j)$ 表示最后一个元素，并将第 1 个元素保存在 T 中。

2）用 T 与 j 指向的元素比较，若 $T \leq P(j)$，则让 j 指向前一个元素，再比较；否则将 $P(j)$ 和 $P(i)$ 互换位置。

3）用 T 与 i 指向的元素比较，若 $T \geq P(i)$，则让 i 指向后一个元素，再比较；否则将 $P(j)$ 和 $P(i)$ 互换位置。

4）反复进行 2）和 3）两步操作，直到 i 和 j 指向同一个元素，即 $i=j$ 时，分割结束。i 所指向的元素就是 T 应该放置的位置。

如果对分割后的各子表再按上述原则进行分割，并且，这种分割过程可以一直进行下去，直到所有子表的长度为 1 为止，此时的线性表就变成了有序表。

下面举例说明快速排序法。设线性表为（33　18　22　88　38　14　55　13　47），若选第一个元素 33 为 T，则第 1 次排序过程如图 8-30（a）所示。对线性表进行完一次快速排序后，用同样的方法对分割后的子表进行快速排序，直到各个子表的长度为 1 为止，排序过程如图 8-30（b）所示。

原序列	33	18	22	88	38	14	55	43	25
	i								j
第1次交换后	25	18	22	88	38	14	55	43	33
				i					j
第2次交换后	25	18	22	33	38	14	55	43	88
				i		j			
第3次交换后	25	18	22	14	38	33	55	43	88
					i	j			
第4次交换后	25	18	22	14	33	38	55	43	88
				ij					
完成一趟排序	[25	18	22	14]	33	[38	55	43	88]

（a）一次快速排序

原序列	33	18	22	88	38	14	55	43	25
一次快速排序后	[25	18	22	14]	33	[38	55	43	88]
子表分别排序	[14	18	22]	25		38	[55	43	88]
	14	[18	22]				[43]	55	88]
		18	[22]						
最后排序结果	14	18	22	25	33	38	43	55	88

（b）快速排序全过程

图 8-30　快速排序示意图

在快速排序过程中，随着对各子表不断地进行分割，划分出的子表会越来越多，但一次又只能对一个子表进行再分割处理，需要将暂时不分割的子表记忆起来，这就要用一个栈来实现。在最坏情况下，快速排序法在长度为 n 的线性表中需要进行 $n(n-1)/2$ 次比较。在实际应用中，快速排序法比冒泡排序法效率高，但不稳定，适用于数据大小分布较均匀的序列。

8.8.2 插入类排序法

冒泡排序法与快速排序法本质上都是通过数据元素的交换来逐步消除线性表中的逆序。下面讨论另一类排序的方法，即插入类排序法。

1. 简单插入排序法

简单插入排序法（又称直接插入排序法）是指将元素依次插入已经有序的线性表中。

简单插入排序过程如下：假设线性表中前 $i-1$ 个元素已经有序，首先将第 i 个元素放到一个变量 T 中，然后从第 $i-1$ 个元素开始，往前逐个与 T 进行比较，将大于 T 的元素均依次向后移动一个位置，直到发现一个元素不大于 T 为止，此时就将 T 插入刚移出的空位置上，有序子表的长度就变为 i 了。

在实际应用中，先将线性表中第 1 个元素看成一个有序表，然后从第 2 个元素开始逐个进行插入。图 8-31 给出了插入排序的示意图。图中方括号括起来的部分为已排序的元素。

原序列	[33]	18	21	89	40	16
第 1 趟排序	[18	33]	21	89	40	16
第 2 趟排序	[18	21	33]	89	40	16
第 3 趟排序	[18	21	33	89]	40	16
第 4 趟排序	[18	21	33	40	89]	16
第 5 趟排序	[16	18	21	33	40	89]

图 8-31 简单插入排序示意图

在简单插入排序法中，每次比较后最多移掉一个逆序，因此，这种排序方法的效率与冒泡排序法相同。在最坏情况下，简单插入排序法需要比较的次数为 $n(n-1)/2$。

2. 希尔排序法

希尔排序法（shell sort）又称缩小增量排序法，它对简单插入排序进行了较大的改进。希尔排序法的基本思想是将整个无序序列分割成若干小的子序列，分别进行简单插入排序。

子序列的分割方法如下所述：使相隔某个增量 h 的元素构成一个子序列。在排序过程中，逐次减小这个增量，最后当 h 减到 1 时，进行一次简单插入排序，排序即完成。

增量序列一般取 $h_k=n/2^k$（$k=1,2,\cdots,[\text{lb}n]$），其中，$n$ 为待排序序列的长度，[lb$n$]为不超过 lb$n$ 的最大整数。

图 8-32 为希尔排序法示意图。

从希尔排序过程中可以看出，虽然对于每个子表所用的排序法仍是简单插入排序，但在子表中每进行一次比较就有可能移去整个线性表中的多个逆序，从而改进了整个排序过程的效果。希尔排序的效率与所选取的增量序列有关。如果选取上述增量序列，则在最坏的情况下，希尔排序法所需要的比较次数为 $O(n^{1.5})$。

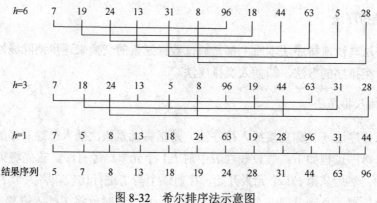

图 8-32　希尔排序法示意图

8.8.3　选择类排序法

这里主要介绍简单选择排序法和堆排序法这两种方法。

1. 简单选择排序法

简单选择排序法也称直接选择排序法，其排序过程如下。

扫描整个线性表，从中选出最小的元素，将它与表中第一个元素交换；然后对剩下的子表采用同样的方法，直到子表只有一个元素为止。对于长度为 n 的序列，简单选择排序需要扫描 $n-1$ 遍，每遍扫描均从剩下的子表中选出最小的元素，然后将该最小的元素与子表中的第 1 个元素交换。图 8-33 是这种排序法的示意图，图中用方括号括起来的部分为已排序的元素，有下划线的元素是要交换位置的元素。

简单选择排序法在最坏情况下需要比较 $n(n-1)/2$ 次。

原序列	33	18	21	89	19	16
第 1 遍选择	[16]	18	21	89	19	33
第 2 遍选择	[16	18]	21	89	19	33
第 3 遍选择	[16	18	19]	89	21	33
第 4 遍选择	[16	18	19	21]	89	33
第 5 遍选择	[16	18	19	21	33]	89

图 8-33　简单选择排序法示意图

2. 堆排序法

堆排序法是在简单排序法的基础上借助于完全二叉树结构而形成的一种排序方法，属于选择类的排序方法。

首先介绍堆的定义：具有 n 个元素的序列 $(h_1,h_2,\cdots,h_n)$，当且仅当满足

$$\begin{cases} h_i \geqslant h_{2i} \\ h_i \geqslant h_{2i+1} \end{cases} \quad \text{或} \quad \begin{cases} h_i \leqslant h_{2i} \\ h_i \leqslant h_{2i+1} \end{cases} \quad (i=1,2,\cdots,n/2)$$

时称为堆。为了方便，称满足前者条件的堆为大根堆，而称满足后面条件的堆为小根堆。下面只讨论大根堆。由堆的定义可以看出，堆顶元素（即第 1 个元素）必为最大项。例如，序列（98,82,54,35,46,29,21）是一个堆，它所对应的完全二叉树如图 8-34 所示。

关于调整建堆方法，举例说明如下：假设图 8-35（a）所示是一棵完全二叉树。在这棵二叉树中，根结点 46 的左、右子树都是堆。现在为了将整个子树调整为堆，首先将根结

点 46 与其左、右子树的根结点值进行比较，根据堆的定义，应将元素 46 与 89 交换，如图 8-35（b）所示。经过这一次交换后，破坏了原来左子树的堆结构，需要对左子树再进行调整，将元素 75 与 46 进行交换，调整后的结果如图 8-35（c）所示。

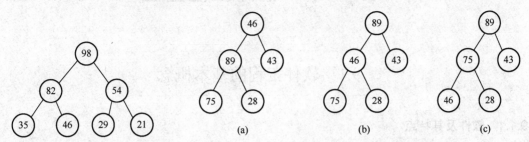

图 8-34　堆顶元素为最大的堆　　　　图 8-35　调整建堆示意图

在调整建堆的过程中，总是将根结点值与左、右子树的根结点值进行比较，若不满足堆的定义，则将左、右子树根结点值中的大者与根结点值交换。这个调整过程一直进行到所有子树都是堆为止。

下面给出堆排序的方法。

1）首先将一个具有 n 个元素的无序序列建成堆。

2）然后将堆顶元素与堆中最后一个元素交换。不考虑已换到最后的那个元素，只考虑前面 $n-1$ 个元素构成的子序列，但该子序列已不是堆，而左、右子树仍是堆，可以将该子序列调整为堆。

3）反复进行第 2）步操作，直到剩下的子序列为空为止。

在实际应用中，堆排序法对于小的线性表不是很有效，但对于大的线性表很有效。堆排序在最坏的情况下需要比较的次数为 $O(n\mathrm{lb}n)$。

第9章 软件工程基础

9.1 软件工程的基本概念

9.1.1 软件及其特点

计算机系统由硬件和软件两部分组成。计算机软件是包括程序、数据及其相关文档资料的完整集合。其中，程序是软件开发人员根据用户需求开发的、用程序设计语言描述的、适合计算机执行的指令（语句）序列。数据是使程序能够正常操纵信息的数据结构。文档是与程序开发、维护和使用的图文资料。由此可见，软件由两部分组成：一是机器可执行的程序和数据；二是机器不可执行的，与软件开发、运行、维护和使用有关的文档。

软件与硬件不同，它有以下特点。

1）软件是一种逻辑实体，而不是物理实体，具有抽象性。这使得软件与其他工程对象有着明显的差异。可以将软件记录在纸上或其他存储介质上，但却无法看到软件本身的形态，必须通过观察、分析、思考、判断，才能了解它的功能、性能等。

2）软件的生产没有明显的制作过程。在软件研制开发成功之后，可以大量复制同一内容的副本。因此对软件的质量控制，必须着重在软件开发方面下功夫。

3）软件在运行、使用期间不存在磨损、老化问题，但为了适应硬件、环境及需求的变化要进行修改，而这些修改又会不可避免地引入错误，导致软件失效率升高，从而使得软件退化。

4）软件的开发、运行对计算机系统具有依赖性，由于受到计算机系统的限制，导致了软件移植的问题。

5）软件复杂性高，成本昂贵。软件是人类有史以来生产的复杂度较高的工业产品。软件涉及人类社会的各行各业、方方面面，软件开发常常涉及其他领域的专门知识。软件开发需要投入大量高强度的脑力劳动，这其中蕴含着成本高、风险大的问题。

6）软件开发涉及诸多的社会因素。许多软件的开发和运行涉及软件用户的机构设置、体制问题及管理方式等，甚至涉及人们的观念和心理因素，软件知识产权及法律等诸多的问题。

软件按功能可以分为应用软件、系统软件、支撑软件（或工具软件）。

应用软件是为解决特定领域的应用而开发的软件，如事务处理软件、工程与科学计算软件、实时处理软件、嵌入式软件及人工智能软件等各种应用性质不同的软件。

系统软件是计算机管理自身资源，提高计算机使用效率并为计算机用户提供各种服务的软件，如操作系统、编译程序、汇编程序、网络软件、数据库管理系统等。

支撑软件是介于系统软件和应用软件之间、协助用户开发软件的工具性软件，如需求分析工具软件、设计工具软件、编码工具软件、测试工具软件和维护工具软件等。

9.1.2 软件危机与软件工程

1. 软件危机

"软件危机"这个词在 20 世纪 60 年代末以后频繁出现。所谓软件危机，泛指在计算机软件的开发和维护过程中所遇到的一系列严重问题。

随着计算机技术的发展和计算机应用范围的扩大，计算机硬件的性价比和质量稳步提高，软件规模越来越大，复杂程度不断增加，软件成本逐年上升，质量没有可靠的保证，软件已成为计算机科学发展的"瓶颈"。

具体地说，在软件开发和维护过程中，软件危机主要表现在以下几个方面。

1）软件需求的增长得不到满足，用户对系统不满意的情况经常发生。

2）软件开发成本和进度无法控制。

3）软件质量难以保证。

4）软件不可维护或维护程度非常低。

5）软件的成本不断提高。

6）软件开发生产率的提高赶不上硬件的发展和应用需求的增长。

在软件开发和维护过程中，之所以存在这些严重的问题，一方面与软件本身的特点有关。例如，在软件运行前，软件开发过程的进展难以衡量，质量难以评价，因此管理和控制软件开发过程相当困难。

在软件运行过程中，软件维护意味着改正或修改原来的设计。另外，软件的显著特点是规模庞大，在开发大型软件时，要保证高质量，要面对极端复杂困难的情况，不仅涉及技术问题（如分析方法、设计方法、版本控制），更重要的是必须有严格而科学的管理。

2. 软件工程

为了消除软件危机，通过认真研究解决软件危机的方法，认识到软件工程是使计算机软件走向工程科学的途径，逐步形成了软件工程的概念，开辟了工程学的新领域——软件工程学。软件工程就是试图用工程、科学和数学的原理与方法研制、维护计算机软件的有关技术及管理方法。

关于软件工程的定义，国家标准中指出，软件工程是应用于计算机软件的定义、开发和维护的一整套方法、工具、文档、实践标准和工序。

1968 年在北大西洋公约组织会议上，讨论摆脱软件危机的办法，软件工程（software engineering）作为一个概念首次被提出，这在软件技术发展史上是一件大事。在会议上，德国人福利兹·鲍威尔（Fritz Bauer）认为："软件工程是建立并使用完善的工程化原则，以较经济的手段获得能在实际机器上有效运行的可靠软件的一系列方法。"

1993 年，电气和电子工程师学会（Institute of Electrical & Electronic Engineers，IEEE）给出了一个更加综合的定义："将系统化的、规范的、可度量的方法应用于软件的开发、运行和维护的过程，即将工程化应用于软件中。"

这些主要思想都是强调在软件开发过程中需要应用工程化原则。

软件工程包括 3 个要素，即方法、工具和过程。方法是完成软件工程项目的技术手段；工具支持软件的开发、管理、文档生成；过程支持软件开发的各个环节的控制、管理。

软件工程的核心思想是把软件产品作为一个工程产品来处理。把需求计划、可行性研究、工程审核、质量监督等工程化的概念引入软件生产当中，以期达到工程项目的 3 个基本要素：进度、经费和质量的目标。同时，软件工程也注重研究不同于其他工业产品生产的一些特性，并针对软件的特点提出了许多有别于一般工业技术的一些技术方法。

从经济学意义上说，软件庞大的维护费用远比软件开发费用高，因此开发软件不能只考虑开发期间的费用，而应考虑软件生命周期内的全部费用。

9.1.3 软件工程过程与软件生命周期

1. 软件工程过程

软件工程过程（software engineering process）包括以下两个方面的内涵。

1）软件工程过程是为获得软件产品，在软件工具的支持下由软件人员完成的一系列软件工程活动。从这个方面来说，软件工程过程通常包含以下 4 种基本活动。

① 软件规格说明：规定软件的功能及其运行的限制。

② 软件开发：产生满足规格说明的软件。

③ 软件确认：确认软件能够完成客户提出的要求。

④ 软件演进：为满足客户的变更要求，软件必须在使用的过程中演进。

2）从软件开发的观点看，软件工程过程就是使用适当的资源（包括人员、软硬件工具、时间等）为开发软件进行的一组开发活动，在过程结束时将输入（用户要求）转化为输出（软件产品）。

所以，软件工程的过程是将软件工程的方法和工具综合起来，以达到合理、及时地进行计算机软件开发的目的。

2. 软件的生命周期

通常，将软件产品提出、实现、使用维护到停止使用退役的过程称为软件的生命周期（software life cycle）。可以将软件生命周期分为如图 9-1 所示的软件定义、软件开发及软件运行和维护 3 个阶段。

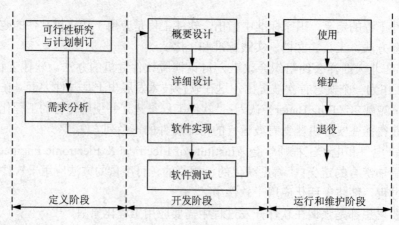

图 9-1 软件生命周期

图 9-1 所示的软件生命周期的主要活动阶段如下所述。

1）可行性研究与计划制订：确定待开发软件系统的开发目标和总的要求，给出它的功能、性能、可靠性及接口等方面的可能方案，制订完成开发任务的实施计划。

2）需求分析：对待开发软件提出的需求进行分析并给出详细定义。编写软件规格说明书及初步的用户手册，提交评审。

3）软件设计：系统设计人员和程序设计人员应该在反复理解软件需求的基础上，给出软件的结构、模块的划分、功能的分配及处理流程。如果系统比较复杂，则可将设计阶段分为概要设计和详细设计两个阶段。

4）软件实现：把软件设计转换成计算机可以接受的程序代码。

5）软件测试：在设计测试用例的基础上，检验软件的各个组成部分。

6）运行和维护：将已交付的软件投入运行，并在运行过程中不断地维护，根据提出的新需求进行必要而且可能的扩充和删改。

9.1.4　软件工程的目标与原则

1. 软件工程的目标

软件工程的目标是，在给定成本与进度的前提下，开发出满足用户需求且有效性、可靠性、可理解性、可维护性、可重用性、可适应性、可移植性、可追踪性和可互操作性较好的产品。

软件工程需要达到的基本目标如下：付出较低的开发成本；达到要求的软件功能；取得较好的软件性能；开发的软件易于移植；需要较低的维护费用；能按时完成开发，及时交付使用。

为了达到软件工程的目标，软件工程研究的内容主要包括软件开发技术和软件工程管理。

（1）软件开发技术

软件开发技术包括软件开发方法学、软件开发过程、软件开发工具和软件工程环境，其主体内容是软件开发方法学。软件开发方法学是根据不同的软件类型，按不同的观点和原则，对软件开发中应遵循的策略、原则、步骤和必须产生的文档资料都做出规定，从而使软件的开发能够进入规范化和工程化的阶段，以克服早期手工方法生产中的随意性和非规范性做法。

（2）软件工程管理

软件工程管理包括软件管理学、软件工程经济学、软件心理学等内容。

软件工程管理是软件按工程化生产时的重要环节，它要求按照预先制订的计划、进度和预算执行，以实现预期的经济效益和社会效益。软件管理学包括人员组织、进度安排、质量保证、配置管理、项目计划等。

软件工程经济学是研究软件开发中成本的估算、成本效益分析的方法和技术，用经济学的基本原理来研究软件工程开发中的经济效益问题。

软件心理学是从个体心理、人类行为、组织行为和企业文化等角度来研究软件管理和软件工程的。

2. 软件工程的原则

为了达到上述的软件工程目标，在软件开发过程中，必须遵循软件工程的基本原则。这些基本原则包括抽象、信息隐蔽、模块化、局部化、确定性、一致性、完备性和可验证性。

（1）抽象

抽取事物最基本的特性和行为，忽略非本质细节。在实施过程中，采用分层次抽象、自顶向下、逐层细化的方法来化解软件开发过程的复杂性。

（2）信息隐蔽

用封装技术，将程序模块的实现细节隐藏起来，并提供尽可能简单的模块接口，以便于和其他模块连接在一起。

（3）模块化

模块是程序中相对独立的成分，一个模块是一个独立的编程单位。模块应具有良好的接口定义，模块的大小要适当。

（4）局部化

要求在一个物理模块内集中逻辑上相互关联的计算资源，保证模块间具有松散的耦合关系，模块内部有较强的内聚性，这有助于控制系统的复杂性。

（5）确定性

软件开发过程中所有概念的表达应是确定的、无歧义的和规范的。这有助于人与人之间的交流，不会产生误解和遗漏，从而保证整个开发工作的协调一致。

（6）一致性

在程序、数据和文档的整个软件系统的各模块中，应使用已知的概念、符号和术语；程序内部和外部接口应保持一致，系统规格说明与系统行为应保持一致。

（7）完备性

软件系统不丢失任何重要成分，完全实现系统所需的功能。

（8）可验证性

开发大型软件系统需要对系统自顶向下，逐层分解。系统分解应遵循容易检查、测评、评审的原则，以确保系统的正确性。

9.1.5 软件开发工具与软件开发环境

现代软件工程方法之所以得以实施，依赖于相应的软件开发工具和环境的支持，使软件在开发效率、工程质量等多方面得到改善。软件工程鼓励研制和采用各种先进的软件开发方法、工具和环境，而工具和环境的使用又进一步提高了软件的开发效率、维护效率和软件质量。

1. 软件开发工具

软件开发工具（software development of tool，SDT）是指可以用来帮助开发、测试、分析、维护其他计算机程序及其文档资料的一类程序。

软件开发工具的完善和发展将促进软件开发方法的进步和完善，促成软件开发的高速度和高质量。软件开发工具的发展是从单项工具的开发逐步向集成工具发展的，软件开发工具为软件工程方法提供了自动的或半自动的软件支撑环境。同时，软件开发方法的有效应用也必须得到软件开发工具的支持，否则方法将难以有效地实施。

2. 软件开发环境

软件开发环境或软件工程环境（software engineering environment，SEE）是全面支持软件开发全过程的软件工具集合。它们按照一定的方法或模式组合起来，支持软件生命周期内各个阶段中各项任务的完成。

计算机辅助软件工程（computer aided software engineering，CASE）是当前软件开发环境中富有特色的研究工作和发展方向。CASE 将各种软件工具、开发机器和一个存放开发过程信息的中心数据库组合起来，形成软件工程环境，将最大限度地降低软件开发的技术难度，并使软件开发的质量得到保证。

9.2 软件需求分析

9.2.1 需求分析与需求分析方法

1. 需求分析

软件需求是指用户对目标软件系统在功能、行为、性能、设计约束等方面的期望和要求。

需求分析的目的是形成软件需求规格说明书，但还不是确定系统如何工作，仅对目标系统提出明确具体的要求。需求分析必须达到开发人员和用户完全一致的要求。

需求分析阶段的工作，可以概括为以下 4 个方面。

1）需求获取。需求获取的目的是确定对目标系统的各方面需求。

2）需求分析。对获取的需求进行分析和综合，最终给出系统的解决方案和目标系统的逻辑模型。

3）编写需求规格说明书。需求规格说明书作为需求分析的阶段成果，可为用户、分析人员和设计人员之间的交流提供方便，可直接支持目标软件系统的确认，还可以作为控制软件开发进程的依据。

4）需求评审。在需求分析的最后一步，对需求分析阶段的工作进行复审，验证需求文档的一致性、可行性、完整性和有效性。

2. 需求分析方法

常见的需求分析方法有以下两种。

1）结构化分析方法。它主要包括面向数据流的结构化分析（structured analysis，SA）方法、面向数据结构的 Jackson 系统开发方法（Jackson system development method，JSD 方法）和面向数据结构的结构化数据系统开发方法（data structured system development method，DSSD 方法）。

2）面向对象的分析方法（object-oriented analysis，OOA）。从需求分析建立的模型的特性来分，面向对象的分析方法又分为静态分析方法和动态分析方法。

9.2.2 结构化分析方法

结构化分析方法是结构化程序设计理论在软件需求分析阶段的运用。它起源于 20 世纪 70 年代的基于功能分解的分析方法，可帮助开发人员弄清用户对软件的需求。

结构化分析方法的实质是着眼于数据流，自顶向下，逐层分解，建立系统的处理流程，以数据流图和数据字典为主要工具，建立系统的逻辑模型。

结构化分析的步骤如下。

1）通过对用户的调查，以软件的需求为线索，获得当前系统的具体模型。

2）去掉具体模型中非本质因素，抽象出当前系统的逻辑模型。

3）根据计算机的特点分析当前系统与目标系统的差别，建立目标系统的逻辑模型。

4）完善目标系统并补充细节，写出目标系统的软件需求规格说明。

5）评审直到确认完全符合用户对软件的需求。

结构化分析的常用工具有数据流图、数据字典、判定表和判定树等。

1. 数据流图

数据流图（data flow diagram，DFD）是描述数据处理过程的工具，是从数据传递和加工的角度，以图形的方式描绘数据在系统中流动和处理的过程。

这里以人们熟悉的事务处理——去银行取款为例说明数据流图如何描述处理过程。图 9-2 表示储户携带存折去银行办理取款手续。储户把存折和取款单交给银行工作人员，工作人员核对账目，检验存折有效性，取款单填写问题，在合格后工作人员将取款信息登记在存折和账户上，并通知取款，付款给储户，从而完成一系列的数据处理活动。

从数据流图中可知，数据流图的基本图形元素有 4 种，如图 9-3 所示。

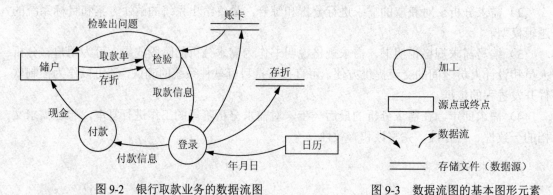

图 9-2 银行取款业务的数据流图　　　　　图 9-3 数据流图的基本图形元素

1）圆形：加工。输入数据经加工变换产生输出。

2）矩形：表示数据的源点或终点，是系统和环境的接口，属系统之外的实体。

3）箭头：数据流。沿箭头方向传送数据的通道。

4）双杠：存储文件（数据源），即处理过程中存放各种数据文件。

数据流是沿箭头方向传送的数据，在加工之间传输的数据流一般是有名的，连接数据存储文件和加工的数据流有些没有命名。这些数据流虽然没有命名，但因所连接的是有名加工和有名文件，所以含义是清楚的。同一数据流图上不能有两个数据流的名字相同。

2. 数据字典

数据字典（data dictionary，DD）是结构化分析方法的另一个工具。它与数据流图配合，能清楚地表达数据处理的要求。数据流图给出系统的组成及其内部各元素相互之间的关系，但未说明数据元素的具体含义。仅靠数据流图人们很难理解它所描述的对象。数据字典是对所有与系统相关的数据元素的一个有组织的列表，以及精确的、严格的定义，使得用户和系统分析员对于输入、输出、存储成分和中间计算结果有共同的理解。

在数据字典的编制过程中，常使用定义式方式描述数据结构，表 9-1 给出了常用的定义式符号。

表 9-1　数据字典定义式方式中出现的符号

符号	含义	解释
=	定义为	
+	与	例如，x=a+b 表示 x 由 a 和 b 组成
[···|···] [···，···]	或	例如，x=[a,b]，x=[a|b]，表示 x 由 a 或由 b 组成
{···}	与，和	例如，x={a}，表示 x 由 0 个或多个 a 组成
n{···}m	重复	例如，x=4{a}9，表示 a 可以在 x 中至少出现 4 次，最多出现 9 次
(···)	可选	例如，x=(a)，表示 a 可以在 x 中出现，也可以不出现
"···"	基本可选元素	例如，x="a"，表示 x 为取值为 a 的数据元素
..	连接符	例如，x=3..9，表示 x 可以取 3～9 的任一值

例如，在银行取款业务的数据流图中，存储文件"存折"的数据字典定义如下。

存折=户名+所号+账户+开户日+性质+(印密)+1{存取行}50

户名=2{字母}24

所号="001".."999"　　　　　注：储蓄所编码，规定为 3 位数字

账号="00000001".."99999999"　　注：账号规定由 8 位数字组成

开户日=年+月+日

性质="1".."6"　　　　　注："1"表示普通用户，"5"表示工资用户等

印密="0"　　　　　注：密印在存折上不显示

存取行=日期+(摘要)+支出+存入+余额+操作+复核

日期=年+月+日

年="00".."99"

月="01".."12"

日="01".."31"

摘要=1{字母}4

支出=金额

金额="0000000.01".."9999998.99"

操作="00001".."99999"

3. 判定表

当数据流图中的加工要依赖于多个逻辑条件的取值，即完成该加工的一组动作是由于某一组条件取值的组合而引发的，使用判定表描述比较合适。

例如，检查定购单的加工逻辑如下：如果金额超过 600 元且未过期，则发出批准单和提货单；若金额超过 600 元且过期了，则不发批准单；如果金额不超过 600 元，则无论过期与否都发批准单和提货单；在过期的情况下，还需发出通知单。上述文字是不易懂的，用判定表的方式可以写为表 9-2。

表 9-2　检查订购单的判定表

项目		条件			
分类		1	2	3	4
金额		>600	>600	≤600	≤600
动作	账目状况	未过期	已过期	未过期	已过期
	押下批准单		√		
	发出批准单	√		√	√
	发出提货单	√		√	√
	发出通知单				√

4. 判定树

判定树也是用来表达加工逻辑的一种工具。有时候，它比判定表更加直观，用它来描述加工很容易为用户所接受。使用判定树进行描述时，应先从问题定义的文字描述中分清哪些是判定的条件，哪些是判定的结论，根据描述材料中的连接词找出判定条件之间的从属关系、并列关系、选择关系，根据它们构造判定树。

例如，某工厂制定出对职工超产的奖励政策是对产品甲和产品乙，凡是实际生产数量超过计划指标的，均可发给奖金。原则是超产越多，奖金就越多，不封顶。

对产品甲，个人生产数量超过计划指标 1～20 件，按超产部分每件发给奖金 0.10 元计算；如果个人生产数量超过计划指标 21～50 件，其中，前 20 件按 0.10 元计奖金，其余部分按每件 0.12 元计算奖金；如果超过 50 件，从第 51 件起按每件 0.15 元发奖金。对产品乙，个人生产数量超过计划指标 1～100 件，按每超一件发奖金 0.20 元计算；如果超产 101～200 件，前 100 件按每件 0.20 元，101～200 件的每件 0.30 元计算；超产 200 件以上的部分每件发奖金 0.40 元。若用结构化语言来表达则是相当长的一段内容，可以用判定树清晰地表达出来。

$$奖金政策\begin{cases}产品甲\begin{cases}1\leqslant N\leqslant 20——0.10N元\\20<N\leqslant 50——2元+0.12(N-20)元\\N>50——5.6元+0.15(N-50)元\end{cases}\\产品乙\begin{cases}1\leqslant N\leqslant 100——0.2N元\\100<N\leqslant 200——20元+0.30(N-100)元\\N>200——50元+0.4(N-200)元\end{cases}\end{cases}$$

此判定树能够使人很快地看出在什么样的情况下应该采取什么奖金措施，特别是对那些存在判定处理的加工逻辑，判定树是一种十分有效的表达工具。

9.2.3　软件需求规格说明书

软件需求规格说明书（software requirement specification，SRS）是需求分析阶段的最后成果，是软件开发中的重要文档之一。

1. 软件需求规格说明书的作用

软件需求规格说明书的作用如下。

1）便于用户、开发人员进行理解和交流。

2）反映出用户问题的结构，可以作为软件开发工作的基础和依据。

3）作为确认测试和验收的依据。

2. 软件需求规格说明书的内容

软件需求规格说明书是作为需求分析的一部分而制定的可交付文档。该说明将在软件计划中确定的软件范围加以展开，制定出完整的信息描述、详细的功能说明、恰当的检验标准及其他与要求有关的数据。

软件需求规格说明书所包括的内容和书写框架如下。

　　一、概述

　　二、数据描述

　　·数据流图

　　·数据字典

　　·系统接口说明

　　·内部接口

　　三、功能描述

　　·功能

　　·处理说明

　　·设计的限制

　　四、性能描述

　　·性能参数

　　·测试种类

　　·预期的软件响应

　　·应考虑的特殊问题

　　五、参考文献目录

　　六、附录

其中：

1）概述是从系统的角度描述软件的目标和任务。

2）数据描述是对软件系统所必须解决的问题做出的详细说明。

3）功能描述中描述了为解决用户问题所需要的每项功能的过程细节。对每项功能要给出处理说明，以及在设计时需要考虑的限制条件。

4）在性能描述中说明系统应达到的性能和应该满足的限制条件、检测的方法和标准、预期的软件响应和可能需要考虑的特殊问题。

5）参考文献目录中应包括与该软件有关的全部参考文献，其中包括前期的其他文档、技术参考资料、产品目录手册及标准等。

6）附录部分包括一些补充资料，如列表数据、算法的详细说明、框图、图表和其他材料。

3.　软件需求规格说明书的特征

软件需求规格说明书是确保软件质量的有力措施，衡量软件需求规格说明书质量好坏的标准、标准的优先级及标准的内涵如下所述。

1）正确性：体现待开发系统的真实要求。

2）无歧义性：对每个需求只有一种解释，其陈述具有唯一性。

3）完整性：包括全部有意义的需求，如功能的、性能的、设计的、约束的、属性或外部接口等方面的需求。

4）可验证性：描述的每个需求都是可验证的，即存在有限代价的有效过程验证确认。

5）一致性：各个需求的描述不矛盾。

6）可理解性：简明易懂，尽量少包含计算机的概念和术语，以便用户和软件人员都能接受它。

7）可修改性：结构风格在需求有必要改变时是易于实现的。

8）可追踪性：每个需求的来源、流向是清晰的，当产生和改变文件编制时，可以方便地追踪每个软件需求。

软件需求规格说明书是软件生命周期中一份至关重要的文件，它在开发早期就为将要设计的软件系统建立了可见的逻辑模型，可以保证开发工作的顺利进行，因此，应该重视这项工作，及时地建立并保证它的质量。

作为设计的基础和验收的依据，软件需求规格说明书应该精确而无歧义性。软件需求规格说明书越精确，以后出现错误、混淆、反复的可能性越小。软件需求规格说明书应该是简单易懂的，以便使用户和软件人员都能接受它，其中应尽量少包含计算机的概念和术语，以便用户能看懂并且发现和指出其中的错误，这是保证软件系统质量的关键。

9.3　软　件　设　计

软件设计是根据需求分析阶段得到的软件需求规格说明书，设计出实现软件属性（功能、性能及其他属性）集合的算法和数据结构，并对它们进行规格化处理，也就是从抽象的需求规格向具体的程序与数据集合的变换过程。在此过程中，要形成各种设计文档，即各种设计书，它是设计阶段的最终产品。软件设计阶段是软件开发过程中的一个关键阶段，对未来软件的质量有决定性的影响。

9.3.1　软件设计的基本概念

分析阶段的工作结果是需求说明书，它明确地描述了用户要求软件系统"做什么"。但对于大型系统来说，为了保证软件产品的质量，并使开发工作顺利进行，必须先为编程序制订一个计划，这项工作称为软件设计，设计实际上是为需求说明书到程序之间的过渡架起一座桥梁。

1. 软件设计的基础

软件设计是软件工程的重要阶段，是一个把软件需求转换为软件表示的过程。软件设计的基本目标是用比较抽象概括的方式确定目标系统如何完成预定的任务，即软件设计是确定系统的物理模型。

软件设计的重要性和地位可概括为以下几点。

1）软件开发阶段（设计、编码、测试）占据软件项目开发总成本绝大部分，是在软件开发中保证质量的关键环节。

2）软件设计是开发阶段最重要的步骤，是将需求准确地转化为完整的软件产品或系统的唯一途径。

3）对软件设计做出的决策，最终影响软件实现的成败。

4）设计是软件工程和软件维护的基础。

从技术观点来看，软件设计包括软件结构设计、数据设计、接口设计和过程设计。

其中，结构设计是定义软件系统各主要部件之间的关系。数据设计是将分析时创建的模型转化为数据结构的定义。接口设计是描述软件内部、软件和协作系统之间及软件与人之间如何通信。过程设计是将系统结构部件转换成软件的过程性描述。

从工程管理角度来看，软件设计分两步完成（概要设计和详细设计）。

1）概要设计：又称结构设计。将软件需求转化为软件体系结构，确定系统级接口、全局数据结构或数据库模式。

2）详细设计：确定每个模块的实现算法和局部数据结构，用适当方法表示算法和数据结构的细节。

软件设计的一般过程：软件设计是一个迭代的过程，先进行高层次的结构设计，后进行低层次的过程设计，穿插进行数据设计和接口设计。

最引人注意且使用范围最广的方法是结构化设计方法，其基本思想是将软件设计成由相对独立且具有单一功能的模块组成的结构。

2. 软件设计的基本原理

在软件开发实践中，有许多软件设计的概念和原则，它们对提高软件的设计质量有很大的帮助。

（1）模块化

模块是数据说明、可执行语句等程序对象的集合，可以对模块单独命名，而且可通过名称访问。例如，过程、函数、子程序、宏等都可作为模块。模块化是指解决一个复杂问题时自顶向下逐层把软件系统划分成若干模块的过程。程序划分成若干个模块，每个模块具有一个确定的子功能，把这些模块集成为一个整体，就可以完成整个系统的功能。

为了解决复杂的问题，在软件设计中必须把整个问题进行分解来降低复杂性，这样就可以减少开发工作量并降低开发成本和提高软件生产率。但是划分模块并不是越多越好，因为这会增加模块之间接口的工作量，所以划分模块的层次和数量应该避免过多或过少。

（2）抽象

在现实世界中，事物、状态或过程之间存在共性。把这些共性集中且概括起来，忽略它们之间的差异，这就是抽象。简而言之，抽象就是抽出事物的本质特性而暂时不考虑它们的细节。软件设计中考虑模块化解决方案时，可以定出多个抽象级别。抽象的层次从概要设计到详细设计逐步降低。在概要设计中的模块分层也是由抽象到具体逐步分析和构造出来的。

（3）信息隐蔽

信息隐蔽是指每个模块的实现细节对于其他模块来说是隐蔽的，也就是说，模块中所包括的信息不允许其他不需要这些信息的模块调用。

（4）模块独立性

模块独立性是指每个模块只完成系统要求的独立的子功能，最好与其他模块的联系最少且接口简单，这是评价设计好坏的重要标准。模块的独立性可由内聚性和耦合性两个标准来度量。耦合表示不同模块之间互相连接的紧密程度，内聚表示一个模块内部各个元素彼此结合的紧密程度。

1）耦合性。耦合性是对一个软件结构内不同模块之间互连程度的度量。耦合性强弱取决于模块间接口的复杂程度、调用模块的方式及通过接口的是哪些信息。耦合分为下列几种，它们之间的耦合度由高到低排列如下。

① 内容耦合：若一个模块直接访问另一个模块的内容，则这两个模块称为内容耦合。它是最高程度的耦合。

② 公共耦合：若一组模块都访问同一全局数据结构，则它们之间的耦合称为公共耦合。

③ 外部耦合：若一组模块都访问同一全局简单变量而不是同一全局数据结构，而且不通过参数表传递该全局变量的信息，则称为外部耦合。

④ 控制耦合：若一个模块明显地将开关量、名字等信息送入另一个模块，控制另一个模块的功能，则称为控制耦合。控制耦合是中等程度的耦合，增加了系统的复杂程度。

⑤ 标记耦合：若两个以上的模块都需要其余某一数据结构子结构时，不使用其余全局变量的方式而是用记录传递的方式，即两个模块之间通过数据结构变换信息，这样的耦合称为标记耦合。

⑥ 数据耦合：若一个模块访问另一个模块，被访问模块的输入和输出都是数据项参数，即两个模块之间通过数据参数交换信息，则这两个模块为数据耦合。

⑦ 非直接耦合：若两个模块没有直接关系，它们之间的联系完全是通过主模块的控制和调用来实现的，则称这两个模块为非直接耦合。非直接耦合的独立性最强。

从上面关于耦合机制的分类可以看出，一个模块与其他模块的耦合性越强，则其模块的独立性越弱。原则上，总是希望模块之间的耦合表现为非直接耦合方式。但是，由于问题所固有的复杂性和结构化设计的原则，非直接耦合往往是不存在的。

2）内聚性。内聚性是一个模块内部各个元素之间彼此结合的紧密程度的度量。内聚是从功能角度来度量模块内的联系的。简单地说，理想内聚的模块只完成一个子功能。

内聚有以下几种，它们之间的内聚性由弱到强排列如下。

① 偶然内聚：一个模块完成一组任务，这些任务间的关系很松散，称为偶然内聚。

② 逻辑内聚：一个模块完成的功能在逻辑上属于相同或相似的一类，通过参数确定该模块完成哪一个功能。

③ 时间内聚：一个模块包含的任务必须在同一段时间内执行，称为时间内聚。例如，初始化模块按顺序为变量赋初值。

④ 过程内聚：一个模块内各处理元素彼此相关，且必须按特定顺序执行。

⑤ 通信内聚：一个模块内所有处理功能都通过使用公用数据而发生关系，这种内聚称为通信内聚，也具有过程内聚的特点。

⑥ 顺序内聚：一个模块中各处理元素和同一个功能密切相关，而且这些处理必须顺序执行，通常前一个处理元素的输出就是下一个处理元素的输入。

⑦ 功能内聚：模块内所有元素共同完成一个功能，缺一不可，模块已不可再分。这是最强的内聚。

内聚性是信息隐蔽和局部化概念的自然扩展。一个模块的内聚性越强则该模块的独立性越强。作为软件结构设计的设计原则，要求每个模块的内部都具有很强的内聚性，它的各个组成部分彼此都密切相关。

耦合性与内聚性是模块独立性的两个定性标准，耦合与内聚是相互关联的。在程序结构中，各模块的内聚性越强，它们的耦合性越弱。一般来说，软件设计时应尽量做到高内聚、低耦合，即减弱模块之间的耦合性和提高模块内的内聚性，从而提高模块的独立性。

9.3.2 概要设计

1. 概要设计的任务

（1）设计软件系统结构

在需求分析阶段，已经把系统分解成层次结构，而在概要设计阶段，需要进一步分解，划分出模块及模块的层次结构。划分的具体过程如下。

1）采用某种设计方法，将一个复杂的系统按功能划分成模块。

2）确定每个模块的功能。

3）确定模块之间的调用关系。

4）确定模块之间的接口，即模块之间传递的信息。

5）评价模块结构的质量。

（2）数据结构及数据设计

数据设计是实现需求定义和规格说明过程中提出的数据对象的逻辑表示。数据设计的具体任务如下：确定输入、输出文件的详细数据结构；结合算法设计，确定算法所必需的逻辑数据结构及其操作；确定对逻辑数据结构所必需的那些操作的程序模块，限制和确定各个数据设计决策的影响范围；需要与操作系统或调度程序接口所必需的控制表进行数据交换时，确定其详细的数据结构和使用规则；数据的保护性（防卫性、一致性、冗余性）设计。

数据设计中应注意掌握以下设计原则。

1）用于功能和行为的系统分析原则也应用于数据。

2）应该标识所有的数据结构以及其上的操作。

3）应当建立数据字典，并用于数据设计和程序设计。

4）底层的设计决策应该推迟到设计过程的后期。

5）只有那些需要直接使用数据结构、内部数据的模块才能看到该数据的表示。

6）应该开发一个由有用的数据结构和应用于其上的操作组成的库。

7）软件设计和程序设计语言应该支持抽象数据类型的规格说明和实现。

（3）编写概要设计文档

在概要设计阶段，需要编写的文档有概要设计说明书、数据设计说明书、集成测试计划等。

（4）概要设计文档评审

在概要设计中，对设计部分是否完整地实现了需求中规定的功能、性能等要求，设计方案的可行性，关键的处理及内外部接口定义的正确性、有效性，各部分之间的一致性等都要进行评审，以免在以后的设计中出现大的问题而返工。

在概要设计过程中，常用的软件结构设计工具是结构图（structure chart，SC），也称程序结构图。使用结构图描述软件系统的层次和分块结构关系，它反映了整个系统的功能实现及模块与模块之间的联系和通信，描述了未来程序中的控制层次体系。

结构图是描述软件结构的图形工具，基本图符如图9-4所示。

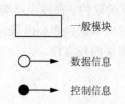

图 9-4　结构图基本图符

模块用一个矩形表示，矩形内注明模块的功能和名称；箭头表示模块间调用关系。在结构图中还可以用带注释的箭头表示模块调用过程中来回传递的信息。如果希望进一步标明传递的信息是数据还是控制信息，则可以用带实心圆的箭头表示传递的是控制信息，用带空心圆箭头表示传递的是数据。

根据结构化设计思想，结构图构成的基本形式如图9-5所示。

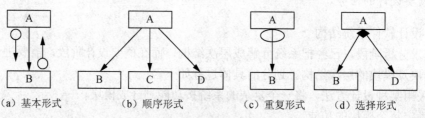

（a）基本形式　　　（b）顺序形式　　　（c）重复形式　　　（d）选择形式

图 9-5　结构图构成的基本形式

经常使用的结构图有4种模块类型：传入模块、传出模块、变换模块和协调模块，其表示形式和含义如图9-6所示。

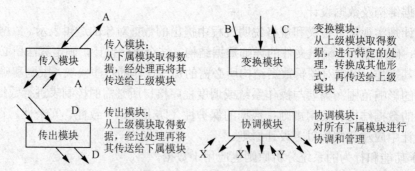

图 9-6　传入模块、传出模块、变换模块和协调模块的表示形式和含义

下面通过图9-7进一步了解程序结构图的有关术语。

深度：表示控制的层数。

上级模块、从属模块：上、下两层模块a和b，且有a调用b，则a是上级模块，b是从属模块。

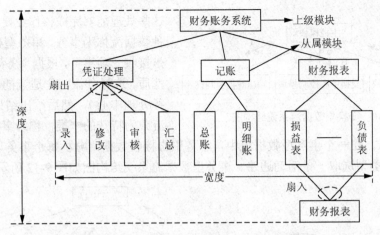

图 9-7 简单财务账务管理系统结构图

宽度：整体控制跨度（最大模块数的层）的表示。

扇入：调用一个给定模块的模块个数。

扇出：一个模块直接调用的其他模块数。

原子模块：树中位于叶子结点的模块。

2. 面向数据流的设计方法

在需求分析阶段，主要是分析信息在系统中加工和流动的情况。面向数据流的设计方法定义了一些不同的映射方法，利用这些映射方法可以把数据流图变换成结构图表示的软件结构。首先需要了解数据流图表示的数据处理的类型，然后针对不同类型分别进行分析处理。

（1）数据流类型

典型的数据流类型有两种：变换型和事务型。

1）变换型。变换型是指信息沿输入通路进入系统，同时由外部形式变换成内部形式，进入系统的信息通过变换中心，经加工处理以后再沿输出通路变换成外部形式离开软件系统。变换型数据处理问题的工作过程大致分为 3 步，即取得数据、变换数据和输出数据，如图 9-8 所示。相应于取得数据、变换数据、输出数据的过程，变换型系统结构图由输入、中心变换和输出 3 部分组成，如图 9-9 所示。

变换型数据流系统结构图如图 9-10 所示。

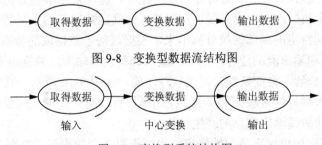

图 9-8 变换型数据流结构图

图 9-9 变换型系统结构图

2）事务型。在很多软件应用中，存在某种作业数据流，它可以引发一个或多个处理，

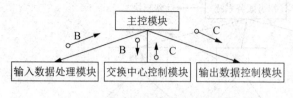

图 9-10　变换型数据流系统结构图

这些处理能够完成该作业要求的功能，这种数据流称为事务。事务型数据流的特点是接收一项事务，根据事务处理的特点和性质，选择分派一个适当的处理单元（事务处理中心），然后给出结果。这类数据流归为特殊的一类，称为事务型数据流，如图 9-11 所示。在一个事务型数据流中，事务中心接收数据，分析每个事务以确定它的类型，根据事务类型选取一条活动通路。事务型数据流系统结构图如图 9-12 所示。

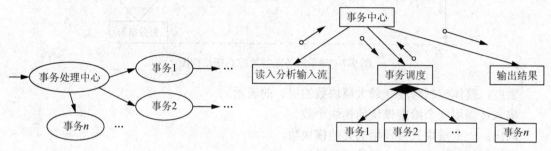

图 9-11　事务型数据流结构图　　　　　　图 9-12　事务型数据流系统结构图

在事务型数据流系统结构图中，事务中心模块按所接收的事务类型，选择某一事务处理模块执行，各事务处理模块并列。每个事务处理模块可能要调用若干个操作模块，而操作模块又可能调用若干个细节模块。

（2）面向数据流设计方法的实施要点与设计过程

面向数据流的结构设计过程和步骤如下。

1）分析、确认数据流图的类型，区分是事务型还是变换型。

2）说明数据流的边界。

3）将数据流图映射为程序结构。如果是事务型数据流，则区分事务中心和数据接收通路，将其映射成事务结构；如果是变换型数据流，则区分输出和输入分支，将其映射成变换结构。

4）根据设计准则对产生的结构进行细化和求精。

（3）变换型数据流图转换成程序结构图的实施步骤

将变换型数据流图映射成程序结构图称为变换分析，其步骤如下。

1）确定数据流图是否具有变换特性。一般地说，一个系统中所有的信息流都可以认为是变换流，但是，当遇有明显的事务特性的信息流时，建议采用事务分析方法进行设计。这时，应该观察在整个数据流图中哪种属性占优势，先确定数据流的全局特性。另外，还应把具有全局特性的不同特点的局部区域分离出来，根据这些子数据流的特点进行部分处理。

2）确定输入流和输出流的边界，划分出输入、变换和输出，独立出变换中心。

3）进行第 1 级分解，将变换型映射成软件结构，如图 9-10 所示。其中，输入数据处理模块协调对所有输入数据的接收；变换中心控制模块管理对内部形式的数据的所有操作；输出数据处理控制模块协调输出信息的产生过程。

4）按上述步骤，如出现事务型数据流，也可按事务型数据流的映射方式对各个子流进行逐级分解，直至分解到基本功能。

5）对每个模块写一个简要说明，内容包括该模块的接口描述、模块的内部信息、过程陈述、包括的主要判定点及任务等。

6）利用软件结构的设计原则对软件结构进一步转化。

（4）事务型数据流图转换成程序结构图的实施步骤

将事务型映射成结构图又称事务分析。事务分析的设计步骤与变换分析设计步骤类似，主要差别仅在于由数据流图到软件结构的映射方法不同，如图 9-10 和图 9-12 所示。它是将事务中心映射成为软件结构中发送分支的调度模块，将接收通路映射成软件结构的接收分支。

3. 设计的准则

人们在大量软件设计的实践中总结出以下设计准则，用于设计的指导和对软件结构图进行优化。

1）提高模块独立性。对软件结构应着眼于改善模块的独立性，依据降低耦合性提高内聚性的原则，通过把一些模块取消或合并来修改程序结构。

2）模块规模适中。实践表明，当模块增大时，模块的可理解性大幅下降。但是当对大的模块分解时，不应降低模块的独立性。这是因为，当对一个大的模块分解时，有可能会增加模块间的依赖。

3）深度、宽度、扇出和扇入适当。

① 如果深度过大，则说明有的控制模块可能简单了。

② 如果宽度过大，则说明系统的控制过于集中了。

③ 如果扇出过大，则说明模块过分复杂，需要控制和协调过多的下级模块，这时应适当增加中间层次；如果扇出过小，则可以把下级模块进一步分解成若干个子功能模块，或者合并到上级模块中。

④ 扇入越大，则共享该模块的上级模块数目越多。

经验表明，好的软件设计结构通常是顶层高扇出，中间扇出较少，底层高扇入。

4）将模块的作用域限制在该模块的控制域内。模块的作用域是指模块内一个判定的作用范围，凡是受这个判定影响的所有模块都属于这个判定的作用域。模块的控制域是指这个模块本身及所有直接或间接从属于它的模块的集合。在一个设计较好的系统中，所有受某个判定影响的模块应该都从属于做出判定的那个模块，最好局限于做出判定的那个模块本身及它的直属下级模块。如果一个软件结构不满足这一条件，修改方法是将判定点上移或者将那些在作用域内但不在控制域内的模块移到控制域内。

5）减少模块的接口和界面的复杂性。模块的接口复杂是软件容易发生错误的一个主要原因。因此，应该仔细设计模块接口，使得信息传递简单并且和模块的功能一致。

6）设计成单入口、单出口的模块。只有单入口、单出口的模块才是结构化的、可测试和可维护的。

7）设计功能可预测的模块。如果一个模块可以当作一个"黑盒"，即不考虑模块的内部结构和处理过程，则该模块的功能就是可以预测的。

9.3.3　详细设计

在概要设计阶段，已经确定了软件系统的总体结构，给出了系统中各个组成模块的功能和模块间的联系。详细设计的任务是为软件系统的总体结构中的每个模块确定实现算法和局部数据结构，用某种选定的表达工具表示算法和数据结构的细节。表达工具可以由设计人员自由选择，但它应该具有描述过程细节的能力，而且能够使程序员在编程时便于直接翻译成程序设计语言的源程序。本小节将重点对过程设计进行讨论。

在过程设计阶段，要对每个模块规定的功能及算法的设计给出适当的算法描述，即确定模块内部的详细执行过程，包括局部数据组织、控制流、每步的具体处理要求和各种实现细节等。其目的是确定应该怎样来具体实现所要求的系统。

常见的过程设计工具如下。

1）图形工具：程序流程图、N-S 图、PAD 图、HIPO 图。

2）表格工具：判定表。

3）语言工具：PDL（伪码）。

下面介绍其中几种主要的工具。

1. 程序流程图

程序流程图也称程序框图，是软件开发者最熟悉的一种算法描述工具。它的主要优点是独立于任何一种程序设计语言，比较直观、清晰，易于学习掌握。在程序流程图中，常用的图形符号如图 9-13 所示。

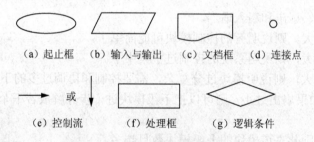

（a）起止框　（b）输入与输出　（c）文档框　（d）连接点

（e）控制流　（f）处理框　（g）逻辑条件

图 9-13　程序流程图的基本图形符号

流程图中的流程线用以指明程序的动态执行顺序。结构化程序设计限制流程图只能使用 5 种基本控制结构，如图 9-14 所示。

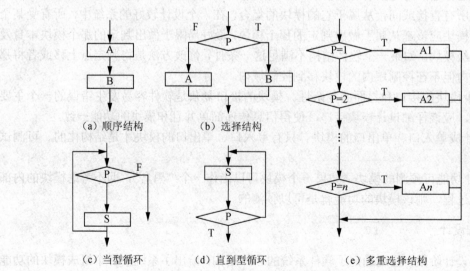

（a）顺序结构　（b）选择结构　（c）当型循环　（d）直到型循环　（e）多重选择结构

图 9-14　流程图的 5 种基本控制结构

1）顺序结构反映了若干个模块之间连续执行的顺序。

2）在选择结构中，由某个条件 P 的取值来决定执行两个模块之间的哪一个。

3）在当型循环结构中，只有当某个条件成立时才重复执行特定的模块（称为循环体）。

4）在直到型循环结构中，重复执行一个特定的模块，直到某个条件成立时才退出该模块的重复执行。

5）在多重选择结构中，根据某控制变量的取值来决定选择多个模块中的哪一个。

通过把程序流程图的 5 种基本控制结构相互组合或嵌套，可以构成任何复杂的程序流程图。

例如，下面是简单托运货物运费计算的问题。

设货物重量 x，客户信息 y，输入 x，y 后，计算运费的具体要求如下。

如果 0<x≤15（设为条件 1），则用公式 1 计算后，循环 3 次完成同样的"记账"和"输出"操作，然后程序结束。

如果 x>15（设为条件 2），则用公式 2 计算后，循环 3 次完成同样的"记账"和"输出"操作，然后程序结束。

该问题程序的程序流程图如图 9-15 所示。

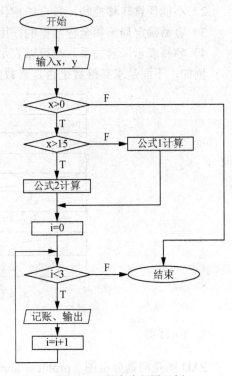

图 9-15　程序流程图示例

2. N-S 图

为了避免流程图在描述程序逻辑时的随意性与灵活性，后来用框图来代替传统的程序流程图，通常也把这种图称为 N-S 图。N-S 图是一种不允许破坏结构化原则的图形算法描述工具，又称盒图。在 N-S 图中，去掉了流程图中容易引起麻烦的流程线，全部算法都写在一个框内，每种基本结构也是一个框。5 种基本结构的 N-S 图如图 9-16 所示。

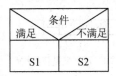
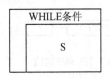

（a）顺序结构流程图　（b）分支选择结构流程图　（c）当型循环结构流程图

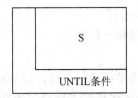

（d）多重选择结构流程图　　（e）直到型循环结构流程图

图 9-16　N-S 图的 5 种基本控制结构

N-S 图有以下几个基本特点。

1）功能域比较明确，可以从图的框中直接反映出来。

2）不能任意转移控制，符合结构化原则。

3）容易确定局部和全程数据的作用域。

4）容易表示嵌套关系，也可以表示模块的层次结构。

例如，下面是求某整数是否是素数的问题，该问题的 N-S 图如图 9-17 所示。

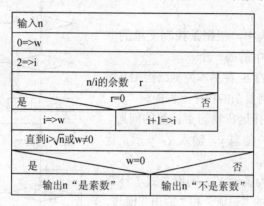

图 9-17　程序 N-S 图示例

3. PAD 图

PAD 图是问题分析图（problem analysis diagram）的英文缩写。它是继程序流程图和框图之后提出的又一种主要用于描述软件详细设计的图形表示工具。

PAD 图的基本图形符号及表示的 5 种基本控制结构，如图 9-18 所示。

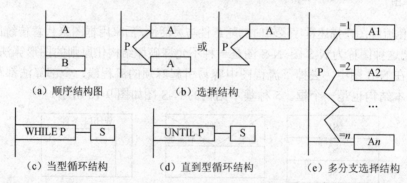

图 9-18　PDA 的 5 种基本控制结构

PAD 图具有以下特征。

1）结构清晰，结构化程度高。

2）易于阅读。

3）最左端的纵线是程序主干线，对应程序的第 1 层结构；每增加一层 PAD 图向右扩展一条纵线，故程序的纵线数等于程序层次数。

4）程序执行：从 PAD 图最左主干线上端结点开始，自上而下、自左向右依次执行，程序终止于最左主干线。

4. PDL

过程设计语言（procedure design language，PDL）又称伪码或结构化的英语。它是一种混合语言，采用英语的词汇和结构化程序设计语言的语法，类似编程语言。

用 PDL 表示的基本控制结构的常用词汇如下。

条件：IF/THEN/ELSE/ENDIF。

循环：DOWHILE/ENDDO。

循环：REPEATUNTIL/ENDREPEAT。

分支：CASE_OF/WHEN/SELECT/WHEN/SELECT/ENDCASE。

例如，上述托运货物运费计算的问题程序的描述如下，它是类似 C 语言的 PDL。

```
/*  计算运费  */
count();
{  输入 x; 输入 y;
    if(0<x≤15){公式 1 计算; call sub;}
    if(x>15){公式 2 计算; call sub;}
}
sub();
{  for(i=1,3,i++)do {记账; 输出;}
}
```

一般说来，PDL 具有以下特征。

1）有为结构化构成元素、数据说明和模块化特征提供的关键词语法。

2）处理部分的描述采用自然语言语法。

3）可以说明简单和复杂的数据结构。

4）支持各种接口描述的子程序定义和调用技术。

9.4　程序设计基础

本节主要介绍程序设计方法与风格、结构化程序设计和面向对象的程序设计方法。

9.4.1　程序设计方法与风格

在程序设计中，除了好的程序设计方法和技术之外，程序设计风格也是很重要的。因为程序设计风格会深刻地影响软件的质量和维护性，良好的程序设计风格可以使程序结构清晰合理，使程序代码便于维护。因此，程序设计风格对保证程序的质量是很重要的。

程序设计风格是指编写程序时所表现出的特点、习惯和逻辑思路。程序是由人来编写的，为了测试和维护程序，往往还要阅读和跟踪程序，因此程序设计的风格总体而言应该强调简单和清晰，程序必须是可以理解的。要形成良好的程序设计风格，主要应注重和考虑下述一些因素。

1. 源程序文档化

源程序文档化应该考虑以下几点。

（1）符号名的命名

符号名的命名应具有一定的实际含义，以便于对程序的理解。

（2）程序注释

正确的注释能够帮助读者理解程序。注释一般分为序言性注释和功能性注释。序言性注释通常位于每个程序的开头部分，它给出程序的整体说明，如程序标题、程序功能说明、主要算法、程序设计者等。功能性注释的位置一般嵌套在源程序体之中，主要描述其后的语句或程序的作用是什么。

（3）书写格式

为使程序的结构清晰、便于阅读，可以在程序中利用空行、缩进等技巧使程序层次分明，提高视觉效果。

2. 数据说明的方法

当程序有大量数据需要说明，为了便于理解和维护，一般应注意以下几点。

1）数据说明的次序规范化。鉴于程序理解、阅读和维护的需要，使数据说明次序固定，可以使数据的属性容易查找，也有利于测试、排错和维护。

2）说明语句中变量安排有序化。当一个说明语句说明多个变量时，变量按照字母顺序排序为好。

3）对于复杂的数据结构，可以使用注释来进行必要的说明。

3. 语句的结构

程序应该简洁易懂，语句的书写应注意以下几点。

1）在一行内只写一条语句。

2）程序编写要做到清晰第一，效率第二。

3）首先要保证程序正确，然后才要求提高速度。

4）避免使用临时变量而使程序的可读性下降。

5）避免不必要的转移。

6）避免使用复杂的条件语句。

7）尽可能使用库函数。

8）数据结构要有利于程序的简化。

9）要模块化，并且模块功能尽可能单一。

10）利用信息隐蔽，确保各模块的独立性。

11）从数据出发去构造程序。

12）确保每个模块的独立性。

13）不好的程序不去修补，要重新编写。

4. 输入和输出

输入和输出的格式应方便用户使用，一个程序能否被用户接受，往往取决于输入和输出的风格。在程序设计时应考虑以下几点。

1）输入格式要简单。

2）输入数据时，应允许使用自由格式。

3）输入一批数据时，最好使用输入结束标志。

4）输入数据时，要检验数据的合法性。

5）在以交互式输入/输出方式进行输入时，屏幕上应给出明确的提示信息。

6）当程序设计语言对输入格式有严格要求时，应保持输入格式与输入语句的一致性；给输出加注释，并设计输出报表格式。

9.4.2　结构化程序设计

由于软件危机的出现，人们开始研究程序设计方法，其中最受关注的是结构化程序设计方法。结构化程序设计方法引入了工程思想和结构化思想，使大型软件的开发和编程都得到了极大的改善。

1. 结构化程序设计的原则

结构化程序设计方法的主要原则可以概括为自顶向下，逐步求精，模块化，限制使用 GOTO 语句。

（1）自顶向下

程序设计时，应先考虑总体，后考虑细节；先考虑全局目标，后考虑局部目标。先从最上层总目标开始设计，逐步使问题具体化。

（2）逐步求精

对复杂问题，可以设计一些子目标作为过渡，逐步细化。

（3）模块化

模块化是把程序要解决的总目标分解为分目标，再进一步分解为具体的小目标，把每个小目标称为一个模块。

（4）限制使用 GOTO 语句

结构化程序设计方法的起源来自对 GOTO 语句的认识和争论：GOTO 语句使用是否会使程序执行效率较高，是否会造成程序的混乱。最终的结果证明，取消 GOTO 语句后，程序易理解、易排错、易维护，程序容易进行正确性证明。

2. 结构化程序的基本结构

1966 年，波姆（Bohm）和雅科比尼（Jacopini）提出了 3 种基本结构，即顺序结构、选择结构和循环结构，并证明了使用这 3 种结构可以构造出任何复杂结构的程序设计方法。

（1）顺序结构

顺序结构是一种简单的程序设计，它是最基本、最常用的结构，如图 9-19 所示。顺序结构是顺序执行的结构，所谓顺序执行，就是按照程序语句行的自然顺序，一条一条地按顺序执行程序。

（2）选择结构

选择结构又称分支结构，它包括简单选择和多分支选择结构，这种结构可以根据设定的条件，判断应该选择哪一条分支来执行相应的语句序列。图 9-20 所示列出了包含两个分支的简单选择结构。

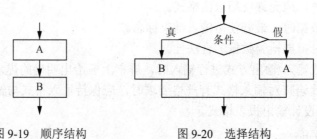

图 9-19　顺序结构　　　　　　　　图 9-20　选择结构

（3）循环结构

循环结构又称为重复结构，它根据给定的条件，判断是否需要重复执行某一相同的程序段，利用循环结构可简化大量相同的程序代码。循环结构可分为以下两类。

1）当型循环结构：当条件成立时执行循环体（即循环部分），否则结束循环，如图 9-21（a）所示。

2）直到型循环结构：先执行循环体，然后对条件进行判断，如图 9-21（b）所示。

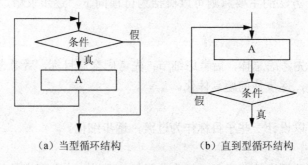

（a）当型循环结构　　　　　　（b）直到型循环结构

图 9-21　循环结构

同一个问题，既可以用当型循环来解决，又可以用直到型循环来解决。也就是说，这两种循环可以互相转换。

3. 结构化程序设计原则和方法的应用

在结构化程序设计的具体实施中，要注意以下要点。

1）使用程序设计中的顺序、选择、循环等基本结构表示程序的控制流程。

2）选用的控制结构只允许有一个入口和一个出口。

3）程序语句组成容易识别的程序块，每块只有一个入口和一个出口。

4）复杂结构通过基本控制结构的组合嵌套形式来实现。

5）对于程序设计语言中未提供的控制结构，应该采用前后一致的方法来模拟。

6）严格控制 GOTO 语句的使用。

9.4.3　面向对象程序设计

1. 关于面向对象方法

结构化程序设计方法虽已得到了广泛的使用，但仍有两个问题未得到很好的解决。

1）结构化程序设计主要是面向过程的，所以很难自然、准确地反映真实世界。因而用此方法开发出来的软件，有时很难保证其质量，甚至需要进行重新开发。

2）结构化程序设计方法实现中只突出了实现功能的操作方法（模块），而被操作的数据（变量）处于实现功能的从属地位，即程序模块和数据结构是松散地耦合在一起。因此，当程序复杂时，容易出错，难以维护。

由于上述缺陷已不能满足大型软件开发的要求，一种全新的软件开发技术应运而生，这就是面向对象的程序设计（object oriented programming，OOP）。面向对象的程序设计是 20 世纪 60 年代末提出的，起源于 Smalltalk 语言。

面向对象方法的本质，就是主张从客观世界固有的事物出发来构造系统，提倡用人类在现实生活中常用的思维方法来认识、理解和描述客观事物，强调最终建立的系统中的对象与对象之间的关系能够如实地反映问题域中固有事物及其关系。

2.　面向对象方法的基本概念

关于面向对象方法，对其概念有许多不同的看法和定义，但是都涵盖对象及对象属性与方法、类、继承、多态性几个基本要素。下面分别介绍面向对象方法中这几个重要的基本概念，这些概念是理解和使用面向对象方法的基础和关键。

对象是面向对象方法中最基本的概念。对象可以用来表示客观世界中的任何实体，也就是说，应用领域中有意义的、与所要解决的问题有关系的任何事物都可以作为对象，它既可以是具体的物理实体的抽象，也可以是人为的概念，或者是任何有明确边界和意义的东西。例如，一个人、一本书、学生的一次选课等，都可以作为一个对象。

在面向对象的程序设计方法中，对象是由一组表示其静态特征的属性和它执行的一组操作组成的。例如，一辆汽车是一个对象，它包含了汽车的属性（如颜色、型号、载重量等）及其操作（如起动、刹车等）。一个窗口是一个对象，它包含了窗口的属性（如大小、颜色、位置等）及其操作（如打开、关闭等）。

客观世界中的实体通常都既具有静态的属性，又具有动态的行为，因此，面向对象方法学中的对象是由描述该对象属性的数据，以及可以对这些数据施加的所有操作封装在一起构成的统一体。对象可以做的操作表示它的动态行为，在面向对象分析和面向对象设计中，通常也称对象的操作为方法或服务。

属性即对象所包含的信息，它在设计对象时确定，一般只能通过执行对象的操作来改变，如对象 person（人）的属性有姓名、年龄、体重、身份证号等。不同对象的同一属性可以具有相同或不同的属性值。例如，张三的年龄为 19，李四的年龄为 20。张三、李四是两个不同的对象，他们共同的属性"身份证号"的值不同。需要注意的是，属性值应该指的是纯粹的数据值，而不能指对象。

操作描述了对象执行的功能，通过消息传递，还可以为其他对象使用。操作的过程对外是封闭的，即用户只能看到这一操作实施后的结果。这相当于事先已经设计好的各种过程，只需要调用就可以了，用户不必去关心这一过程是如何编写的。事实上，这个过程已经封装在对象中，用户也看不到。对象的这一特性即封装性。

对象有如下一些基本特点。

1）标识唯一性：对象是可区分的，并且由对象的内在本质来区分，而不是通过描述来区分。

2）分类性：可以将具有相同属性和操作的对象抽象成类。

3）多态性：同一个操作可以是不同对象的行为。

4）封装性：将一组数据和与之相关的操作放在一起，形成能动的实体——对象。从外面看只能看到对象的外部特性，即只需知道数据的取值范围和可以对该数据施加的操作，根本无须知道数据的具体结构及实现操作的算法。对象的内部，即处理能力的实行和内部状态，对外是不可见的。

5）模块独立性：对象是面向对象软件的基本模块，它是由数据及可以对这些数据施加的操作所组成的统一体，而且对象是以数据为中心的，操作围绕对其数据所要做的处理来设置，没有无关的操作。从模块的独立性考虑，对象内部各种元素彼此结合得很紧密，内聚性强。

3. 类

面向对象程序设计的重点是类（class）的设计。类是具有共同属性、共同方法的对象的集合。所以，类是对象的抽象，是创建对象的模板，它包含所能创建的对象的属性描述和行为特征的定义。一个对象则是它对应类的一个实例（instance）。需要注意的是，当使用"对象"这个术语时，既可以指一个具体的对象，也可以泛指一般的对象，但是，当使用"实例"这个术语时，必然是指一个具体的对象。例如，Integer 是一个整数类，它描述了所有整数的性质。因此，任何整数都是整数类的对象，而一个具体的整数"123"是类 Integer 的一个实例。

4. 消息

消息（message）是面向对象程序设计方法中的另一个重要概念。消息是一个实例与另一个实例之间传递的信息，它请求对象执行某一处理或回答某一要求的信息，它统一了数据流和控制流。消息的使用类似于函数调用，消息中指定了某一个实例、一个操作名和一个参数表（可省略）。接收消息的实例执行消息中指定的操作，并将形式参数与参数表中相应的值结合起来。消息传递过程中，由发送消息的对象（发送对象）的触发操作产生输出结果，作为消息传送至接收消息的对象（接收对象），引发接收消息的对象一系列的操作。所传送的消息实质上是接收对象所具有的方法名称，有时还包括相应参数。

5. 继承

继承（inheritance）是面向对象程序设计的一个主要特征。继承是使用已有的类来创建新类的一种技术。已有的类可当作基类来引用，则新类相应地可当作派生类来引用。广义地说，继承是指能够直接获得已有的性质和特征，而不必重复定义它们。

类组成一个层次结构的系统，一个类的上层可以有父类，下层可以有子类。这种层次结构系统的一个重要性质是继承性，一个类直接继承其父类的描述（数据和操作）或特性，子类自动地共享基类中定义的数据和方法。

继承分为单继承与多重继承。单继承是指一个类只允许有一个父类，即类等级为树形结构。多重继承是指一个类允许有多个父类。多重继承的类可以组合多个父类的性质构成所需要的性质。

继承性的优点是，相似的对象可以共享程序代码和数据结构，从而大大减少了程序中的冗余信息，提高软件的可重用性，便于软件修改维护。另外，继承性使得用户在开发新的应用系统时不必完全从零开始。

6. 多态性

相同的消息被不同的对象接收时，可能导致不同的行为，这种现象称为多态性（polymorphism）。在面向对象程序设计技术中，多态性是指子类对象可以像父类对象那样使用，同样的消息既可以发送给父类对象，也可以发送给子类对象。

假设有两个分别表示男生和女生的类 Male 和 Female，它们都有一个表示朋友的属性 Friend。在表示某个人的朋友时，既可能与 Male 类的实例相关联，也可能与 Female 类的实例相关联，这就需要通过类的多态性来实现。多态性意味着可以关联不同的实例，而实例可以属于不同的类。

多态性机制不仅增加了面向对象软件系统的灵活性，进一步减少了信息冗余，而且提高了软件的可重用性和可扩充性。当需要扩充系统功能、增加新的实体类型时，只需要派生出新实体类相应的子类，不必修改原有的程序代码，甚至不需要重新编译原有的程序。多态性也使得用户能够发送一般形式的消息，而其细节由接收消息的对象来实现。

9.5　软件测试

软件测试是保证软件质量的重要手段，其主要过程涵盖了整个软件生命期的过程，包括需求定义阶段的需求测试、编码阶段的单元测试、集成测试，以及后期的确认测试、系统测试，验证软件是否合格、能否交付用户使用等。

9.5.1　软件测试的目的

软件测试是为了发现错误而执行程序的过程。

一个好的测试用例是指很可能找到迄今为止尚未发现的错误的用例。

一个成功的测试是发现了至今尚未发现的错误的测试。

软件测试要以查找错误为中心，而不是为了演示软件的正确功能。

9.5.2　软件测试的准则

（1）所有测试都应追溯到需求

软件测试的目的是发现错误，而最严重的错误不外乎是那些使得程序无法满足用户需求的错误。

（2）严格执行测试计划，排除测试的随意性

在软件测试时，应当制订明确的测试计划并按计划执行。测试计划应包括所测软件的功能、输入和输出，测试内容、各项测试的目的和进度安排，测试资料、测试工具及测试用例的选择，以及资源要求、测试的控制方式和过程等。

（3）充分注意测试中的群集现象

经验表明，程序中存在错误的概率与该程序中已发现的错误数成正比。这个现象说明，为了提高测试效率，测试人员应该集中对付那些错误群集的程序。

（4）程序设计者应避免检查自己的程序

为了保证测试效果，应该由独立的第三方来进行测试。因为从心理学角度上说，程序设

计者或设计方在自行测试程序时，难以保持客观的态度。

（5）要认识到穷举测试是不可能的

所谓穷举测试，是对程序中所有可能的执行路径都进行检查的测试。但在实际测试过程中，一般不大可能穷举每种组合。一般说来，测试只能查找出程序中的错误，不能证明程序中没有错误。

（6）妥善保存有关文件

妥善保存测试计划、测试用例、出错统计和最终分析报告，为维护提供方便。

9.5.3 软件测试技术与方法

软件测试的方法和技术是多种多样的。对于软件测试方法和技术，可以从不同的角度加以分类。若从是否需要执行被测软件的角度划分，可以分为静态测试和动态测试。若按照功能划分，可以分为白盒测试和黑盒测试方法。

1. 静态测试和动态测试

（1）静态测试

软件系统的静态测试方法并不要求实际地执行这个软件系统。静态测试常常使用某些形式的模拟技术和一些类似于动态测试所使用的技术。模拟技术在源代码分析中比在需求与设计中使用得更加广泛。

静态测试包含对软件开发过程中的要求及设计和编码阶段所生成的文件进行检验。对需求与设计的文件所做的静态测试通常是缺少规范的，并且不像编码阶段那样容易自动执行。对需求与设计阶段的静态测试更加规范化与更高自动化的方法的成功依赖于对需求和设计的说明书的形式语言的开发。

（2）动态测试

动态测试是在样板测试数据上执行程序并分析输出以发现错误的过程。动态测试包括3部分：生成测试数据、执行程序与验证输出结果。

动态测试的中心问题是生成测试数据的策略，也就是选择测试数据的方法问题，其方法可以分为3类：基于要求的测试、基于设计的测试和基于程序的测试。

基于要求的测试，其测试数据来自软件开发的要求阶段，这些测试数据能用于检查程序的要求。基于设计的测试，其测试数据来自设计阶段的说明，这些测试数据能用于检查设计的功能与其组成部分。基于程序的测试又称结构测试，其测试数据来自分析程序的结构，即这些测试数据用于检查程序的结构。程序测试依赖于对程序代码的分析。由这三种方法所产生的测试数据的集合并不一定是不相干的。对某些程序，它们可能是相同的。每类方法都是以不同的观点来检查程序，为了保证测试数据的集合是全面的，必须使用各种测试策略。

2. 白盒测试与黑盒测试

（1）白盒测试

软件的白盒测试是对软件的过程性细节做细致的检查。这一方法是把测试对象看作一个打开的盒子，它允许测试人员利用程序内部的逻辑结构及有关信息，设计或选择测试用例，对程序所有逻辑路径进行测试。通过在不同点检查程序的状态，确定实际的状态是否与预期的状态一致。因此，白盒测试又称结构测试或逻辑驱动测试。

软件人员使用白盒测试方法，主要想对程序模块进行如下操作：对程序模块的所有独立的执行路径至少测试一次；对所有的逻辑判定，取"真"与取"假"的两种情况都能至少测试一次；在循环的边界和运行界限内执行循环体；测试内部数据结构的有效性等。但是对一个具有多重选择和循环嵌套的程序，不同的路径数目可能是天文数字。而且即使精确地实现了白盒测试，也不能断言测试过的程序完全正确。

在测试阶段既然穷举测试不可行，就必须精心设计测试用例，从数量极大的可用测试用例中精心地挑选少量的测试数据，使得采用这些测试数据能够达到最佳的测试效果，或者说它们能够高效率地把隐藏的错误揭露出来。

以上事实说明，软件测试有一个致命的缺陷，即测试的不完全、不彻底性。由于任何程序只能进行少量的、有限的测试，在发现错误时能说明程序有问题；但在未发现错误时，不能说明程序没有问题。

白盒测试的主要方法有逻辑覆盖、基本路径测试等。

（2）黑盒测试

就软件测试来讲，软件的黑盒测试意味着测试要根据软件的外部特性进行。也就是说，这种方法是把测试对象看作一个黑盒子，测试人员完全不考虑程序内部的逻辑结构和内部特性，只依据程序的需求规格说明书，检查程序的功能是否符合它的功能说明。黑盒测试方法主要是为了发现以下问题。

1）是否有不正确或遗漏了的功能。

2）在接口上，输入能否正确地接受。

3）能否输出正确的结果。

4）是否有数据结构错误或外部信息（如数据文件）访问错误。

5）性能上是否能够满足要求。

6）是否有初始化或终止性错误。

所以，用黑盒测试发现程序中的错误，必须在所有可能的输入条件和输出条件中确定测试数据，检查程序是否都能产生正确的输出。

黑盒测试主要有等价类划分法、边界值分析法、错误推测法几种方法。

9.5.4 软件测试的实施

软件测试是保证软件质量的重要手段，软件测试是一个过程，一般按4个步骤进行，即单元测试、集成测试、确认测试（验收测试）和系统测试。通过这些步骤的实施来验证软件是否合格，能否交付用户使用。

1. 单元测试

单元测试是对软件设计的最小单位——模块（程序单元）进行正确性检验的测试。单元测试的目的是发现各模块内部可能存在的各种错误。单元测试的依据是详细设计说明书和源程序。单元测试的技术可以采用静态分析和动态测试。对动态测试通常以白盒测试为主，以黑盒测试为辅。

单元测试主要针对模块的下列5个基本特性进行。

1）模块接口测试。测试通过模块的数据流，如检查模块的输入参数和输出参数、全局量、文件属性与操作等都属于模块接口测试的内容。

2）局部数据结构测试。例如，检查局部数据说明的一致性，数据的初始化，数据类型的一致性，以及数据的下溢、上溢等。

3）重要执行路径的检查。

4）出错处理测试。检查模块的错误处理功能。

5）影响以上各点及其他相关点的边界条件测试。

单元测试是针对某个模块，这样的模块通常并不是一个独立的程序，因此模块自己不能运行，而要靠辅助其他模块调用或驱动。同时，模块自身也会作为驱动模块去调用其他模块，也就是说，单元测试要考虑它和外界的联系，必须在一定的环境下进行，这些环境可以是真实的，也可以是模拟的。

单元测试经常使用模拟环境，就是在单元测试中，用一些辅助模块去模拟与被测模块的相联系的其他模块，即为被测模块设计和搭建驱动模块和桩模块，如图 9-22 所示。

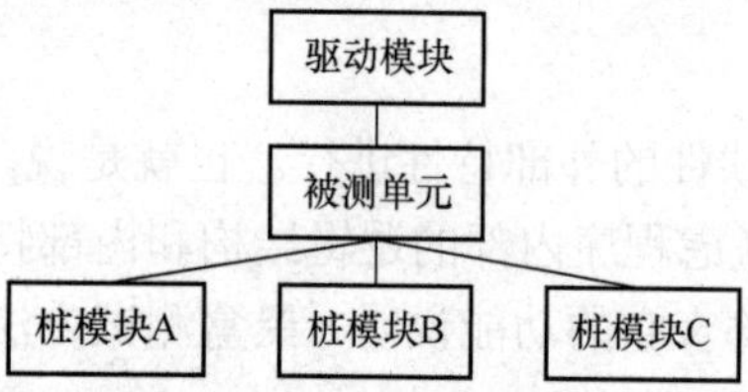

图 9-22　单元测试的模拟环境

其中，驱动（driver）模块相当于被测模块的主程序。它接收测试数据，并传给被测模块，输出实际测试结果。桩（stub）模块通常用于代替被测模块调用的其他模块，其作用仅做少量的数据操作，是一个模拟子程序，不必将子模块的所有功能带入。

2. 集成测试

集成测试是测试和组装软件的过程。它是把模块在按照设计要求组装起来的同时进行测试，主要目的是发现与接口有关的错误。集成测试的依据是概要设计说明书。

集成测试所涉及的内容包括软件单元的接口测试、全局数据结构测试、边界条件和非法输入的测试等。集成测试时将模块组装成程序通常采用两种方式：非增量方式组装与增量方式组装。

非增量方式也称一次性组装方式，是将测试好的每个软件单元一次组装在一起再进行整体测试。

增量方式是将已经测试好的模块逐步组装成较大系统，在组装过程中边连接边测试，以发现连接过程中产生的问题。最后通过增值，逐步组装到所要求的软件系统。增量方式包括自顶向下、自底向上、自顶向下与自底向上相结合的混合增量方式。

（1）自顶向下的增量方式

将模块按系统程序结构从主控模块（主程序）开始，沿控制层次自顶向下地逐个把模块连接起来。自顶向下的增量方式在测试过程中能较早地验证主要的控制和判断点。

（2）自底向上的增量方式

自底向上集成测试方法是从软件结构中最底层的、最基本的软件单元开始进行集成和测试。在模块的测试过程中需要从子模块得到的信息可以直接运行子模块得到。由于在逐步向上组装过程中下层模块总是存在的，因此不再需要桩模块，但是需要调用这些模块的驱动模块。

（3）混合增量方式

自顶向下增量的方式和自底向上增量的方式各有优缺点，一种方式的优点是另一种方式的缺点。自顶向下测试的主要优点是能较早显示出整个程序的轮廓；主要缺点是当测试上层模块时使用桩模块较多，很难模拟出真实模块的全部功能，使部分测试内容被迫推迟，直至换上真实模块后再补充测试。混合增量方式则是吸收了上述两种方式的优点，弥补了上述两种方式的缺点。

3. 确认测试

确认测试的任务是验证软件的功能和性能及其他特性是否满足了需求规格说明中确定的各种需求，以及软件配置是否完全、正确。

确认测试的实施首先运用黑盒测试方法，对软件进行有效性测试，即验证被测软件是否满足需求规格说明确认的标准。复审的目的在于保证软件配置齐全、分类有序，以及软件配置所有成分的完备性、一致性、准确性和可操作性，并且包括软件维护所必需的细节。

4. 系统测试

系统测试是将通过测试确认的软件，作为整个基于计算机系统的一个元素，与计算机硬件、外设、支持软件、数据和人员等其他系统元素组合在一起，在实际运行（使用）环境下对计算机系统进行一系列的集成测试和确认测试。由此可知，系统测试必须在目标环境下运行，其作用在于评估系统环境下软件的性能，发现和捕捉软件中潜在的错误。

系统测试的目的是在真实的系统工作环境下检验软件是否能与系统正确连接，发现软件与系统需求不一致的地方。

系统测试的具体实施一般包括功能测试、性能测试、操作测试、配置测试、外部接口测试、安全性测试等。

9.6 程序的调试

9.6.1 程序调试的基本概念

在对程序进行了成功的测试之后将进入程序调试（通常称为 debug，即排错）。程序调试的任务是诊断和改正程序中的错误。它与软件测试不同，软件测试是尽可能多地发现软件中的错误。先要发现软件的错误，然后借助于一定的调试工具去找出软件错误的具体位置。软件测试贯穿整个软件生命期，调试主要在开发阶段。

由程序调试的概念可知，程序调试活动由两部分组成：其一，根据错误的迹象确定程序中错误的确切性质、原因和位置；其二，对程序进行修改，排除这个错误。

1. 程序调试的基本步骤

（1）错误定位

从错误的外部表现形式入手，研究有关部分的程序，确定错误位置占据了软件调试绝大部分的工作量。从技术角度来看，错误的特征和查找错误的难度在于确定程序中出错位置，找出错误的内在原因。

（2）修改设计和代码，以排除错误

排错是软件开发过程中一项艰苦的工作，这也决定了调试工作是一个具有较强技术性和技巧性的工作。软件工程人员在分析测试结果时会发现软件运行失效或出现问题，往往只是潜在错误的外部表现，而外部表现与内在原因之间常常没有明显的联系。如果要找出真正的原因，排除潜在的错误，不是一件容易的事。因此可以说，调试是通过现象找出原因的一个思维分析的过程。

（3）进行回归测试，防止引入新的错误

因为修改程序可能带来新的错误，重复进行暴露这个错误的原始测试或某些有关测试，以确认该错误是否被排除、是否引入了新的错误。如果所做的修正无效，则撤消这次改动，重复上述过程，直到找到一个有效的解决办法为止。

2. 程序调试的原则

在软件调试方面，许多原则实际上是心理学方面的问题。因为调试活动由对程序中错误的定性、定位和排错两部分组成，因此调试原则也可以从以下两个方面考虑。

（1）确定错误的性质和位置时的注意事项

1）分析思考与错误征兆有关的信息。

2）避开死胡同。如果程序调试人员在调试中陷入困境，最好暂时把问题抛开再去考虑，或者向其他人讲解这个问题，去寻求新的解决思路。

3）只把调试工具当作辅助手段来使用。调试工具给人提供的是一种无规律的调试方法，可以帮助思考，但不能代替思考。

4）避免采用试探法。试探法是碰运气的盲目的动作，它的成功概率很小，还常把新的错误带到问题中来，因而，只能在不得已时作为最后手段。

（2）修改错误的原则

1）在出现错误的地方，很可能还有别的错误。经验表明，错误有群集现象，当在某一程序段发现有错误时，在该程序段中还存在别的错误的概率也很高。因此，在修改一个错误时，还要检查相关的代码，看是否还有别的错误。

2）修改错误时，常会出现这种情况：只修改了错误的征兆或其表现，而没有修改错误本身。如果提出的修改不能解释与这个错误有关的全部现象，那就表明了只修改了错误的一部分。

3）注意在改正一个错误的同时不引入新的错误。为了防止引入新的错误，要进行回归测试。

4）修改错误也是程序设计的一种形式。一般说来，在程序设计阶段所使用的任何方法都可以应用到修改错误的过程中来。

5）修改源代码程序，不要改变目标代码。

9.6.2 软件调试方法

调试的关键在于推断程序内部的错误位置及原因。从是否跟踪和执行程序的角度看，类似于软件测试。软件调试可以分为静态调试和动态调试两种。软件测试中讨论的静态调试分析方法同样适用静态调试。静态调试主要指通过人的思维来分析源程序代码和排错，是主要的调试手段；而动态调试是辅助静态调试的。

软件调试中常用的方法主要有以下几种。

1. 强行排错法

强行排错法是传统的调试方法，其过程可概括为设置断点、程序暂停、观察程序状态、继续运行程序。涉及的调试技术主要是设置断点和监视表达式，举例如下。

1）将内存中的内容全部打印出来，进行排错。

2）设置断点法，即在程序特定部位设置打印语句。当程序执行到该处时，计算机自动停止运行，并保留这时各变量的状态，以便检查、校对。

3）自动调试工具。可供利用的典型的语言功能有打印出语句执行的追踪信息、追踪子程序调用，以及指定变量的变化情况。自动调试工具的功能是设置断点，当程序执行到某个特定的语句或某个特定的变量值改变时，程序暂停执行。程序员可在终端上观察程序此时的状态。

在使用以上技术之前，应当对错误的征兆进行全面分析，在得出对出错位置及错误性质的推测后，再使用一种适当的排错方法来检验推测的正确性。

2. 回溯法

回溯法是指在错误的征兆附近进行追踪。在发现了错误之后，先分析错误征兆，确定最先发现"症状"的位置。然后从有"症状"的地方开始，沿程序的控制流程，逆向跟踪源程序代码，直到找到错误根源或确定错误产生的范围并纠正为止。

回溯法只适合于小规模程序的排错，规模很大时回溯路径太多，实际上是无法进行的。

3. 原因排除法

原因排除法是通过演绎和归纳，以及二分法来实现的。

演绎法是一种从一般原理或前提出发，经过排除和精化的过程来推导出结论的思考方法。测试人员先根据已有的测试用例，设想并枚举出所有可能出错的原因并将其作为假设，再用原始测试数据或新的测试，从中逐个排除不可能正确的假设。最后，用测试数据验证其余的假设，确定出错的原因。

归纳法是一种从特殊推断出一般的系统化思考方法，其基本思想是从一些线索（错误征兆或与错误发生有关的数据）着手，通过分析寻找到潜在的原因，从而找出错误。

二分法实现的基本思想是：如果已知每个变量在程序中若干个关键点的正确值，则可以使用定值语句（如赋值语句、输入语句等）在程序中的某点附近给这些变量赋正确值，然后运行程序并检查程序的输出。如果输出结果是正确的，则错误原因在程序的前半部分；反之，错误原因在程序的后半部分。对错误原因所在的部分重复使用这种方法，直到将出错范围缩小到容易诊断的程度为止。

上面的每种方法都可以使用调试工具来辅助完成。例如，可以使用带调试功能的编译器、动态调试器、自动测试用例生成器及交叉引用工具等。

第 10 章　计算机医学应用概论

10.1　计算机在医学中的应用

随着电子计算机技术的迅速发展，特别是微型计算机的普及，计算机技术已渗透到医学及其相关的各个领域，通过计算机的获取、存储、传输等技术，可以处理医学及与医学相关的各种信息。经过近几十年的发展，计算机技术在医学中的应用主要集中在以下几个方面。

1. 计算机辅助诊断和辅助决策系统

计算机辅助诊断和辅助决策（CAD & CMD）系统是医生和计算机工作者共同组成的系统。该系统运用模糊数学、概率统计及人工智能技术，在计算机上建立数学模型，对病人的信息进行处理，提出诊断意见和治疗方案。此类信息处理过程速度较快，考虑到的因素较全面，逻辑判断也较严谨。

2. 医疗专家系统

专家系统的一个重要应用领域是医疗诊断系统。早在 1971 年，由斯坦福大学研制了血液感染病医疗诊断系统 MYCIN，现已成为专家系统的一个成功典型。此外，世界上比较著名的医疗诊断系统还有青光眼医疗诊断系统 CASNET、内科病医疗诊断系统 INTERNIST、肾病医疗诊断系统 PIP、处理精神病的系统 PARRY 等。我国研究者在中医专家系统方面做了大量的工作，有些已投入实际应用。

3. 医院信息系统

医院信息系统是医学信息学的重要研究对象和内容。信息科学在医学领域的应用称为医学信息学（medical informatics）。信息科学是以信息为研究对象，以计算机、网络、通信等技术为研究工具，以扩展人类的信息功能为主要目标的一门新兴的综合性学科。

4. 医学图像处理与图像识别

在医学领域中有大量的医学图像需要处理和识别。早期采用人工方式，其优点是可以由有经验的医生对临床医学图像进行综合分析，但分析速度慢，正确率随医生而异。计算机高速度、高精度、大容量的特点弥补了上述不足。特别是有些医学图像，如脑电图，凭人工观察只能提取少量信息，大量有用信息被白白浪费，而利用计算机可进行复杂的计算，能提取其中许多有价值的信息。利用计算机处理识别医学图像，在某些情况下，可以完成人工做不到的工作。

5. 生物化学指标、生理信息的自动分析和医疗设备智能化

医疗设备智能化是指现代医疗仪器与计算机技术及其各种软件结合的应用，它使这些医疗设备具有自动采样、自动分析、自动数据处理等功能，并可进行实时控制。智能化已成为医疗仪器发展的一个方向。

6. 虚拟现实在医学中的应用

虚拟现实技术自 20 世纪 90 年代中期开始应用于医学护理教学领域，在临床护理思维及临床综合能力训练中都有较好的应用。

在医学应用中，可以在虚拟环境中建立虚拟的人体模型，借助于虚拟交互设备，如跟踪球、数据手套等仪器，可以很容易地了解人体内部各器官结构。

在外科应用中，医生可以利用虚拟现实技术在手术前模拟手术过程，为将要进行的手术提供操作和信息上的辅助，改进医生的手术计划过程，制订手术方案。该技术把各种诊断传感器搜集到的信息，集成到手术所面临的实际环境的模型中，以便医生做出治疗计划，医生可在这个虚拟环境中观察、分析、预测手术方案的后果。

在康复训练中，一方面利用虚拟现实技术为患者提供一个生动、逼真的康复训练环境，患者能够成为虚拟环境的一名参与者，在虚拟环境中扮演一个角色，对调动患者训练的积极性有很大的帮助；另一方面使器械本身和计算机屏幕结合成一体的智能系统，实现了把康复器械产生被动牵引和患者主动训练相结合的治疗作用。

10.2　医院信息系统

10.2.1　医院信息系统概述

医院信息系统（hospital information system，HIS）是一门集医学、信息、管理、计算机等多种学科为一体的边缘科学。该系统在发达国家已经得到了广泛的应用，并创造了良好的社会效益和经济效益。医院信息系统是现代化医院运营的必要技术支撑和基础设施，目的是应用更加现代化、科学化、规范化的手段来加强医院的管理，提高医院的工作效率，改进医疗质量，从而树立现代医院的新形象，这也是未来医院发展的必然方向。

一个现代化医院的综合管理是否先进是直接通过其信息化水平来体现的。医院信息系统是国内先进的信息化管理系统，系统一般包含住院登记、护士工作站、医生工作站、价格管理、成本核算等多个子系统，可以满足各个部门的业务信息处理和信息共享。医院信息系统还可开发制作触摸屏，以供患者了解医院信息，查找专家资料，方便查询各种费用收取情况。该系统还能为住院病人提供每日住院清单，使患者明白、放心治疗。

10.2.2　医院信息系统的层次结构

医院信息可分为业务信息、管理信息和分析决策信息。与信息的 3 层结构相对应，整个医院信息系统从系统功能上也应划分为 3 个层次，即业务信息系统、管理信息系统、分析决策信息系统。其中，业务信息系统主要针对医院各业务环节的日常业务工作，记录医疗活动、

药品物资流动、发生的费用等信息，如挂号系统、计费系统、药品出入库系统等；也包括面向医疗本身的信息处理工作，如医生工作站系统、护士工作站系统、检验系统等。业务信息系统的主要用户是各科室的工作人员。管理信息系统主要针对医院各方面的管理工作，通过原始信息的汇总统计，提供反映医院各方面运行状况的报表、监控工具，如反映病人入院、出院、转院的病人流动统计和医疗质量统计，病房信息系统基础上的各环节医疗质量监控系统，收费系统基础上的成本核算、医疗收入统计等。管理信息系统的主要用户是各职能部门的中层管理人员。分析决策信息系统主要针对医院管理中特定的策略性问题，通过对原始数据和中间统计结果的深层次分析，为高层管理人员掌握医院的总体运行状况、发展趋势、存在问题提供信息服务。

10.2.3 医院信息系统的组成

医院信息系统主要包括门诊管理系统、住院管理系统、病案管理系统、财务管理系统、药品和设备管理系统、检验管理系统、PACS 系统及与之相关的其他系统，如床位数统计、手术麻醉工作站等，如图 10-1 所示。

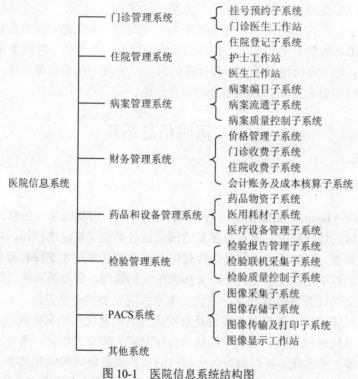

图 10-1 医院信息系统结构图

10.3 远程医疗会诊系统

10.3.1 远程医疗会诊的相关定义

所谓远程医疗，就是借助信息及电信技术来交换相隔两地的患者的医疗临床资料及专家的意见。远程医疗系统包括远程医疗会诊、远程医学教育、建立多媒体医疗保健咨询系统等。远程医疗会诊在医学专家和病人之间建立起全新的联系，使病人在原地、原医院即可接受远地专家的会诊，并在专家指导下进行治疗和护理，可以节约医生和病人大量时间和金钱。

10.3.2 远程医疗会诊系统的发展史

20 世纪 50 年代末期，已有很多人对利用电信信道联系身处异地的医护人员这一措施的可行性进行了调查研究。电信信道还包括信息处理技术，其中可能是较基础的，如电话、传真机，也可能是很尖端的，如专用医疗仪器的双向交互式声像交换。1995 年 1 月，美国俄克拉何马州的远程医疗网络投入运营，这是当时世界上最大的远程医疗专用网络。它通过一个专门的 T1 网络，把俄克拉何马州几十家医院连接起来。乡村的小医院缺少放射学家。通过远程医疗网络，乡村医生大约 1 小时便可得到通常 3～5 天才能得到的结论。

我国在远程医疗方面的研究起步较晚，主要工作是在计算机网络上开展一些应用服务项目。现在一般的服务系统采用电话网拨号方式联网，能 24h 提供访问信息库的服务，实现信息库共享，具有远程挂号、预约专家门诊、传送电子邮件等功能。尽管在会诊结点的最佳配置、系统维护、运行费用等方面还有许多亟待解决的问题，但随着通信线路质量和带宽的提高，我们必会步入"互联网诊疗"时代。作为其中一项重要应用的远程医疗系统必将步入千家万户，为入网用户提供更广泛的医疗保健和咨询信息。具有 21 世纪特征的"互联网医院"的建立和实现将是远程医疗系统对传统医疗的一次观念性的变革。

10.3.3 远程医疗会诊系统实例

1. 系统功能

远程医疗会诊系统主要实现图像阅读、病人资料、病历资料、中药处方、会诊服务等功能。

1）图像阅读支持 BMP、JPG、GIF 等格式的图像文件，主要用于观看各种影像学检查报告，如 X 片、CT 片、B 超等。

2）会诊服务主要通过 Internet 远程会诊服务，预先将患者的病人资料、病历资料和会诊要求输入并存盘，再通过"会诊服务"将输入的资料制成会诊文件（电子病历），再将会诊文件（电子病历）通过电子邮箱发送到指定的地址，经医师会诊后返回会诊文件（电子病历），再通过"会诊服务"接收会诊文件并阅读或打印。

3）病历资料即病历病情资料。求诊者应提供的有关病情的资料应当真实、全面和详细，内容包括患者主诉、以往病史、现在病史（现在所患疾病是否接受过治疗？治疗过程和治疗方法？使用哪些治疗药物？等等）、现在发病情况和症状、与现在疾病和症状有关的各种体检结果（包括 X 光检查、CT 检查、MRI 检查、血液生化检查、血液常规检查、大小便常规检查、免疫学检查、PCI 检查、当地医师的体征检查、心电图检查、脑电图检查等）。

4）病人资料即患者一般资料，如患者的姓名、年龄、性别、地址、电子邮箱等，求诊者必须如实而详细地提供。

5）中药处方包括中药汤剂和中成药两部分，其中的中药用法为中药汤剂用法，如有，则为该处方的加工和使用方法，如研末、泛丸等；如有西药，则可输入中成药栏内。

2. 操作过程

1）主界面。它主要包括编辑、病历会诊、图像阅读、退出、帮助等，也可以通过电子邮件发送，如图 10-2 所示。

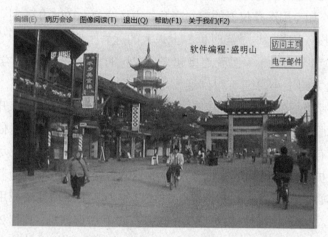

图 10-2　远程医疗会诊系统主界面

2）病历会诊。它主要包括中医会诊、针灸会诊、西医会诊等，如图 10-3 所示。

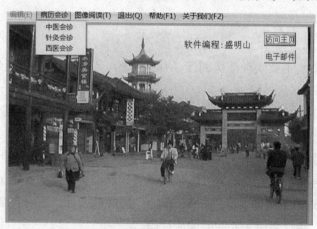

图 10-3　病历会诊界面

选择"西医会诊"选项后，系统进入西医 CAC 治疗专用系统。它包括病人资料、病历资料、西医处方、影像资料及会诊服务，如图 10-4 所示。

选择"西医处方"选项卡，医生可为需要治疗的病人开具临时处方，便于进一步观察疗效。

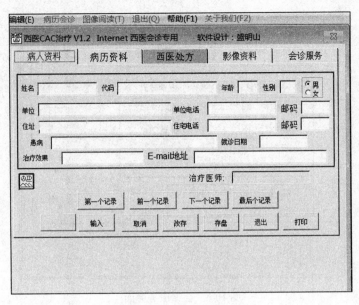

图 10-4　西医会诊界面

3）影像资料。选择"影像资料"选项卡，可以添加病人的影像资料等图像，便于医生进一步掌握病人的病情，如图 10-5 所示。

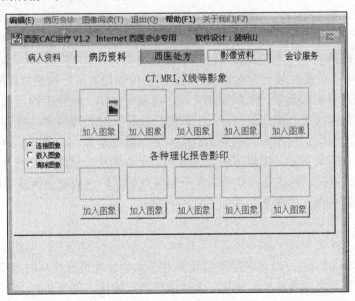

图 10-5　影像资料界面

4）会诊服务。医生可以将病人的当前与以前的影像图片、化验报告、病历资料按照国际通用的健康水平 7（health level 7，HL7）标准输出，便于不同的操作系统实现无缝连接，如图 10-6 所示。

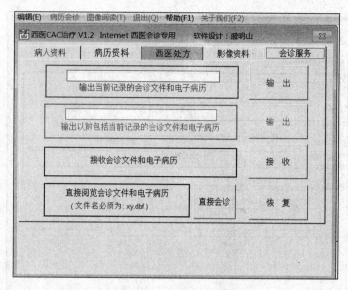

图 10-6　会诊服务界面

10.4　虚拟现实技术在医学中的应用

虚拟现实（virtual reality，VR）是由计算机产生的一个集视、听、嗅、触、力、运动觉等感觉于一体的沉浸交互式虚拟环境。操作者借助必要的交互、传感与跟踪、显示设备以人类自然的方式从任何角度与虚拟三维环境中的物体进行交互，产生身临该虚拟环境的感受与体验。该虚拟环境可以是对某一现实领域的模拟，也可以是对某一构想世界的仿真。可以说，虚拟现实技术是计算机图形学、医学图像处理、可视化技术、软件工程、人机接口技术、传感与测量技术、仿真技术、模式识别、人工智能、分布实时处理技术、网络技术等多学科交叉融合的结晶。虚拟现实技术为人们探索宏观世界、微观世界，以及出于种种原因不便于直接观察事物的运动变化规律，提供了极大的便利。迄今为止，已经在航天、军事、通信、医疗、教育、娱乐、建筑、制造业与商业等各个领域得到了广泛应用及快速发展。特别是在医学中得到了大量的应用，主要集中在以下几个方面。

1. 虚拟手术

虚拟手术（virtual surgery）系统是专门用来对手术全过程进行仿真的虚拟现实应用系统，主要包括虚拟建模、医学数据的可视化、人体组织器官的应力形变仿真、传感与反馈、高速图形显示与图像处理等几部分。其中，虚拟建模包含虚拟环境（场景）的建模及虚拟人体组织、器官甚至血供等的建模。医学数据的可视化是将 CT、MRI 及 PET 等得到的二维断层数字影像经过图像处理转变为三维立体模型，并可进行多视角显示，辅助医生对病灶及周围组织器官血供等情况进行分析。输入设备在使用自由度和空间活动范围上都应该尽量模拟真实的手术器械，能够实时捕捉操作者的动作并通过传感设备向计算机系统报告，计算机便会检测虚拟手术器械与研究对象模型间的碰撞，并在符合切割的条件下进行模型分裂，计算其形变，通过反馈装置将组织器官血供等形变的反作用力实时力反馈给操作者以便其实时掌握操作进度及进行下一步操作，与此同时，实时获得组织器官血供等几何形状及物体性能的改变，进行真实感的图形绘制并高速显示出来，为操作者提高视觉反馈。这样，虚拟手术系统就在视觉、触觉、力觉等感官上为操作者提供了手术场景的真实再现。

2. 远程医疗

远程医疗是将虚拟现实技术与网络技术相结合，本地的医护人员可以获得异地医院健康护理等方面的先进技术及相关疾病治疗的最新动态，如果需要，借助机器人技术的发展，医生可以通过遥控手段实施远程手术。在远程医疗中采用虚拟现实技术，异地病人的各种生理、病理参数都反映在医生面前的虚拟病人身上，医生根据传来的现场影像通过输入设备对虚拟病人模型进行手术操作，再通过高速网络将医生的动作传送至网络另一端的手术机器人，由手术机器人对真正的病人实施手术操作，而手术的实际进展图像通过机器人摄像机实时地传给医生的头盔立体显示器，并将其与虚拟病人模型进行叠加，以便医生实时掌握手术的进展并发出下一步手术指令，远程操控网络另一端的手术机器人进行相关操作。

3. 康复训练

康复训练旨在通过各种手段，使患者机体的部分或者全部功能得到最大限度的恢复，以达到最大可能的生活自理、劳动、学习和工作等能力。虚拟现实技术应用到康复训练领域，一方面利用虚拟现实技术为患者提供一个生动、逼真的游戏式康复训练环境，患者能够成为虚拟环境的一名参与者，在虚拟环境中扮演一个角色，使得患者的主动性、积极性、趣味性大大增加；另一方面通过传感与反馈装置，使患者所使用的器械与虚拟环境相拟合并在计算机屏幕上显示出来，即患者每次训练动作完成之后，虚拟康复训练系统都会对本次训练结果进行反馈显示，使患者及时了解自己目前的情况，并且系统还会将患者本次训练结果中的参数与训练软件中预先设定的判定条件进行比较，决定是改进哪些训练参数继续加强本次训练还是给出下一步训练计划等，这样患者的机能就能在愉快的反馈式训练中得到及时恢复与最大恢复。同时还可以通过虚拟现实技术对患者进行心理治疗，不断地给患者以正确的心理暗示和鼓励，相信这将对患者机能的恢复起到事半功倍的效果。大量研究结果表明，患者能够在虚拟环境中学会练习的运动技能，并且能够将学会的运动技能迁移到现实世界中使用，使得患者能够在真实世界中自主地生活、学习与工作。目前，虚拟现实技术已经被广泛应用于康复治疗的各个方面：在注意力缺陷、空间感知障碍及记忆障碍等的认知康复，在焦虑、抑郁、恐怖等情绪障碍和其他精神疾病的精神康复，在关节强直、肌力减退、平衡协调性差等运动障碍的康复等领域都已经取得了很好的康复疗效。

4. 医学教育与培训

1）解剖教学继美国、韩国之后，我国也在 2003 年 3 月，由中国人民解放军第一军医大学（现南方医科大学）完成了第 1 套虚拟中国人女性数据集的获取，并将数据交由首都医科大学图像实验室进行图像处理和三维可视化的工作。利用"虚拟人"数字化数据集进行三维重组与重建是一种"人体数字化解剖学"研究，可以创立虚拟解剖学，包括横断面解剖学、矢状面解剖学、冠状面解剖学、斜剖面解剖学等，同时可以提供 CT、MRI 及 PET 等方面的断层图像，还可以进行一系列医学临床、教学及研究的虚拟模拟。其优点是在空间中具有准确的定位，可以立体地从各个角度观察各解剖结构、测量各种数据。通过虚拟现实系统，借助重组技术中的多层面重组、曲面重组、最大密度投影、最小密度投影、表面遮盖显示、透明显示、CT 仿真内窥镜等技术及重建技术中的面绘制与体绘制等技术，可以直观地显示组织、器官、肌肉、血管、神经等的系统解剖、局部解剖及断层解剖结构，并且可以通过测量、旋转、剖切等操作更加形象、逼真地全面了解人体各解剖结构的内部构造、各个解剖面及其功能。

2）虚拟手术模拟主要用于复杂手术过程的规划、演练及预测，指导手术的进行。广大实习医生、专科学生可以在计算机产生的三维虚拟手术环境中，利用虚拟手术器械进行相关虚拟手术操作，反复练习某项操作，也可以演练不同策略的手术流程，应对各种突发情况、避免手术失误、缩短培训时间、节约培训费用、降低手术风险、减少病人损伤、提高手术成功率、最大限度地降低医院耗材及病人痛苦。

虚拟现实技术是多学科多领域交叉、渗透、融合的产物。具体到医学领域，它的目标是向临床实践靠拢。虽然在远程医疗、手术计划、教育培训和诊疗等方面已经取得了一定成果，但是离全面实现临床应用还有相当的距离。尽管现在仍然存在一些尚未解决的理论问题及技术难关。随着时代的进步、科学技术的发展，相信虚拟现实技术将在医学领域得到更加广泛、更加深入的应用，这必将给医疗事业带来重大的变革。以仿真技术和虚拟现实技术为支撑的现代化教学手段也必将在医学科研院所的教学培训中起着越来越重要的作用。

第 11 章　医学信息系统

11.1　信息技术概述

11.1.1　信息的概念

《牛津字典》指出："信息，就是谈论的事情、新闻和知识。"而信息论的创始人 C. E. 香农（C. E. Shannon）认为，信息是用来消除随机不确定性的东西。随即，他提出了信息量和信息熵（information entropy）的概念。现代控制论创始人维纳认为："信息就是我们在适应外部世界，并且使这种适应反作用于外部世界的过程中，同外部世界进行相互交换的内容的名称。"

根据以上阐述，我们发现，信息就是对人有用的数据，这些数据将可能影响到人们的行为与决策。

11.1.2　信息、数据与知识的关系

信息是对人们有用的数据，数据是信息的基础，ISO 对"数据"下的定义是："数据是对事实、概念或指令的一种特殊的表达形式，这种特殊的表达形式可以用人工的方式或者用自动化的装置进行通信、翻译转换或者进行加工处理。"知识是在信息的基础上进一步提炼而成的关于自然和社会的认识和经验的总和，指导人们从大量的数据中认识信息的某种规律，如图 11-1 所示。

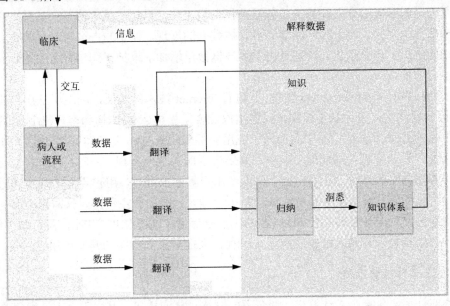

图 11-1　信息与数据

11.1.3 临床诊断中的数据与信息

临床医生需要获得有关病人的疾病诊断信息，可以用中医的望、闻、问、切的传统方法，也可以采用问诊、测量体温、血压、血常规化验、肝功能化验，运用 CT、核磁、B 超、心电图、脑电图等多种手段来获取与患者病症相关的数据。同时，医生通过运用他的经验或知识，进行有目的地及选择性地收集他所需的数据，然后对这些数据进行加工处理，最后获得与病人诊断结果相关的数据——"信息"。这里，体温、血压、化验数据、图像，以及中医的望、闻、问、切数据等均是患者当时体征的反映，它们既不是物质，也不是能量，而是医生明确诊断信息所必需的数据。

11.1.4 信息技术基础

1. 信息系统的支撑结构

常见的信息系统支撑结构有以下 3 类。

1）主机/终端结构。主要采用中心主机通过星形通信线路连接多台终端。所有数据及应用程序集中于主机，用户通过终端与信息系统交互。该结构的优点是所有的资源集中管理，便于系统维护；信息系统软件只要在主机端更换程序即可完成升级更新，无须到现场。缺点是所有的应用程序占用全部主机资源，对主机的能力要求高，不利于系统升级换代。其次，终端方式一般采用字符界面，无法实现图形界面。

2）客户机/服务器结构（client/server 结构）。客户机/服务器结构也称 C/S 架构，其核心技术为信息系统的应用程序与数据库分离，使其分别分布在客户机和服务器上。应用程序负责用户界面的处理和数据相关校验、处理流程等内容，服务器主要负责数据的管理，为前端提供数据访问和处理服务。两者之间通过网络连接交换数据。该结构的优点是系统处理得到了比较合理的分布，充分利用了用户端个人计算机的处理能力，使服务器的资源压力得到减轻，从而可用低配置的个人计算机服务器担任主机工作，系统的成本降低；另外，它可以充分利用图形界面优势，便于医学影像等多媒体数据的展现，便于与办公自动化集成。缺点是信息系统的维护工作复杂化。特别是由于客户机数量增加，维护工作量将大大增加，系统的总成本也会增加。

3）三层结构（browser/server 结构）。随着 Internet 技术的发展，产生了三层结构，也称浏览器/服务器结构，简称 B/S 架构。三层结构综合了主机/终端结构和客户机/服务器结构的特点，在客户机/服务器结构的中间加入了应用服务器（或 Web 服务器）。它将客户机上的一部分应用程序和业务相关的处理功能在中间层应用服务器上实现，同时，各个客户机可以通过应用服务器共享该部分，在用户机上仅保留用户界面的处理。用户界面的现实通过浏览器实现，应用服务器与数据服务器可以一起集中管理。无须更改主程序，只需修改服务器上的功能模块即可实现业务处理功能。该结构的优点是保持了图形化用户界面，又可减少维护量。缺点为系统结构复杂，录入编辑功能差，不利于大批量录入程序的开发应用。

2. 信息系统的硬件结构

硬件部分主要包括个人计算机、服务器、网络、打印机等。其中，个人计算机是医院信息系统应用最多的设备，常用于用户终端，市场上较低档的个人计算机，就足以满足要求；服务器是信息系统的核心设备，主要承担数据库的集中管理及其他服务功能。服务器的性能往往体现了整个信息系统的运行能力。因此，担当服务器的计算机要选择处理能力强、容量大、可靠性高的品牌机。一台服务器可以配置多个 CPU，服务器内存可以从几吉字节到十几吉字节。硬盘系统可采用磁盘阵列设备，既可提高性能，又可增大容量；网络可分为局域网络和广域网络，医院院内属于局域网范畴。传输速度可达 1Gb/s。网络传输介质包括双绞线、同轴电缆、光纤、无线介质等，目前应用较多的是双绞线和光纤。双绞线一般用于楼内布线，光纤用于楼间布线。

另外，无线网络已得到了较大发展。例如，手机、固定电话、互联网、4G 手机、PDA、数字电视等，搭建了丰富的医院与患者间沟通的桥梁。通过短信、电话、邮件、互联网等方式实现与患者间的互动服务，如图 11-2 所示。

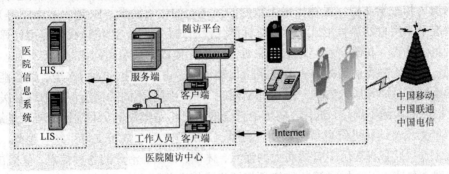

图 11-2　随访工作平台示意图

3. 信息系统的软件技术

软件分为系统软件和应用软件。系统软件是管理计算机硬件和网络协调运行的基础性软件，如 Windows XP、Windows 7、Windows NT、UNIX、数据库管理系统等都属于系统软件。应用软件包括文字处理、医生工作站、收费系统等。

11.2　医院信息标准化

11.2.1　标准化的基本概念

1. 标准

国家标准 GB/T 2000.1—2002 对"标准"的定义：为了在一定的范围内获得最佳秩序，经协商一致制定并由公认机构批准，共同使用的和重复使用的一种规范性文件。

2. 标准化

ISO 和 GB/T 2000.1—2002 对"标准化"规定：标准化是为了在一定范围内获得最佳秩序，对现实问题或潜在问题制定共同使用和重复使用的条款的活动。主要包括编制、发布和实施标准的过程。

3. 标准与标准化的区别

标准是对重复性事物或概念所做的统一规定；标准化则是制定标准、实施标准和修订标准的一个不断循环的活动过程。

4. 制定标准化的重要性

我国在 SARS 期间，由于数据不准、信息不通、指挥不灵等问题影响了医务人员的工作质量和效率，暴露了我国医院建设中数据共享和标准化方面的严重不足和缺乏。

因此，标准化是医院信息系统（HIS）设计开发的一个重要基础。只有标准化才能使信息进行有效交换和共享，从而实现各种功能。长期以来，医务工作者通常采用传统的手写方式来书写病历和医学文档。虽然也采用数据的形式（如化验结果、B 超、心电图等），但绝大多数情况下采用自然语言形式，所以对标准化没有迫切要求。但是当我们应用计算机信息技术来采集、处理、传输、存储这些信息时，标准化便成为最急迫问题。

再如，当医生书写病历时，主要是采用自然语言。由于医生的学术水平、语言能力、文化素养的不同，对同一病人的同一疾患，不同的医生会写出不同的病历，其中许多医学术语不规范，描述的内涵不确定，这样，病历中包含的信息将是模糊的、不确切的或者是缺失的。这样的信息无法被计算机信息系统识别、利用，无法建立医疗决策支持系统。因此，必须进行标准化工作。只有将病历中有关病人的症状、体征、诊断、治疗的各种信息，医院的药品、操作、仪器、科室、卫生材料等各种信息都转化为标准化的记录格式，医院的信息系统才可能正常、高效地运转。

11.2.2 标准化的发展趋势

1. 国际标准化的权威性不断提高

例如 ISO 标准，20 世纪 60 年代初只有 12 个国家采用，70 年代增加到 40 多个国家，进入 21 世纪已达近百个国家。其次是标准化的领域越来越扩大，由开始的机器制造、电气、电子工程逐渐扩大到各个领域。例如，1990 年欧洲标准化委员会（The European Committee for Standardization）就成立了医学信息学技术委员会（TC251）。CEN/TC251 的目的是在欧洲各成员国中组织、协调、公布医疗卫生信息学的标准，并监督它的实施。

2. 国际标准化日趋全面、完善

例如，1975 年出版了国际疾病分类（international classification of diseases，ICD）第 9 版（ICD-9），1992 年推出了第 10 版（ICD-10）。ICD-10 在保持 ICD-9 的基本内容上做了较大的改变，增补了很多内容，扩大了应用范围。但随着医学迅猛发展，不论是电子病历、数字化医疗系统、卫生信息交互等，ICD-10 已难以满足不断变化的需求。因此，世界卫生组织于 2000 年开始筹备 ICD-11 的修订工作，并于 2012 年在官网上公开了 ICD-11 修订版。2018年 6 月 18 日，世界卫生组织发布了最新一版的《国际疾病分类》，并将于 2022 年 1 月 1 日生效。相比 ICD-10，ICD-11 在系统框架、全部内容、编码方式方面发生了改变，还首次将传统医学纳入其分类系统。ICD-11 更能反映当前的医学发展现状。

3. 标准化委员会的建立

ISO 设立了医学信息标准化技术委员会（TC215），专注于卫生信息的标准化问题，各种不同系统间医学信息通信的兼容性和互操作性，以及数据相互间比较统计的兼容性。

11.2.3 标准化的作用

1）标准化能有效地保障和促进信息共享。

2）标准化能有效形成和促进业务协同。

3）标准化是实现互联互通必不可少的前提和保障。

4）标准化可以有效保证信息化建设的安全保密。

11.2.4 医院信息标准化的方法

1. 分类

1）定义。分类是按照事物的特点、种类、等级或性质等分别进行综合归类。按照集合论的观点来讲，分类是将被研究的对象的全集，以一定的标准划分成若干个子集。

分类有以下两层不同含义。

① 设计一种分类方法的过程，即某一领域内概念的序化或原理的序化。

② 对对象用某一分类法的标记性代码或术语进行编码或描述。分类的准则取决于这些类别的应用目的。分类法就是为了某一目的，按照一定的原理与规则，将符合某一规则的具有共同属性和特征的数据归并在一起，并按照这一规则有规律地排列，而将不具备这些共同属性和特征的数据排除在外。

2）具体方法。分类的具体方法是首先要确立分类设计的目的，根据明确的目的，对需分类的对象进行分析，找出最本质的一个或多个特性，每一个特性即是一个轴心，然后围绕这个轴心进行具体分类。对于每一类目，又可按特性的属性关系，依序化原理再分为亚目、细目等。最后仍按序化关系为每一具体的目进行编码。

例如，ICD 中，第 1 章为"某些传染病和寄生虫病"，它的各个类目都是以病因为轴心进行分类。例如，A00 为霍乱，A01 为伤寒，A02 为沙门氏菌感染，A03 为志贺感染，A04 为大肠杆菌感染，A05 为其他细菌性食物中毒，A06 为阿米巴感染，A07 为其他原生动物性肠道疾病，A08 为病毒性和其他特指的肠道感染，A15～A19 为结核菌感染。但有的类目下亚目却不依病因分类。例如，A06 类目为阿米巴，下属的亚目依据疾病情况（急性还是慢性）和病理改变（阿米巴痢疾或仅为阿米巴肠道寄生）两个轴心进行分类，所以 A06.0 为急性阿米巴痢疾，A06.1 为慢性肠道阿米巴病，A06.2 为阿米巴非痢疾性结肠炎，A06.3 为肠道阿米巴。

2. 术语与专业常用词汇的规范化

在医疗卫生领域将涉及许多专业词汇与学术术语，要实现该领域信息的互相交流，这些术语与词汇必须规范化，如临床术语、诊断术语、实验室检验的术语、药品名称、穴位的名称、方剂名称、中药的名称等。

3. 编码

编码是将信息分类的结果用一种易于被计算机和人识别的符号体系表示出来的过程。例如，急性阿米巴性痢疾的 ICD-10 代码是 A06.005，该代码包含了这种疾病的若干信息：病因是阿米巴导致的传染病，临床表现是急性的、痢疾样的。编码是人们统一认识、统一观点、相互交换信息的一种技术手段。编码的直接产物是代码。

11.2.5　国外医院信息的相关标准

标准包括以下内容。

1）国际疾病分类——ICD。

2）人类与兽类医学系统术语——SNOMED。

3）国际社区医疗分类——ICPC。

4）国际肿瘤疾病分类——ICD——0。

5）RCC——Read 临床分类。

6）MeSH 医学主题词表。

7）HL7（注：用于信息交换）。

8）DICOM（注：用于医学影像信息系统）。

9）CPT4。

10）ASTM 制定的有关医疗的标准。

11）NDC 国家药品编码。

12）ASC X12N。

13）北美洲护理诊断协会码。

14）统一的医学语言系统。

11.2.6　ICD-10 编码

1. 定义

国际疾病分类的依据是疾病的病因、病理、临床表现和解剖位置等特征。在世界卫生组织《关于疾病和死亡原因命名的条例》中的第 2 条指出："编制死亡和疾病统计表的会员国，应根据世界卫生大会通过的疾病、损伤和死亡原因的国际统计分类现行修订本进行编制，该分类被称为国际疾病分类。"

2. 国内外发展史

1891 年国际统计研究所组织了一个对死亡原因分类的委员会，由雅克·贝蒂荣（Jacques Bertillon，1851～1922）任该委员会主席。1893 年，他在国际统计大会上提出了一个分类方案系统，包括 3 个死亡原因分类方案，第 1 个 44 条，第 2 个 99 条，第 3 个是 161 条。这个分类系统即为 ICD 的第 1 版，此后大约 10 年修订一次。1946 年由 WHO 召开第 6 次修订时，首次引入了疾病分类。1975 年在日内瓦的第 9 次修改版本，即 ICD-9。1992 年出版了第 10 次修改版本，即 ICD-10，引进了字母，形成字母数字混合编码。2018 年正式出版的 ICD-11，首次将传统医学纳入其分类系统。

我国卫生部（现为国家卫生和计划生育委员会）早在 1981 年批准在北京协和医院成立世界卫生组织疾病分类合作中心。1998 年发布文件，要求医院采用 ICD-10 作为疾病分类统计报告标准。2001 年由国家技术监督局发布国家标准 GB/T 14936—2001《疾病分类与代码》（现为 GB/T 14396—2016《疾病分类与代码》）。2002 在全国县及县以上医院和死因调查点正式推广使用 ICD-10。

3. ICD 分类原理及方法

ICD 疾病分类是根据疾病的某些特征，按照一定的规则将疾病分门别类。例如，A00～A09 为肠道传染病，A15～A19 为结核病等。其中，疾病分类轴心是分类时所采用的疾病的某种特征。ICD 使用的疾病分类特性，归纳为四大类，即病因、部位、临床表现（包括症状、体征、分期、分型、性别、年龄、急慢性、发病时间等）和病理。每一特性构成了一个分类标准，形成一个分类轴心，因此国际疾病分类 ICD 是一个多轴心的分类系统。

ICD 疾病分类有 3 个层次，首先是类目，类目下分亚目，亚目下分细目。

例如，S03 为关节和韧带脱位、扭伤和劳损 S12 为颈部骨折，均为类目，其特点是包括 3 位数，一个字母加上两个数字，如图 11-3 所示；M25.5 为关节痛，M25.7 为骨刺，均为亚目，其特点是包括 4 位数，一个字母加 3 位数字及一个小数点，如图 11-4 所示；A18.052+为骨关节结核，A18.046+为脊柱结核，均为细目，其特点是包括 5 位数，一个字母加 4 位数字及一个小数点，加号表示疾病原因，如图 11-5 所示。

主查询号	下查提示号	分类层次说明	疾病分类编码	疾病分类名称	拼音编码
1681	58116	索引分类结束	R92	乳房诊断性影像检查的异常所	rfzdxyxjcdycsj
1682	58118	索引分类结束	R93	其他身体结构诊断性影像检查	qtstjgzdxyxjcdycsj
1683	58132	索引分类结束	R94	功能检查的异常结果	gnjcdycjg
1684	1684	含有下级子类.		>>>以下为本层疾病分类情况：	
1685	58155	索引分类结束	R95	婴儿猝死综合征	yecszhz
1686	58157	索引分类结束	R96	其他猝死，原因不明者	qtcsyybmz
1687	58161	索引分类结束	R98	无人在场的死亡	wrzcdsw
1688	58163	索引分类结束	R99	其他原因不明确和未特指原因	qtyybmqhwtzyydsw
1689	1689	含有下级子类.		>>>以下为本层疾病分类情况：	
1690	1690	含有下级子类.		>>>以下为本层疾病分类情况：	
1691	58168	索引分类结束	S00	头部浅表损伤	tbqbss
1692	58200	索引分类结束	S01	头部开放性伤口	tbkfxsk
1693	58232	索引分类结束	S02	颅骨和面骨骨折	lghmggz
1694	58272	索引分类结束	S03	关节和韧带脱位、扭伤和劳损	tbdgjhrdtwnshls
1695	58282	索引分类结束	S04	颅神经损伤	lsjss
1696	58300	索引分类结束	S05	眼和眶损伤	yhkss
1697	58360	索引分类结束	S06	颅内损伤	lnss
1698	58414	索引分类结束	S07	头部挤压伤	tbjys
1699	58419	索引分类结束	S08	头的部分创伤性切断	tdbfcsxqd
1700	58424	索引分类结束	S09	头部其他和未特指的损伤	tbqthwtzdss
1701	1701	含有下级子类.		>>>以下为本层疾病分类情况：	
1702	58439	索引分类结束	S10	颈部浅表损伤	gbqbss
1703	58452	索引分类结束	S11	颈部开放性伤口	gbkfxsk
1704	58471	索引分类结束	S12	颈部骨折	gbgz
1705	58486	索引分类结束	S13	颈部水平的关节和韧带脱位、	gbspdgjhrdtwnshls
1706	58506	索引分类结束	S14	颈部水平的神经和脊髓损伤	gbspdsjhjsss
1707	58514	索引分类结束	S15	颈部水平的血管损伤	gbspdxgss
1708	58525	索引分类结束	S16	颈部水平的肌肉和肌腱损伤	gbspdjrhjjss

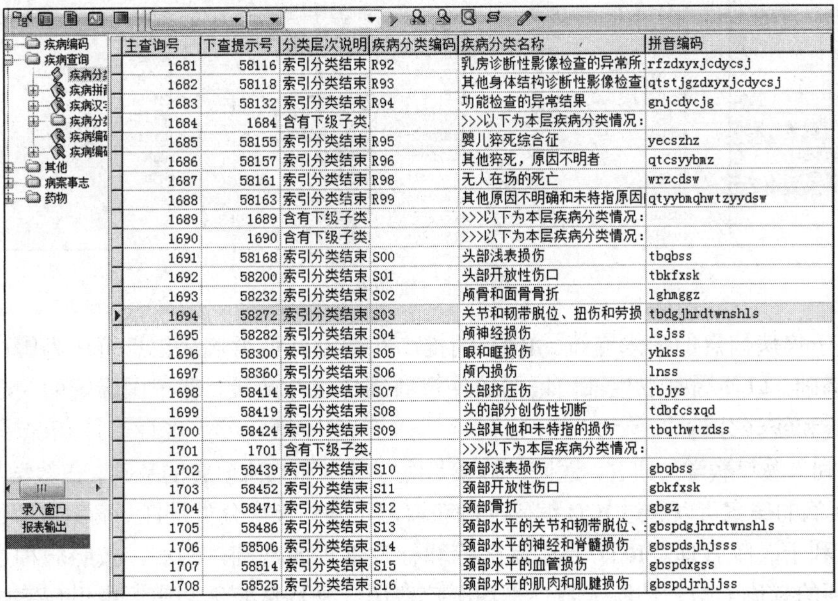

图 11-3　类目视图

4. ICD 编码的意义

1）ICD 是疾病名称信息化的基础。ICD 使得疾病名称规范化、标准化，这是医院临床信息管理的基础，也是电子病历等临床信息系统的应用基础。

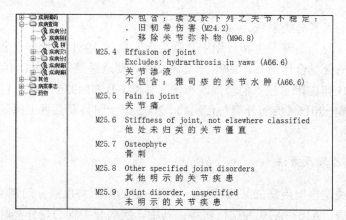

图 11-4　亚目视图

主查询号	下查提示号	分类层次说明	疾病分类编码	疾病分类名称	拼音编码
40343		疾病	A18.039+	跟骨结核	ggjh
40344		疾病	A18.040+	腰部结核性窦道	ybjhxdd
40345		疾病	A18.041+	结核性关节炎	jhxgjy
40346		疾病	A18.042+	第三楔骨结核	dsxgjh
40347		疾病	A18.043+	肌腱结核	jjjh
40348		疾病	A18.044+	掌骨结核	zgjh
40349		疾病	A18.045+	其他骨结核	qtgjh
40350		疾病	A18.046+	脊柱结核	jzjh
40351		疾病	A18.051+	结核性乳突炎	jhxrty
40352		疾病	A18.052+	骨关节结核	ggjjh
40353		疾病	A18.053+	结核性腠部囊肿[结核性贝克氏	jhxxbnzjhxbksnz
40354		疾病	A18.054+	膝关节结核伴瘘道形成	xgjjhbldxc
40355		疾病	A18.055+	波特弯曲(脊柱)	btwqjz
40356		疾病	A18.056+	结核性脊柱裂	jhxjzl
40357		疾病	A18.057+	结核性椎管内脓肿	jhxzgnnz
40358		疾病	A18.058+	胸椎结核伴脓肿	xzjhbnz
40359		疾病	A18.059+	腰椎结核伴脓肿	yzjhbnz
40360		疾病	A18.060+	腰椎结核伴瘘道形成	yzjhbldxc
40361		疾病	A18.061+	多个椎骨结核	dgzgjh
40362		疾病	A18.062+	结核性滑膜炎	jhxhmy
40363		疾病	A18.063+	结核性腱鞘炎	jhxjqy
40364		疾病	A18.064+	指(趾)关节结核	zzgjjh
40365		疾病	A18.065+	结核性骨髓炎	jhxgsy
40366		疾病	A18.066+	胸骨结核	xgjh
40367		疾病	A18.067+	指骨结核	zgjh
40368		疾病	A18.068+	跖骨结核	zgjh
40369		疾病	A18.069+	跗骨结核	fgjh
40370		疾病	A18.070+	其他特指骨结核	qttzgjh

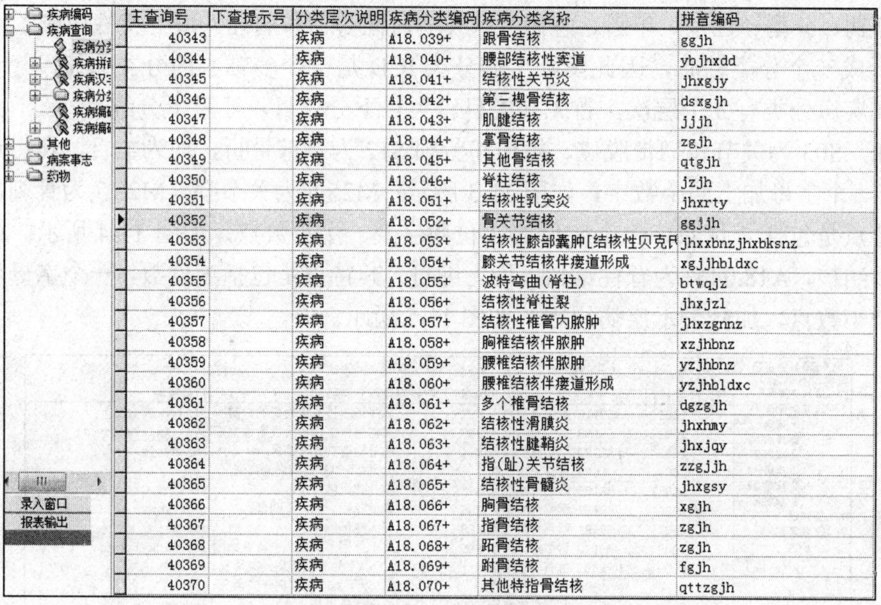

图 11-5　细目视图

2）便于疾病信息的学术交流。ICD 的推广和普及，使得疾病信息可作为国内外医疗卫生统计的基础，以便国家卫生部门根据统计资料制定卫生政策，便于国际间的关于疾病信息的学术交流和统计分析。

3）有利于医疗教学与研究。医院的病案是医疗教学和临床研究的基础，在教学与研究中所需的某种疾病的病案可以通过 ICD 编码准确获取，正确的疾病分类是打开病案宝库的钥匙。

4）有利于医院管理。ICD 是医院医疗和行政管理的基础，例如，按照病种进行归纳，了解各病种的就诊人数、住院人数、平均医疗费用、平均住院天数等，由于病案中还含有医疗人员的信息，各种检验信息，因而还可以对医疗资源利用进行分析，对医疗质量进行评估。

5）有利于医疗保险。疾病分类是医疗经费控制的重要依据之一，通过 ICD 编码，将疾病性质、医疗费用、住院天数相同或相似的病人分在同一组中，然后对医疗费用进行限定与管理。通过对疾病病种、收费等指标的比较，就很容易限定病种的治疗费用，有利于指定医疗保险费用。

11.3 医学影像信息系统

11.3.1 医学影像信息系统的定义

影像存档和通信系统（picture archiving and communication system，PACS），也称医学影像信息系统，它是一种能通过任何放射技术获取、存储、管理和显示图像并且与病人诊断和文字记录信息相结合的系统。这一定义使 PACS 主体对象——医学图像与"病人的诊断和文字记录信息"相结合，符合医学图像研究，不能脱离特定病人、特定检查及疾病而孤立进行的特点。

11.3.2 PACS 的基本功能与作用及支撑技术

1. 功能与作用

1）实现了医学图像数字采集与通信（包括支持远程医学诊断）。
2）实现了医学图像数字存储与显示（无胶片化）。
3）实现了基于数字医学图像及相关信息的诊断、治疗与管理（数字化医院）。
4）实现了数字医学图像信息交换与使用（未来电子病历系统一部分，支持移动卫生健康服务）。

2. 支撑技术

建立 PACS 系统需要整合影像的显示与处理技术、数据通信与网络技术、数据库、信息管理、用户界面与信息储存管理等技术。

11.3.3 PACS 的相关标准

1. 遵循标准的意义

PACS 是医院信息系统的重要基础，也是一个复杂的信息系统。其信息交换不仅涉及内部的各工作站、服务器、存储设备和由各厂商生产的复杂的各种医疗影像设备，另一方面也涉及医院其他信息系统（如 HIS、RIS 等）。医院信息化要实现全面集成的数字化医院，应建立开放、稳定、一体化的数字化平台，使各应用系统（包括已有的、再购置、再开发的）之间能方便、顺畅地交换信息。其中重要的问题之一是需要遵循统一的信息交换标准，减小各应用系统之间耦合，降低因局部系统更换、升级、崩溃带来的维护成本。

2. DICOM 3.0 标准

1）DICOM 的组成。DICOM 共有 21 个委员会，根据不同的检查内容制定不同的标准，如表 11-1 所示。

表 11-1　委员会代码及含义

代码	含义	代码	含义
WG1:	心血管信息	WG12:	超声（ultrasound）
WG2:	数字 X 线 （DR）	WG13:	可见光（VL）
WG3:	核医学（NM）	WG14:	安全性（security）
WG4:	压缩（compression）	WG15:	数字钼靶（乳腺）
WG5:	交换媒体（exchange media）	WG16:	磁共振（MR）
WG6:	基本标准（base standard）	WG17:	三维（3D）
WG7:	放射治疗（radiotherapy）	WG18:	临床训练与教育
WG8:	结构化报告（SR）	WG19:	皮肤科标准
WG9:	眼科学与信息系统	WG20:	集成成像
WG10:	战略研究	WG21:	计算机 X 光断层摄影（CT）
WG11:	显示函数标准（display function standard）		

2）DICOM 3.0 的内容。DICOM 3.0 包括 16 部分，即概述、兼容性、信息对象定义、服务类说明、数据结构及语言、数据字典、消息交换、消息交换的网络通信支持、消息交换的点对点通信支持、媒体存储和文件格式、媒体存储应用概览、数据交换用媒体格式和物理媒介、打印管理的点对点的通信支持、灰阶显示函数、安全性、内容映射资源等。

3．HL7 标准

1）HL7 的发展。HL7（health level 7）作为一个机构，成立于 1987 年，从 1994 年起是美国国家标准局（ANSI）授权的标准开发组织（SDO）之一，是从事医疗服务信息传输协议及标准研究和开发的非营利组织。HL7 现有会员 2200 多个，其中团体会员超过 1500 个，代表世界上主要国家和包括医疗方面 90% 的信息系统供应商。参与 HL7 技术合作与推广的国家和地区除美国外，还有澳大利亚、加拿大、中国、芬兰、德国、日本、荷兰、新西兰、英国、印度、阿根廷、南非、瑞典、韩国等。HL7 委员会的目的是开发和研制医院数据信息传输协议及标准，优化临床及其管理数据信息程序，降低医院信息系统互连的成本，提高医院信息系统之间数据信息共享的程度。

2）HL7 的内容。HL7 作为标准，是开放系统互连（OSI）7 层协议的第 7 层（应用层）的协议，是作为规范各医疗机构之间，医疗机构与病人、医疗事业行政单位、保险单位及其他单位之间各种不同信息系统之间进行医疗数据传递的标准。作为信息交换标准，HL7 自 1987 年发布 V1.0 后相继发布了 V2.0、V2.1、V2.2、V2.3、V2.3.1，2000 年发布了 V2.4，现已用 XML 开发了 V3.0，但 HL7 V2.4 仍是目前 ANSI 正式发布的版本。

HL7 V2.4 包括 15 个章节 4 个附录，共计 1400 页。简单地说，HL7 标准基于面向对象的思想，在应用层将各种医学信息通过特定的编码规则组成消息，通过角色（actor）、事件触发将不同系统之间的信息（数据）交换视作两个实体间的消息交换。在 HL7 中，消息是系统之间进行信息传递时最原始的元素；一个消息又由各种不同数据类型的数据按一定顺序和规则组成的消息段组成。由于 HL7 在应用层上规范医学信息的交换，不涉及系统数据库的结构和存取，也不涉及系统的存储技术，方便异构系统的互连。

11.3.4 PACS 的基本内容

PACS 包括远程医疗（影像学部分）、三维可视化、病理分析、计算机辅助外科、计算机辅助诊断，以及影像中心检测的 X 光、CT、MR、核医学等内容。通过 PACS，实现了信息的数字化、智能化及工作流程的自动化，如图 11-6 所示。

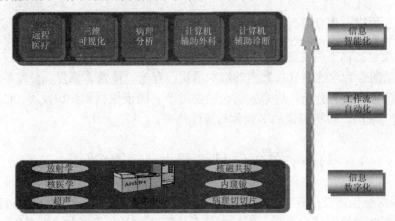

图 11-6　PACS 的基本内容

11.3.5 PACS 的基本构成

PACS 包括 PACS 图像采集工作站、PACS 服务器、PACS 图像存储系统、PACS 图像显示工作站和连接网络等。

1. PACS 图像采集工作站的功能

PACS 主要实现：从各种 DICOM 影像设备采集数字图像，并将其送至 PACS 服务器；提供 PACS 与 HIS/RIS 接口功能（IHE 工作流程管理）；对图像进行预处理，保证病人图像信息的完整性；提供 PACS 图像缓存功能，保证无图像丢失等。

2. PACS 服务器的功能

PACS 控制 PACS 图像数据流程，并将图像自动发送至临床医生图像诊断工作站；向临床医生提供各种类型的图像查询/提取服务；对图像进行"在线""准在线""离线"存储管理，并支持"远程放射学"服务；对"临床医学研究""基础医学研究""医学教学"提供图像资源服务。

3. PACS 图像显示工作站主要功能

PACS 支持高分辨率（2000×2500）、多屏显示，放射医生可用其进行数字图像无胶片化诊断。

（1）主诊断影像工作站

1）可显示和处理任何医学（DICOM）数字图像：CT，MR，CR，DR，US，DSA，PET…

2）支持 PACS 与 HIS/RIS 集成，可用于图像诊断报告书写与查询，可使医院放射科进行无胶片、无纸化操作与管理。

（2）图像浏览与分析工作站

1）显示和分析各类医学（DICOM）数字图像，用于临床图像应用、医学教学、医学研究。

2）支持多种 PACS 网络连接（客户机/服务器两层，Web 三层）及 Intranet 和 Internet 应用。

11.3.6　PACS 的进一步发展

PACS 主要包括以下两类研究。

1）大容量图像管理的研究：数据的组织结构、存储、检索、修复、分发等。

2）有关图像内容的分析：内容索引、图像配准、图像挖掘和知识发现、CAD、影像辅助手术、放疗（RT）、带有影像的多媒体与流媒体等。

11.4　医院信息化建设的完善建议

某医院的信息化建设已有十几年了，医院信息系统得到了大多数人员的支持与理解。特别是 2008 年医院信息系统升级后，医院在信息化管理方面有了很大的提高。但随着国内外信息化建设的推进，以收费、管理为核心的信息系统逐渐转向以医疗为中心的、实现信息潜在利益的临床信息系统（clinical information system，CIS）上来。编者根据《中国医院信息化发展研究报告》，结合该院的实际情况，从门诊医生工作站、医院体检信息系统、图书馆建设、网络中心安全与数据挖掘等几个方面提出一些建议。

11.4.1　门诊医生工作站

门诊医生工作站作为临床信息系统的重要部分，是门诊流程改造服务模式的重大变革。它至少可以解决以下 3 个问题。

1）门诊各环节较多，病人多次往返，造成流程不畅。

2）病人对医疗价格不了解，在收费处缴费时才知道确切价格，有的病人需要返回医生处修改医嘱或处方后，再去排队缴费，干扰了正常流程和秩序。

3）因手写处方太潦草引起差错事故或医疗纠纷。

门诊医生工作站技术比较简单，但它给医院提供了许多有益的信息。正如大家都熟悉的听诊器一样，听诊器给我们提供有用的信息，但听诊器本身并不能解决问题。门诊医生工作站作为医生与患者交流的平台，具有重要的应用价值。

1.　实施的可行性

1）门诊医生工作站在国内许多大中型医院实行多年，且有法律依据，该院增设此系统有据可查，同时避免了走弯路。

2）门诊医生工作站占用数据库的两个表，对全院信息系统影响不大。

3）门诊医生工作站价格适中，符合建设条件。

4）为建设临床信息系统做准备。

5）社会效益显著。

2．大体预算

大体预算为 50 万～70 万元（包括软件、硬件、布线等）。

3．建设后可能存在的问题

1）医生思想认识模糊，部分医生存在抵触情绪。
2）医生操作能力问题。
3）与现有医院信息系统的连接问题。

4．解决办法

1）加大宣传力度，做好调研，及时征求意见，消除临床医生的担忧。
2）分批培训，对年迈的著名专家，临床所在科室选派年轻医务人员担任助手，确保临床医生全员使用。
3）做好技术协调工作，信息科主任、计算机室全体人员、软件开发单位责任人等参加交班，及时了解各系统软件应用效果，保证各系统正常运行和协调进展，实现无缝连接。

11.4.2　医院体检信息系统

医院体检信息系统是性价比较高的系统，国外将其作为临床信息系统的重要补充。近年来，国内许多医院已认识到系统的重要性，不断与公司合作开发或直接购买产品。使用医院体检信息系统的单位，体检费可分等级收取。例如，杭州市第一人民医院体检中心的收费从 200 元到 1550 元不等，其中部分套餐中包含专家提供的体检报告、保健及治疗方案；某市中心医院体检中心对事业单位人员的收费为 600 元左右，其中体检结果中包括了膳食处方及运动保健计划。另外，医院的体检部门是医院的窗口，现代的体检流程可以通过一卡通或条形码技术实现，这样既理顺了体检管理人员的工作流程，提高了工作效率，使之符合要求，达到了预期目的，也为体检管理人员节省了时间，减轻了负担，使体检工作更科学化、系统化、制度化和规范化。

1．实施的可行性

1）医院现有的体检中心在门诊 2 楼，房间 10 间左右，仪器设备基本在同一楼层（X 光机除外），网络布线比较方便。
2）体检系统可单独使用，也可与医院信息系统联合使用。
3）体检系统的制定与实施有法律依据。
4）体检系统价格适中，符合建设条件。
5）经济效益显著，社会影响大。
6）科研需要。

2．大体预算

大体预算为 20 万～40 万元（包括条形码设备、其他软件、硬件、布线等）。

11.4.3 图书馆建设

国外早期的信息系统开发均起源于图书馆，图书馆作为医院临床、教学、科研的聚集地，起着至关重要的作用；另外，图书馆在医院文化建设中所发挥的作用已越来越重要，优秀的医院文化能够为医院塑造良好的社会形象，并能提升医务人员的向心力和凝聚力。

经调查，该院图书馆现有房间 6 个，具有独立的电子阅览室，医学类藏书丰富，但图书馆的使用率不高，电子阅览室由于计算机陈旧，基本不用。另外，医院信息类的图书十分稀少，医生、护士等一线人员主要关注本学科的知识，对于不同学科之间的交叉，特别是通过信息流将不同知识融合了解不够。因此，医院图书馆建设势在必行。

1. 实施的可行性

1）图书馆藏书较多，是实现数字化管理的客观条件。
2）学校图书馆建设比较成熟，为该院图书馆建设提供了实践经验。
3）图书馆建设投资较少，但社会效益显著。

2. 大体预算

大体预算为 4 万～6 万元，包括以下预算。
1）信息类图书的购置。
2）电子阅览室的启用。
3）图书管理软件、条码扫描设备、打印机等。
4）图书馆人员的培训费用。

3. 其他构想

经调查，医院大部分科室已安装了校园网，电子阅览室的启用似乎是画蛇添足，但电子阅览室除了用于查阅资料外，还可以作为网络中心培训的场所，如医生工作站的环境模拟、HIS 升级后的培训等，这样既提高了图书馆的利用率，也保证了网络中心数据安全。

11.4.4 网络中心安全与数据挖掘

网络中心是全院信息化建设的枢纽，其安全性至关重要。经调查，医院外网、内网共用一套系统，客户端只需将插头更换，就可以在外网和内网之间运行，且外网与内网之间没有防火墙，这样虽然操作起来方便，却留下了很大的安全隐患，一旦被计算机病毒攻击，后果不堪设想。因此，网络中心可适当购置设备，保障其数据的安全。

数据挖掘是近年来非常流行的一项技术。数据挖掘技术是指从缺乏先验信息的海量数据中发现隐含的有意义的知识，预测未来趋势及行为，做出前瞻性的基于知识的决策。国内外通过此项技术，在医院信息管理系统方面进行了大量研究。例如，统计住院科室绩效考核情况，预测药库下一年度的库存情况，预测几年内医院的住院、出院情况，甚至包括为医院的下一步发展提供决策支持等。

数据挖掘的前提是要有海量的数据。经考察，该院网络中心机房存储了 14GB 左右的数据，按照每条记录占 1KB 计算（相当于 500 个汉字），机房数据量可达 1.4 亿条记录。如此大的数据量虽然管理起来十分复杂，但也为从中发现隐含的有意义的知识提供了契机。

1．实施的可行性

1）前期医院信息系统已运行多年，安全性有待提高。
2）其他医院在数据安全性上做了大量工作，该院实施可参考的资料较多。
3）数据量大，适合进行数据挖掘。

2．大体预算

大体预算为 5 万～20 万元（包括防火墙、交换机、布线、软件等）。

11.4.5　其他建议

医院的财务接口、国有资产管理接口、社区医疗接口等。

总之，医院信息化建设任重而道远。随着理念的转变，医院信息化建设将由收费、管理为核心的医院信息系统逐渐转向以实现医院潜在利益的临床信息系统上来，医院信息化建设在 PACS、电子病历、无线遥感技术等方面将会有更大的发展空间。届时，医生、护士、医技人员才能真正体会到信息所带来的益处，从而投入到数字化医院的建设中来。

第 12 章 医学计算机信息检索

由于科技的飞速发展，以及知识和信息量迅猛增加，文献信息资源急剧增长。利用手工检索工具检索文献信息，已远远不能适应"及时、准确、全面"获取文献信息的需要。

计算机的出现和发展为信息的存储和管理提供了坚实的物质基础，出现了计算机信息检索这一新的检索方式。同时网络和数据传输技术为远距离的信息检索提供了有利条件，加速了信息的传递和利用，特别是国际卫星通信技术的应用，打破了时间和空间的限制，实现了"国际联机信息检索"，极大地提高了信息资源的可获得性和利用性，实现了人类信息资源的共享。

12.1 计算机检索

12.1.1 计算机检索的原理及特点

计算机检索（computer retrieve）是以计算机为基础的信息的存储与检索。专职人员将信息按一定的格式输入计算机中，经过计算机加工处理，建立起计算机可阅读和分析处理的数据库，这是信息的存储。检索者将需要的查询要求输入计算机中，由计算机进行处理，根据存储到计算机内的数据信息进行运算、匹配，按要求将检索结果从计算机中输出，这是计算机的信息检索过程。

计算机检索与手工检索的原理本质上是相同的，都是将人们的检索提问与存储在检索系统中的文献特征标识进行比较和匹配，选出相符的信息或数据。不同之处在于手工检索时，检索策略是由人脑记忆，对文献特征标识的比较、匹配是通过人们对检索工具的查阅和大脑的思考判断来完成的；而计算机检索则是人们将检索提问输入计算机检索系统，由计算机将其与已经存储在系统数据库中的文献特征标识进行比较匹配，并输出检索结果。

计算机检索与手工检索相比特点比较明显，具体表现如下。

1. 检索速度快、效率高

检索速度快是最突出的特点，手工检索需要几天甚至十几天的课题，计算机检索只需要几分钟、十几分钟就能完成，大大提高了检索的工作效率。

2. 检索途径多，检索手段灵活

计算机检索系统有多种运算方式，提供了比手工检索更多的检索途径，使检索更加方便、灵活、准确。检索时可以从多个不同的途径进行，几种途径配合使用，更能提高文献的查全率和查准率。

3. 更新速度快，检索内容新

数据库内容更新快，国外有的专利文献发表后 24h 就收录到数据库内，因此机检数据库要比其他类型检索工具信息内容更新、时差更短。

4. 信息容量大，提供多种服务方式

随着计算机存储介质容量的不断增大，系统中可以存储几十年的文献信息，不仅能提供文献的题录、文摘、事实和数值，也能提供文献的全文，一次可以检索几十年的文献，这是手工检索无法做到的。同时可以将检索结果进行打印、转存、下载等方式提供给用户，既便捷省时，又不会出错。

5. 不受时空限制，实现资源共享

通过网络通信，用户可以不受时空限制，随时可以查找各国网络结点主机上的数据库，进行全球联机检索，实现资源共享。

12.1.2　计算机检索的历史与发展

计算机检索最早起源于 20 世纪 50～60 年代，发展于 80 年代中期，90 年代后进入国际互联网技术发展的新阶段，其间经历了脱机检索、联机检索和网络信息检索 3 个大体阶段。

1. 脱机检索阶段

脱机检索通常称脱机批处理检索，是最早期的计算机检索方法，这一阶段从 20 世纪 50 年代开始至 60 年代中期。在这个阶段输入计算机的信息几乎全部存储在磁带上，用户提出的信息需求是委托式的，交系统专业人员统一安排，检索结果不能立刻获得，必须等待成批或定期处理。检索用户不能与计算机系统直接对话，无法随时修改检索策略，检索时间较长、效率低。

2. 联机检索阶段

联机检索阶段是从 20 世纪 60 年代开始至 70 年代中期，随着先进的集成电路应用，大大提高了计算机性能，同时生产出大容量的信息载体（磁带、磁盘），一台计算机通过通信线路可以连接多个终端，利用分时技术，使计算机进入联机检索阶段。存储信息的主机可通过通信线路连接多个检索终端，利用分时技术，多个用户终端可以同时与主机"对话"，实现了联机检索。最初由于是电话线连接，联机检索受地区限制，进入 80 年代以后，随着空间技术和远程通信技术的发展，卫星通信技术和光纤通信技术的实用化，以及第 4 代计算机的出现，使计算机检索冲破时间和空间的限制，真正进入国际联机信息检索阶段，为快速全面地获取文献信息提供了非常便利的条件，实现了全世界的资源共享。但联机检索费用高（主要是通信费用），技术复杂，非专业人员无法上机检索，因此很难成为普及性检索手段。

3. 网络信息检索阶段

20 世纪 80 年代末，由于现代信息通信技术的发展，公共数据传输技术进入信息传递服务领域，使计算机检索发展成计算机网络信息检索系统。大型信息检索系统的主机变成了网络结点，各结点之间有远程高速通信线路彼此连接，从而形成纵横交错遍布全球的信息检索网络。目前 90% 多的国际联机检索系统已进入 Internet（计算机国际互联网），成为 Internet

上的结点。Internet 连接了 100 多个国家、几万个信息网络、几千万个终端用户，是一个集各个专业、各个领域、各种资源为一体的供网上用户共享的信息资源网，是世界上最大的信息资源宝库。网上资源不仅丰富而且检索快捷、方便，用户可以不受时空限制，利用就近入网计算机就能进入世界各大检索系统，并能随意从一个联机检索系统非常方便地转换到另一个联机检索系统，自由地获取自己所需信息，真正实现了世界范围内的资源共享。

20 世纪 80 年代中期同时出现了高密度小型化的光盘，用这种存储量大而体积小的新型信息载体制成的数据库，存储量大、使用方便、费用低、不需要大型计算机，利用微型计算机就可进行光盘检索，并可形成光盘网络，支持 200 多个用户检索，因此光盘检索深受读者欢迎，被世界各地广泛应用至今。

目前，我国现有四大网络：中国公用计算机互联网（ChinaNet）、中国教育和科研计算机网（CERNet）、中国科技网（CSTNet）、国家公用经济信息通信网（China GBN）。中国互联网络信息中心（CNNIC）的统计数据显示，截至 2022 年 12 月，我国网民规模达 10.67 亿，其中，手机网民规模达 10.65 亿，互联网普及率达 75.6%。我国 IPv4 地址数量为 39182 万个，IPv6 地址数量为 67369 块/32，IPv6 活跃用户数达 7.28 亿；我国域名总数为 3440 万个，其中，".CN" 域名数量为 2010 万个，占我国域名总数的 58.4%，网站数量为 387 万个。

12.1.3　Internet 信息资源的特点及利用

1.　网络信息资源特点

1）数量庞大，资源丰富，覆盖面广，涵盖了各学科领域，并且种类繁多，几乎无所不含。
2）内容新颖，增长迅速，更新速度快。
3）表现形式多样化。可有文本、图像、音频、视频等多种形式，生动、直观。
4）信息发布自由，来源分散、无序，没有统一的标准。
5）信息质量良莠不齐，需要进行分析、鉴别。

2.　网络信息资源的一般查询方法

网络信息资源一般的查询方法有基于超文本的信息查询、基于目录的信息查询和基于搜索引擎的信息查询。

基于超文本的信息查询是通过超文本链接逐步遍历庞大的 Internet，从一个 WWW 服务器到另一个 WWW 服务器，从一个目录到另一个目录，从一篇文章到另一篇文章，浏览查找所需信息的方法。

基于目录的信息查询是指将网络信息资源按主题来划分和组织，大主题下又包括若干小主题，这样一层一层地查下去，直到选择所需具体主题的信息的方法。

基于搜索引擎的信息查询是指利用网络中的搜索引擎查找所需信息，直接返回查询结果，方便快捷，是目前最有效的查询方法。

3.　选择、评价网络信息资源准则

加利福尼亚大学洛杉矶分校（University of California，Los Angeles，简称 UCLA）的两

位学者提出以下准则。

（1）权威性和正确性

1）网页上的信息是由谁发布的。

2）网页作者的身份背景、学历资历以及在此学科方面的权威性如何。

3）是否提供了一种查证渠道，可以验证网页上所提供信息的准确性。

（2）观点立场和客观性

1）网页的作者所提供的信息是事实，还是个人意见，或是揣测之词。

2）提供论点或意见是以中立者的角度来叙述还是以主观者的角度在评论，注意是否具有相当的客观性。

3）网页内容的观点和立场是否与常理相违背，是否是谬论。

（3）时效和范围

1）网页内容是否有及时更新或定期更新，并且有没有把更新日期标示出来。

2）注意网页信息是不是最新的，或是已过时。

3）网页内容是否完整涵盖了主要的范围，与主题相关的资料是断章取义还是搜集完备。

4. Internet 信息资源类型

网络信息有免费的，也有需要付费才能获得的信息资源。付费的网络资源大多技术含量高，整理有序，利用价值高。

1）电子期刊。电子期刊是非常重要的网络信息资源，在 Internet 上已有上万种电子期刊在向用户提供服务。世界著名的期刊《科学》《自然》《纽约时报》《福布斯》等都有网络电子版，国内包含 5000 多种期刊的《中国期刊网》、万方数据公司的数字化期刊也已在网上运行。在网上运行的电子期刊，有的只提供目录或文摘，有的提供少数的全文，大多是付费后可获得阅读全文。

2）电子图书。电子图书种类很多，多数图书馆是购买电子图书光盘数据库，或租用 Online 电子图书，在一定范围内供用户使用。Internet 上有很多网站向用户提供电子图书，但大多需要付费才能下载阅读，也有个别网站的图书是免费下载或一定期限内免费试用的。

3）电子报纸。Internet 上有上万种电子报纸向用户提供服务，像著名的《华盛顿邮报》《纽约时报》《华尔街日报》等，国内的《人民日报》《经济日报》等各大报纸均已在网上运行。

4）联机公共目录查询系统（OPAC）。用户可以通过 Internet 进入世界各大学的图书馆、公共图书馆、专业图书馆。不同的图书馆提供不同的信息，但都会提供本馆的馆藏目录。利用馆藏目录，可以从书名（刊名）、著者、主题词、关键词、出版社、ISBN 等多种途径了解该馆的藏书情况。

5）各种数据库。除以上类型外，还有各种各样的数据库。

① DIALOG 系统提供了不同学科的各种文献信息数据库 400 多个。

② 免费的各国专利数据库，如美国专利局、欧洲专利局。

③ 美国国立医学图书馆提供的免费的医学数据库 PubMed、Protein、OMIM 等。

④ 大学、科研机构、公司、企业提供的各种有关信息，如 HighWire 等。

⑤ 各种专业论坛、网站，如丁香园、小木虫、生物谷等。

12.2 文献数据库的结构

12.2.1 计算机检索系统的组成

计算机检索系统一般由硬件、软件及数据库 3 部分组成。

1. 硬件

计算机硬件是系统采用的各种硬设备的总称，主要包括主计算机及大容量存储器、检索终端、网络系统和通信设备等。

2. 软件

软件是计算机检索系统中使用的各种程序的总称，包括操作系统、数据库管理系统、通信管理程序、输入/输出控制程序、应用程序等。

3. 数据库

数据库是计算机检索系统的信息源，是按一定方式存储磁盘、磁带或光盘上的相互关联的数据集合。不同的数据库存储不同的主题内容、不同的时间范围和信息类型及不同的标引方式，提供不同的检索范围和检索途径。

12.2.2 数据库结构

数据库类型虽然很多，但基本结构是相同的，每个数据库由若干个不同类型的文档组成，文档由多条记录组成，而每条记录又由多个字段构成。

1. 文档

文档（file）是按一定结构组织的相关记录的集合。一个数据库可按年代和学科分割成若干个文档。

2. 记录

记录（record）是构成文档的基本数据单元，描述原始信息的外部特征和内部特征。每条记录由多个字段组成，一条记录代表一篇原始文献的相关信息。

3. 字段

字段（field）是比记录更小的单元，是组成记录的基本要素。常见的字段有题名、著者、文摘、主题词、分类号、来源、语种等。有些字段又包含多个子字段，如主题词字段含有多个主题词。

12.2.3 数据库的类型

按所含信息内容，数据库可以划分为以下几种。

1. 书目数据库

书目数据库（bibliographic database）是机读形式的二次文献信息数据库，包括目录、题录、文摘等书目线索。这类数据库检索的结果是书目信息，是指引用户索取原始文献的线索和摘要。图书馆的馆藏目录数据库和各种题录、文摘数据库等均属于书目数据库。

2. 事实数据库

事实数据库（fact database）也称指南数据库，是存储关于机构、人物、产品、活动等对象的情况、过程、现象、特性等方面事实性的信息，如名人录、机构名录、产品目录、科研成果目录、大事记等。

3. 数值数据库

数值数据库（numeric database）是进行了深加工的信息产物，可以直接提供所需的数据信息，如各种统计数据库、科学实验数据、科学测量数据、化学制剂、药物的理化参数等数据库。

4. 全文数据库

全文数据库（full text database）是一种存储文献全文或主要部分的数据库，如期刊全文数据库、专利全文数据库、百科全书全文数据库、电子图书、电子报纸等。

12.2.4 计算机检索方式

计算机检索方式一般分为脱机检索、联机检索、光盘检索和网络检索 4 种，但因脱机检索和联机检索的设备、程序、人员要求较复杂，多不常用，故不做介绍。

1. 光盘检索

光盘检索是采用激光存储技术，把文献信息存储在光盘上，检索时借助光盘驱动器和计算机阅读的一种计算机检索方式。

光盘检索的特点：光盘容量大，一张光盘可存储 27 万页纸介质印刷型文献的内容；响应速度快；检索功能强，不受时间限制且费用低。光盘检索可以实现单机检索，也可以实现局域网检索。

2. 网络检索

网络检索主要指 Internet 检索。Internet 是一个集各个专业、各个领域、各种资源为一体的供网上用户共享的信息资源网，是全球最大、最全、最主要的信息网，具有信息量大、传播速度快、覆盖面广、内容新颖、反馈直接等特点。它提供的信息有文字、数据、图像和声音等多种媒体形式，科技信息资源占 20%以上，越来越受到科技工作者的重视。网络检索也是当前人们获取信息的主要方式。

12.3 计算机检索技术

计算机检索的核心是检索功能，从目前的计算机检索系统来看，均具备了布尔逻辑检索、截词检索、位置范围检索等功能。

12.3.1　布尔逻辑检索

布尔逻辑运算是 18 世纪美国数学家乔治布尔（George Boole）利用代数表达式推导出组合的一种方法。布尔逻辑组配检索是现行计算机检索系统中应用较为广泛的检索技术，同时也是最简单、最基本的匹配模式，其表达式由布尔逻辑运算符连接各个检索词，用来表达检索词与检索词之间的不同关系。布尔逻辑的 3 个基本运算符是 OR（+）、AND（*）、NOT（-），分别称为逻辑或、逻辑与、逻辑非，如图 12-1 所示。

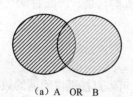　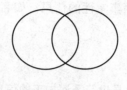　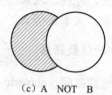

(a) A OR B　　　　　　(b) A AND B　　　　　　(c) A NOT B

图 12-1　布尔逻辑运算

1. 逻辑或

运算符为"OR"或者"+"，表示连接的两个检索词中有任意一个出现在结果中就满足检索条件，该运算符的基本作用是扩大检索范围，增加命中文献量，以提高查全率。

2. 逻辑与

运算符为"AND"或者"*"，表示所连接的两个检索词必须同时出现在结果中时才能满足检索条件。该运算符的基本作用是缩小检索范围，减少命中文献量，以提高查准率。

3. 逻辑非

运算符为"NOT"或者"-"，表示连接的两个检索词应从第 1 个概念中排出第 2 个概念，也就是检索结果中只含有 NOT 之前的检索词，不能含有 NOT 之后的检索词。NOT 运算符的作用是缩小检索范围，以提高查准率。

在编制较为复杂的检索式时，可能会同时用到两个或 3 个运算符，就应注意布尔逻辑算符的运算次序。一般按照 NOT > AND >OR 的运算次序，即先算 NOT，然后算 AND，最后算 OR。也可以用括号来改变运算次序，以符合课题要求的逻辑关系，因为括号里的部分可以最先运算。

12.3.2　截词检索

截词（truncation）检索也是常用的一种检索技术，是将检索词在合适的地方截断，取其中的片段（词干）再加上截词符号一起输入检索系统，计算机按照词的片段与数据库里的索引词进行比较匹配，凡包含这个检索片段的字符（串）的文献，都为命中的文献。

截词方法有多种。按截词的位置分为前截断、中截断、后截断和复合截断 4 种类型，其中，中截断和后截断最常用。按截断的字符数量分为有限截断（limited truncation）和无限截断（unlimited truncation）两种类型。

截词符号各检索系统不统一，常用的有"*""?""#"" $ "":"等。例如，银盘版 MEDLINE 光盘检索时，用"*"表示无限截断，用"/"表示有限截断。

1. 前截断

前截断又称左截断，是将截词符号放置在一个字符串的左方，允许检索词的前端有若干变化，是后方一致的检索。例如，检索式为*physics，就可以检索出包含 physics、astrophysics、biophysics、geophysics 等词汇的结果。

2. 中截断

中截断也称通用字符法或内嵌字符截断，这种截断是把截断符号放置在检索词的中间部分，允许检索词中间有若干变化形式，中间截断一般仅允许有限截断。例如，检索式为 woman，可以同时检索到含有 woman 和 women 的结果。

3. 后截断

后截断又称右截断，将截词符号放置在一个字符串的右方，允许检索词的后端有若干变化，是前方一致的检索。例如，检索式为 computer*，检出结果包含 computer、computerized、computerization 等词汇的结果。

4. 复合截断

复合截断是指同时采用两种以上的截断方式。例如，?chemi?可以检出 chemical、chemist、chemistry、electrochemistry、electrochemical、physicochemical、thermochemistry 等。

截词检索可以起到扩大检索范围、提高查全率、减少检索词的输入量、节省检索时间、降低检索费用等作用。检索时，若遇到名词的单复数形式、词的不同拼写法、词的前缀或后缀变化时，均可采用此方法。采用截词检索时，既要灵活，又要谨慎，截词的部位要适当，注意不要截词过短，否则会检出许多无关的文献，造成误检，影响查准率。另外，不同的机检系统使用的截词符不同，各数据库所支持的截断类型也不相同。

12.3.3　位置检索

位置检索是通过检索式中的位置算符来规定检索词在结果中的相对位置。位置关系包括词距和词序两个方面。词距是指检索词与检索词之间的距离，词序是指检索词之间的先后次序。

两个检索词在一篇文章中的相邻程度，有时可以反映出它们之间语义关系的紧密程度。同样的两个词，出现在同一段落和出现在不同段落、同一句子与不同句子、在同一句子中两词之间有无间隔或间隔若干个词，其相关程度有很大不同。用逻辑算符 AND 不考虑两词的相邻程度，只考虑它们是否同时出现在同一信息记录中，因此很可能检出与课题要求毫不相关的信息记录。因此用位置算符（又称邻近算符）规定检索词与检索词在信息记录中的相邻位置关系，可以提高查准率。位置算符首先包含逻辑算符 AND 的含义，同时还进一步限定由它连接的两个检索词之间的位置关系。

这种方法能够提高检索的准确性，当检索的概念要用词组表达，或者要求两个词在记录中位置相邻、相连时，可使用位置算符。常用的关系符号是（W）、（N）、（F）、（S），主要用于词语和短语检索。使用格式各数据库不完全一样。

1. （W）和（nW）运算符

（W）含义为"with"，表示这个算符两侧的检索词必须在同一字段中，次序不能颠倒。例如，diabetes（W）diet in TI，检出的文献题名字段中必须同时有 diabetes 和 diet。

（nW）表示两词之间允许插入最多为 n 个其他词。例如，price（2W）inflation，则可能检出 price levels and inflation。

2. （N）和（nN）运算符

（N）含义为"near"，表示这个算符两侧的检索词必须在同一句子中，两词的词序可以颠倒。（nN）表示两词之间允许插入最多为 n 个其他词。例如，ventilator（N3）effect，可检出 ventilator effect，effect of ventilator，effect of the ventilator 等。

3. （F）运算符

（F）含义为"field"，表示其两端的检索词必须在同一字段（如同在题目字段或文摘字段）中出现，两词的词序可以颠倒。

4. （S）运算符

（S）含义为"sentence"，表示其两侧的检索词必须在同一句子中出现，两词的词序可以颠倒。

12.3.4 限定字段检索

在文献记录中，同样的一个词出现在不同的字段里，对表达文献主题概念所起的作用是不一样的。文献的题名往往是高度概括文献主题内容的，出现在题名中与出现在文摘中同一个词，作用是不同的。出现在全文甚至出现在作者单位地址和刊名中，其表达文章主题的作用相对更弱。同样的人名，出现在作者署名位置是作者姓名，出现在文摘或全文中则可能是文章叙述或评价的对象。

因此，许多检索系统还设置了限定检索范围的功能，以达到约束或精确检索结果的目的，即指定系统必须在哪个（或哪几个）字段范围内对输入的检索词进行检索，称为限定字段检索。

字段限定符包括"IN""="，作为将检索词限定在指定字段中检索。"IN"是对某一指定数据项进行模糊检索；"="是对某一指定数据项进行精确检索。

12.4　计算机检索策略及其调整

检索策略是为实现检索目标而制订的全盘计划和方案，是对整个检索过程的谋划和指导。制订检索策略就是在正确分析信息需求和手头已有线索的基础上，选择适用的数据库，确定检索的时间范围、语种范围、检索的途径、步骤等，编制出符合检索课题的检索提问式。因此，要求检索者不仅要熟悉各种数据库的收录范围、标引规则、功能特点、操作指令等，还应正确选择检索词、分析各检索词之间的逻辑关系，熟知文献特征及规律，了解专业术语的特点和作者的语言习惯，掌握必要的专业知识，达到一定的外语水平。把选择好的检索词用系统规定的各种运算符连接起来（编制检索式），以便计算机对检索要求进行处理。

12.4.1　计算机检索的策略

计算机检索的过程，实际上是将用户的提问与数据库中的检索标识进行字符匹配，从而决定取舍的过程，所以用户在进行检索时，必须制订检索策略，来保证检索结果的满意程度。一般说来，检索策略可按以下步骤进行。

1. 分析检索课题，明确目的和要求

信息检索总是按照一定的课题需要进行的，每项检索课题都有明确的目的和具体的要求。因此在进行检索之前，首先要对检索课题进行认真而细致的分析研究，明确检索的目的和要求。目的不同，要求也不相同，选择检索工具、检索方法等也就有所不同。具体考虑的内容有以下几个方面：①检索的课题是科研立项查新，还是解决教学、科研或工作中遇到的实际问题？是进行科研成果评定，还是要申报专利、撰写论文？②是查找专题文献还是具体数据或事实？③是需要全部相关文献还是其中一部分？④检索的学科范围、年限、文献的语种等。只有弄清楚这些问题后才可进行检索，切忌情况不明贸然检索，以免走弯路或出现检索失败。

分析检索课题时要注意排除误、假主题概念，确定真正的主题概念，分析出被隐匿的主题概念。遇多个主题概念，要注意分清主要概念、次要概念、上位概念、下位概念和重复概念。若不是特殊需要，应少用"展望""现状""应用""进展""研究""方法"等概念宽泛的词进行检索。

2. 检索系统和数据库的选择

检索系统和数据库的选择主要考虑其所收录的学科范围、存储年限、更新周期、标引质量、独创性、所需费用、系统性能和辅助服务等方面，还要注意综合性和专业性数据库配合使用。选择检索工具要掌握以下几个原则。

1）专业要对口。

2）报道文献数量多，信息量大。

3）报道速度快，时差短。

4）检索途径多。

3. 确定检索词、编制检索表达式

检索词是表达文献信息需求的基本要素，也是计算机检索系统中数据库进行匹配的基本单元，检索词选择得当与否，会直接影响检索效果。首先对信息需求进行概念分析，选择能代表各概念组面的检索项，把需求信息的主题概念转换成适合系统的检索词。

选择检索词时一方面要能正确反映课题要求，另一方面必须符合系统要求。计算机检索系统中的检索词有主题词和自由词两种。主题词来自主题词表、叙词表、分类词表等，是经过规范化的，标引时囊括了它的同义词和近义词等，检索时可保证一定的查全率，同时用于限定主题词的副主题词可保证一定的查准率。因此，在有相应主题词的情况下，应尽量采用主题词检索。另一种为自由词，取自文献的篇名、文摘或正文，是一种未经规范的自然语言。如果不了解某个概念对应哪个主题词，可先用自由词检索，从检索结果中选出切题的信息记录，参考它标引了哪个主题词，据此再用相应的主题词进行检索。当没有合适的主题词时，可以考虑用自由词检索，但要注意网罗该自由词的不同表达形式，如近义词、同义词、缩写、全称等，以防漏检；英文词作为自由词检索，还可以采用截词算符，以保证不因词性变化、拼写差异等原因造成漏检。

检索表达式是用来表达检索提问的逻辑表达式，由选择好的检索词根据检索要求运用不同的运算符号进行组配，以达到较为理想的检索效果。

4. 对检索结果进行分析、评价，必要时调整检索策略

在计算机中检索时，常常会出现文献资料过少甚至为零，或文献资料过多的情况。作为检索人员，应与用户进行分析，及时调整检索策略，以使检索达到令人满意的效果。文献资源过多或过少，均可通过增加检索项，运用布尔逻辑的组配，以增加或缩小检索范围，达到减少或增加命中文献的目的。通常来说，逻辑与总是缩小检索范围，达到查准的目的；逻辑或总是扩大检索范围，达到查全的目的；而逻辑非总是排他检索，缩小检索范围，达到查准的目的。

12.4.2 调整检索策略的措施

在实际的检索过程中，用既定的检索策略检出的结果往往不能一次就达到满意效果。有时检出的文献篇数过多，不相关的文献所占比例过大，此时需要调整检索策略，缩小检索范围，提高查准率。有时检出的文献数量过少，甚至为零，这时就需要扩大检索范围，提高查全率。要根据检索情况分析原因及时调整检索策略，直到满足课题需要为止。

（1）引起误检的原因

1）使用自由词检索。

2）选用的主题词具有多义性。

3）选用了一些概念、词语或事物名称的英文缩写形式进行检索。

4）使用截词检索时把词截得过短。

（2）引起漏检的原因

1）关键词检索时同义词、近义词网罗得不够。

2）用逻辑算符 AND 连接了重复概念或同位概念。

3）误用上位概念代替下位概念进行检索。

4）位置算符用得过严。

5）逻辑算符 AND 用得过多，专指度太高。

6）限定字段检索时字段范围限制过严。

7）使用了逻辑算符 NOT。

如果检出文献结果不符合要求，就需要反复修改检索策略。在调整检索式时，可以从查全率和查准率这两个检索效果评价指标进行分析，并提出对策。如果检索结果太少（有时甚至为零）时，可以从扩大检索范围入手，减少限制，提高查全率；如果检索结果太多，可从缩小检索范围入手，增加限制，提高查准率，但需要强调：一般在一定的查全率基础上进行缩检。

（3）扩大检索范围、提高查全率的措施

1）运用"OR"连接同义词及相关的主题词。

2）删除某个不甚重要的概念组面，减少 AND 运算。

3）采用自由词检索。

4）采用截词检索或利用分类途径进行检索。

5）调整位置算符。

（4）缩小检索范围、提高查准率的措施

1）采用规范化的主题词检索，少用或不用自由词。

2）增加概念组面，用 AND 运算符进行连接。

3）用 NOT 算符排除无关概念。

4）限制检索年代，限定检索字段，如文献类型、语种、作者、刊名等。

5）调整位置算符。

12.5　常见的中文网络数据库

国内中文数据库很多，其中影响力比较大的有清华同方的 CNKI、维普资讯、万方数据库三大综合性全文数据库，医学数据库有中国生物医学文献数据库（CBMWeb），其中以清华同方的 CNKI 在医学行业应用最为广泛。

中国知识基础设施工程（China National Knowledge Infrastructure，CNKI）是教育部主管、清华大学主办，由中国学术期刊（光盘版）电子杂志社、清华同方知网技术有限公司研制开发的一种"数字图书馆"，是以实现全社会知识资源传播共享与增值利用为目标的信息化建设项目。CNKI 内容涵盖了我国自然科学、工程技术、人文与社会科学期刊、博硕士学位论文、报纸、图书、会议论文等公共知识信息资源，提供了一个为我国各级各类教育、科研、政府、企业、医院等各行各业获取与交流知识信息的重要平台，实现了知识信息资源在互联网条件下的社会化共享。CNKI 工程于 1999 年 6 月开通，网上数据每日更新。CNKI 中心网站网址为 http://www.cnki.net/。

12.5.1　收录范围

CNKI 由中国学术期刊网络出版总库、中国博士学位论文全文数据库、中国优秀硕士学位论文全文数据库、中国重要会议论文全文数据库、中国重要报纸全文数据库、中国年鉴网络出版总库、中国图书全文数据库、中国引文数据库等数据库组成，拥有国内 7600 多种期刊、560 多种报纸、397 家博士培养单位和近 600 家硕士培养单位的学位论文、数百家出版社已出版图书、全国各学会、协会重要会议论文、百科全书、中小学多媒体教学软件、专利、年鉴、标准、科技成果、政府文件、互联网信息汇总以及国内外 1200 多个各类加盟数据库等知识资源。数据库的种类不断增加，内容每日更新，资源总量达到全国同类资源总量的 80% 以上，其中中国学术期刊网络出版总库是目前世界上最大的连续动态更新的中文期刊全文数据库。收录 1994 年至今国内公开出版发行的 7600 多种期刊全文，并对其中部分重要刊物回溯至创刊。收录的期刊以学术、技术、政策指导、高等科普及教育类为主，同时收录部分基础教育、大众科普、大众文化和文艺作品类刊物，内容覆盖自然科学、工程技术、农业、哲学、医学、人文社会科学等各个领域。按文献内容分为十大专辑，分别是基础科学、工程科技Ⅰ辑、工程科技Ⅱ辑、农业科技、医药卫生科技、哲学与人文科学、社会科学Ⅰ辑、社会科学Ⅱ辑、信息科技、经济与管理科学。

12.5.2 CNKI 检索方式

CNKI 针对用户的不同条件，推出不同的服务方式。对网络条件较好、使用频率高的机构，采用"网上包库"；对硬件条件较好、有内部局域网的机构采用建立"镜像站"；对网络条件和硬件条件都不太好的机构，推出了"光盘版"；针对网络条件较好、使用频率不太高的用户，采取"CNKI 检索卡"服务。前 3 种是单位用户，CNKI 卡多是个人用户。检索题录或文摘是免费的，如果要浏览文献全文则需要交费。

CNKI 系列数据库可进行单库检索，也可以多库同时检索（跨库检索），用户能够在一个界面下完成所有数据库的检索，省却了多个数据库逐一登录、逐一检索的麻烦，检索过程简单、快捷，检索界面格式统一。

1. CNKI 首页界面组成

CNKI 首页网站首页包括四大功能板块：个性化服务、文献资源、专题数据库、特色产品，如图 12-2 所示，下文主要介绍前两个板块。

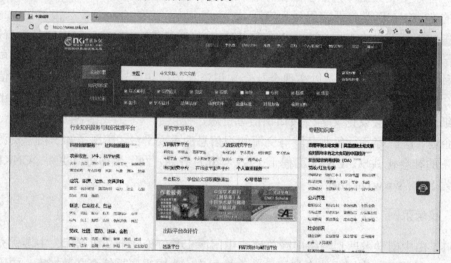

图 12-2 CNKI 首页界面

1）个性化服务板块：包括个人数字图书馆和机构数字图书馆。个人数字图书馆整合了检索平台、情报服务等功能，并可按用户需要配置显示模板和显示方式。

2）文献资源板块：即学术研究板块，主要包括三个部分，分别为学术文献总库、国际学术文献总库、工具书检索。其中，工具书检索用得少，但却具有非常强大的功能。中国工具书网络出版总库收录汉语词典、双语词典、专科辞典、百科全书、鉴赏辞典、医药图谱、人物传记、年表、语录、手册等各类工具书。专题数据库和特色产品大家做了解即可。

2. 检索方式

CNKI 的信息检索方式有如下几种。

（1）一框式检索

只要进入 CNKI 首页，就可以直接在输入框里输入检索词进行检索，操作快捷方便，如图 12-3 所示。一框式检索的操作简单，检索结果可能就没有那么精准，最后可能检索出几千上万个文献都是常有的事。

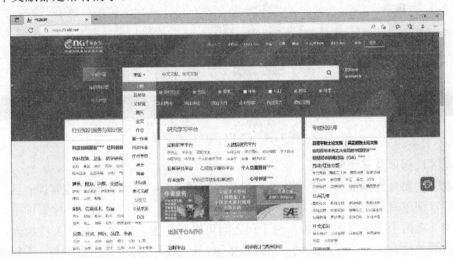

图 12-3　CNKI 一框式检索界面

检索区选项及其说明如下。

1）检索项：主题、篇关摘、关键词、篇名、全文、作者、第一作者、通讯作者、作者单位、基金、摘要、小标题、参考文献、分类号、文献来源、DOI。

2）匹配方式：一框式检索根据检索项的特点，采用不同的匹配方式。

① 相关度匹配。采用相关度匹配的检索项为：主题、篇关摘、篇名、全文、摘要、小标题、参考文献、文献来源。根据检索词在该字段的匹配度，得到相关度高的结果。

② 精确匹配。采用精确匹配的检索项为：关键词、作者、第一作者、通讯作者。

③ 模糊匹配。采用模糊匹配的检索项为：作者单位、基金、分类号、DOI。

3）同字段组合运算：支持运算符*、+、-、"、""、()进行同一检索项内多个检索词的组合运算，检索框内输入的内容不得超过 120 个字符。输入运算符*（与）、+（或）、-（非）时，前后要空一个字节，优先级需用英文半角括号确定。若检索词本身含空格或*、+、-、()、/、%、=等特殊符号，进行多词组合运算时，为避免歧义，须将检索词用英文半角单引号或英文半角双引号引起来。

4）结果中检索：结果中检索是在上一次检索结果的范围内按新输入的检索条件进行检索。输入检索词，单击"结果中检索"按钮，执行后在检索结果区上方显示检索条件。

（2）高级检索

高级检索支持多字段逻辑组合，并可通过选择精确或模糊的匹配方式、检索控制等方法完成较复杂的检索，得到符合需求的检索结果。多字段组合检索的运算优先级，按从上到下的顺序依次进行。

在 CNKI 首页单击"高级检索"按钮，进入高级检索界面，如图 12-4 所示。

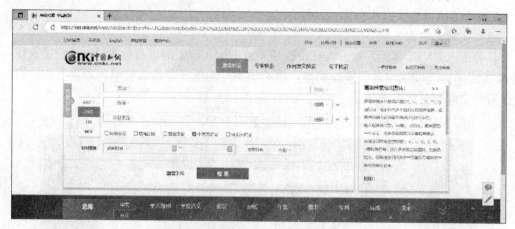

图 12-4　CNKI 高级检索界面

检索区选择项及其说明如下。

检索区主要分为两部分，上半部分为检索条件输入区，下半部分为检索控制区。高级检索有多项双词逻辑组合检索。多项是指可选择多个检索项；双词是指一个检索项中可输入两个检索词（在两个文本框中输入），两个词之间可进行并含、或含、不含 3 种组合，每个检索项中的两个检索词可查看相关词；逻辑是指每一检索项之间可使用逻辑与、逻辑或、逻辑非进行项间组合。

1）检索条件输入区：默认显示主题、作者、文献来源三个检索框，可自由选择检索项、检索项间的逻辑关系（AND、NOT、OR）、检索词匹配方式（精确、模糊）等。单击检索框后的 +、 - 按钮可添加或删除检索项，最多支持 10 个检索项的组合检索。

2）检索控制区：检索控制区的主要作用是通过条件筛选、时间选择等，对检索结果进行范围控制。控制条件包括出版模式、基金文献、时间范围、检索扩展。检索时默认进行中英文扩展，如果不需要中英文扩展，则手动取消选中。

检索示例如下。

【例 12-1】　要求检索 2013～2023 年发表的篇名中包含"糖尿病"，不要篇名中包含"进展""综述""述评"的期刊文章。

操作步骤：

1）在首页单击"高级检索"按钮。

2）主题输入检索词"糖尿病"。

3）使用逻辑检索行，选择检索项"篇名"。

4）选择"关系"［同一检索项中另一检索词（项间检索词）的词间关系］下的"不包含"选项。

5）在逻辑行文本框中输入"进展 + 综述 + 述评"。

6）选择检索控制区：时间范围选择 2013～2023 年。

7）单击"检索"按钮。

（3）专业检索

专业检索比高级检索功能更强大，需要检索人员根据系统的检索语法编制检索式进行检索，适用于熟练掌握检索技术的专业检索人员。专业检索界面如图 12-5 所示。

专业检索的说明如下。

1）检索项：各库的检索项均可用于专业检索。跨库检索公共检索项有题名、关键词、摘要、主题、作者、机构、第一作者、全文、来源、参考文献、基金。

2）逻辑组合检索：多个检索项的检索表达式可使用 AND、OR、NOT 逻辑运算符进行组合，符号前后要空 1 字节；如要改变组合的顺序，使用英文半角圆括号"（　）"将条件括起。

3）符号：所有符号和英文字母都必须使用英文半角字符。

4）字符计算：按真实字符（不按字节）计算字符数，即全角半角均算一个字符。

检索示例如下。

【例 12-2】　检索钱伟长在清华大学期间发表的题名或摘要中包含"物理"的文章。

操作步骤：

1）在高级检索页切换"专业检索"标签，可进行专业检索。进入专业检索界面，如图 12-5 所示。

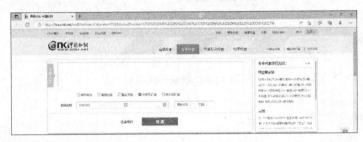

图 12-5　CNKI 专业检索界面

2）在检索框中输入检索式"AU ='钱伟长' AND AF='清华大学' AND (TI='物理' or TKA='物理')"。

3）单击"检索"按钮进行检索。

3. 检索途径的选择

利用不同的检索途径（检索项），检索结果不同，检索时可根据需要选择，同时要注意多种检索途径的配合使用，以便提高查全率和查准率。

关键词：最常用的一种途径。关键词为原文作者标引的，属非标准用语。检索时应尽量不用复合词，可将复合词分解后组合检索或二次检索。

题名：可检索文献完整篇名、篇名的一部分或者篇名中所含的字或词，通过篇名检出文献进行浏览。有的篇名不能很好地揭示其内容，仍会漏检，可进行摘要检索。

全文：对文献全文进行最全面的检索。此项对于一些边缘学科或新学科，文献量少的课题，可显著提高查全率与查准率。但对于一些历史发展较长、文献量大的专业，往往会检出大量无关的文献，误检率高，此时可进行二次检索或高级检索进行优化或利用分类途径检索。

作者：检索某作者发表的文章。通过作者检索，可以系统地发现和掌握某些领域的知名学者、专家的研究动向，一定程度上可以引导查到同类或相关的文献。

文献来源：检索某期刊或者发表的文章、会议的名称或者学位论文的来源。

12.5.3　检索结果的显示及处理

检索结果有题录、题录摘要和全文 3 种显示形式。

1. 题录

检索结果首先以题录形式显示，如图 12-6 所示。在同一界面显示多篇文章的题录，包括文章的篇名、刊名、年、期等内容。

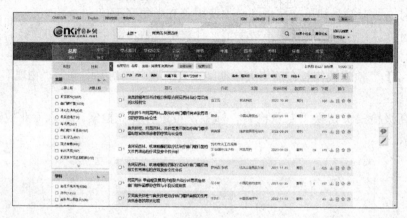

图 12-6　题录形式显示

2. 题录摘要

在题录状态下，直接单击文献篇名，系统以文本方式显示文章的题录摘要，如图 12-7 所示。

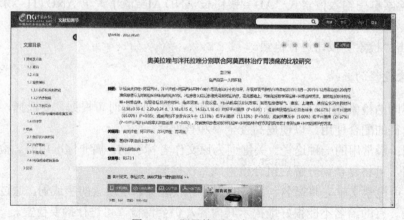

图 12-7　题录摘要形式显示

除题录信息外，还有作者、作者单位、关键词、机构、中（英）文摘要、参考文献、相似文献、相关期刊、分类导航、引文等详细信息，并提供直接链接功能，从不同角度进一步扩大了检索范围。

3. 全文

浏览全文必须在 CNKI 网站先下载 CAJViewer 全文浏览器或者 Adobe Reader 浏览器，否则无法观看全文。

打开文献全文的方式有两种：一种是在题录显示状态下，直接单击文献篇名序号前面软盘图标，下载浏览 CAJ 格式全文；另一种是在题录摘要状态下，单击"下载阅读 CAJ 格式全文"或者"下载阅读 PDF 格式全文"按钮可分别下载阅读 CAJ 格式、PDF 格式阅读全文。全文打开后，页面显示该文献总页数、显示比例，并有保存、打印、复制、放大、缩小、翻页、摘录等功能，可根据需要进行选择，如图 12-8 所示。

摘录文章有关内容时，按行（横向）摘录，选中工具栏上的 **T**，然后在页面区按住鼠标左键拖动涂黑；按区域（纵向）摘录，选中工具栏上的 **T**，然后在页面区按住鼠标左键拖动涂黑。

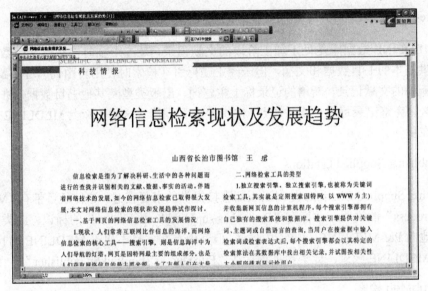

图 12-8 CAJ 格式全文显示

12.6 PubMed 医学数据库

PubMed 数据库是美国国立医学图书馆（U.S National Library of Medicine，NLM）所属生物技术信息中心（National Center for Biotechnology Information，NCBI）研制开发的网上数据库，是 NCBI 开发的 Entrez 检索系统中重要的组成部分之一，主要提供基于 Web 的 MEDLINE 数据库检索服务，其中包括医学文献的订购、全文在线阅读的链接、专家信息的查询、期刊检索及相关书籍的链接等。从 1997 年 6 月起，PubMed 数据库向全球读者提供免费服务。

PubMed 数据库与 NCBI 提供的其他几个免费数据库都是使用同一个检索系统——Entrez，该系统使用方便，操作简单。使用过程中无须返回初始检索界面便可进行新的检索，每一个检索界面里均有检索提问输入框，可随时输入检索提问或修正检索提问。PubMed 数据库网址为 http://www.ncbi.nlm.nih.gov/entrez， http://www.pubmed.com， http://www.ncbi.nlm.nih.

gov/pubmed，http://www.pubmed.gov。

12.6.1 PubMed 收录范围

PubMed 数据库收录范围较广，包括 MEDLINE、PreMEDLINE 及出版商直接提供的其他记录（record supplied by publisher），还有其他如《科学》《自然》等电子期刊构成的数据库。

1. MEDLINE

MEDLINE 是 NLM 主要的书目型数据库，包括临床医学、护理学、牙科学、兽医学、保健系统和临床前期科学。它收录了自 20 世纪 50 年代至今美国和另外 80 个国家出版的 5000 多种生物医学期刊，文献量达到 2000 多万条。其中，大多数文献为英文，70%～80%的文献记录有英文摘要，数据每周更新一次。

2. Pre-MEDLINE

Pre-MEDLINE 数据库是处于加工阶段的文献记录，是一个临时性医学文献数据库，可为读者提供基本的书目数据和文摘，但未经主题标引（检索时使用自由词）。Pre-MEDLINE 每天都有新增的文献记录，新增的记录标上主题词、出版类型及其他书目数据，进行质量检查后，将这些完整记录每周一次添加到 MEDLINE 数据库，这样实际上 MEDLINE 数据库也是每天都在更新。

3. Publisher Supplied Citations

Publisher Supplied Citations 是由出版商直接提供的书目信息，这种条目带有"MEDLINE record in process"的说明，并标有"Record as supplied by publisher"的标识。此类条目每天都在不停地向 Pre-MEDLINE 数据库中传送，但其中有些条目不属于 MEDLINE 的收录范围，将不会被 MEDLINE 收录，此类数据均标注"PubMed-as supplied by publisher"。

12.6.2 PubMed 检索

PubMed 的主界面如图 12-9 所示。

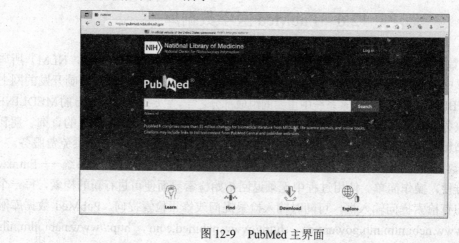

图 12-9　PubMed 主界面

PubMed 的主界面上部为检索文本框和检索方式选择区。

（1）检索文本框

检索文本框是最简单、最常用的一种检索方式，适合检索精度要求不高的初学者。只要在检索文本框内输入英文检索词或英文检索式，单击 Search 按钮或按 Enter 键即可实施检索并显示检索结果。

（2）检索方式

1）直接检索：在检索界面，直接输入想要检索的内容即可，如"mutation"，如图 12-10 所示界面。这样直接检索的方式，默认的就是在所有的区域（all fields）进行检索。

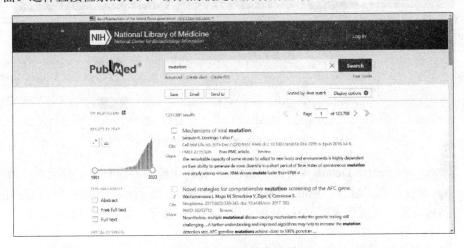

图 12-10　直接检索界面

2）advanced search（高级检索）。PubMed 高级检索是检索者经常使用的一种方式，适合探索式检索或者字段限定的检索，单击主页上的 Advanced 就可以进行高级检索，如图 12-11 所示。

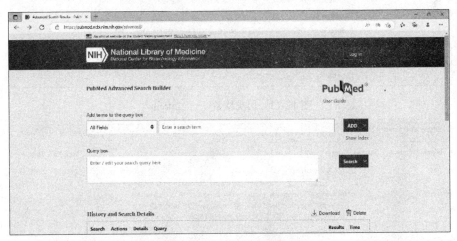

图 12-11　PubMed 高级检索界面

具体检索步骤如下。

例如，检索齐鲁医院张运教授发表在《中华医学杂志》上关于心力衰竭的文章。

① 在选择框选择"Affiliation"字段，输入"qiluhospital"；单击 Add with AND 按钮。

② 在选择框选择"Author"字段，输入"zhang Y"；单击 Add with AND 按钮。

③ 在选择框选择"Journal"字段，输入"zhonghua yi xue za zhi"；单击 Add with AND 按钮。

④ 在选择框选择"MeSH Terms"字段，输入"heart failure"；单击 Add with AND 按钮。

⑤ 单击 Search 按钮即可得到检索结果，如图 12-12 所示。

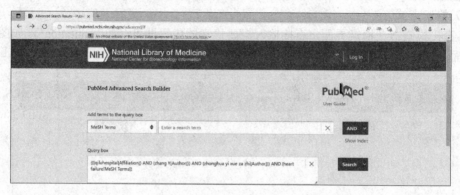

图 12-12　高级检索一般步骤

3）History and Search Details（历史检索框）。在高级检索界面有历史检索框，用户可以单击 Actions 进行检索式组合，删除，或者保存，如图 12-13 所示。还可以单击 Details 查看检索式的具体情况，这对于书写 meta 分析检索策略至关重要，如图 12-14 所示。

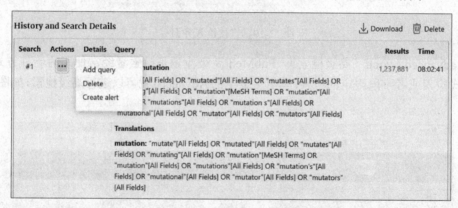

图 12-13　历史检索——Actions

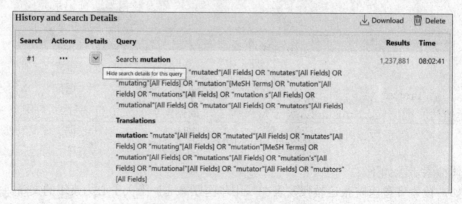

图 12-14　历史检索——Details

12.6.3　PubMed 系统的主要特点

1.　词汇自动转换功能

对于输入检索文本框中非限定的检索词，系统将利用词汇自动转换功能，按顺序依次对 MeSH 转换表、刊名转换表、短语表、著者索引逐一对照、核对、匹配转换成相应词进行检索。

1) MeSH 转换表（MeSH translation table）。MeSH 转换表的词包括 MeSH 词、款目词、副主题词及统一医学语言系统词汇（unified medical language system，UMLS，由超级叙词表、语义网络、信息资源及专用词典组成）等。如果系统在该表中发现了与检索词相匹配的词，就会自动将其转换为相应的 MeSH 词和在全部字段中进行检索。例如，输入 "Vitamin c"，系统将其转换成 ""ascorbic acid"[MeSH Terms] OR ("ascorbic"[All Fields] AND "acid"[All Fields])OR "ascorbic acid"[All Fields] OR ("vitamin"[All Fields] AND "c"[All Fields])OR "vitamin c"[All Fields]" 后进行检索。

2) 刊名转换表（Journal translation table）。刊名转换表包括刊名全称、MEDLINE 形式的缩写和国际标准刊号（ISSN）。该转换表能把键入的刊名全称转换为 MEDLINE 刊名缩写后进行检索。例如，在检索文本框中输入 "New England journal of Medicine"，PubMed 将其转换为 ""N Engl J Med"[Journal]" 后进行检索。

3) 短语表（Phrase list）。该表中的短语由 MeSH、UMLS 和化学物质名称及篇名或文摘中多次出现的短语组成。如果系统在 MeSH 和刊名转换表中未发现与检索词相匹配的词，就会查找短语表。

4) 著者索引（author index）。如果输入的词语未在上述各表中找到相匹配的词，或者键入的词是一个后面跟有 1～2 个字母的短语，PubMed 即查著者索引。

如果输入的检索词在上述 4 个转化表中仍然找不到相应的匹配词，PubMed 就会把该词断开后再重复上述自动词汇转换过程，直到找到相匹配词语为止。若仍然没有匹配词，则以单个词对待，词间以布尔算符 "AND" 组配运算，在全部字段中检索。

2.　链接功能

1) 链接相关文献。PubMed 系统中的每条文献记录均有一个相关文献链接，在检索结果的显示状态下，每条记录的右边均有 Related Articles 超链。单击该链接系统就会按文献的相关度从高到低显示相关文献。利用此链接可扩大检索范围，获得与所选记录相关的文献。

PubMed 系统在以 "Abstract" 格式显示检索结果时，为每条能联机获取全文的记录都设置了 "Full Text Article" 的相关超级链接（多数为期刊名称链接），以便能找到全文。

2) 链接 NCBI 数据库。PubMed 在其主页上与 NCBI 的 5 个数据库建立了超链接。这些数据库包括 Protein（蛋白质序列）数据库、Nucleotide（核酸序列）数据库、OMIM（孟德尔人类遗传）数据库、Structure（分子结构模型）数据库和 Genome（基因组序列）数据库。

3) 链接外部资源。PubMed 提供从检索结果到期刊全文、生物学数据、序列中心等的链接。该功能通过链接上述资源站点的方式来实现。在检索结果显示状态下，单击 LinkOut 按钮进入相关网站。

4) 链接相关图书。单击 Books 按钮，可参考相关书籍的文摘页。书籍文摘页上的某些短语是超链接，单击短语超链，可连到相关图书的页码表，可在表上找到有关短语。

此外，PubMed 系统允许用户查看被引期刊名称表，单击主页上的 Journal Database 按钮即可，PubMed 向用户提供期刊的缩写名称和 ISSN。

12.6.4 PubMed 系统检索途径和方法

1. PubMed 检索系统支持的检索技术

（1）布尔逻辑运算

PubMed 检索系统允许使用布尔逻辑检索，但要在提问框中键入布尔逻辑运算符（AND、OR、NOT），如#1 AND #2。

布尔逻辑的运算顺序为从左至右，但可使用圆括号来改变其运算顺序。例如，#1 AND(#2 OR #3)，圆括号中的检索式最先运算。

布尔逻辑检索允许在检索词后附加字段标识以限定检索字段（字段标识要用方括号括起来，位于检索词之后）。其检索表达式的格式为"检索词 [字段标识] 布尔运算符 检索词 [字段标识]"。

（2）词检索功能

PubMed 允许使用"*"号作为截词符进行截词检索。例如，输入"bacter*"，系统会找到那些前一部分是 bacter 的单词（前方一致）。截词功能只限于单词，对词组无效。使用截词功能时，PubMed 系统会自动关闭词汇转换功能。

（3）强制检索功能

PubMed 使用双引号（" "）来强制系统进行短语检索。例如，在 PubMed 主页的检索提问框中输入"single cell"，并用双引号引起来，然后单击 Search 按钮，系统会将其作为一个不可分割的词组或短语在数据库的全部字段中进行检索，不会当作两个词来处理。使用双引号检索，PubMed 检索系统自动关闭词汇转换功能。

2. 字段标识符

每条文献记录由若干个字段组成，每个字段的英文缩写作为该字段的标识符号，应用于检索过程。

3. 检索技巧

PubMed 检索系统界面简洁清晰，使用简单方便，按相应的检索格式在检索文本框内输入检索词，单击 Search 按钮或按 Enter 键，系统将会使用词语自动转换功能执行检索并显示检索结果。下面介绍几种常用的基本检索技巧。

（1）词语检索

在 PubMed 主页初始界面的检索框中输入英文单词或短语（大小写均可），然后单击 Search 按钮或按 Enter 键，PubMed 便使用词汇自动转换功能进行检索，并将检索结果直接显示在主页下方。例如，输入"vitamin c"后单击 Search 按钮或按 Enter 键，PubMed 开始检索并将检索词转换为"ascorbic acid [MeSH Terms] OR Vitamin c [Text word]"，如果认为上述自动转换的词语不符合要求，可以在提问文本框中增加或删除词语，或者在"Details"状态下（参见 Details 按钮的用法）来修改检索式，也可使用"Limits"（参见 Limits 按钮的用法），选择限定条件后再进行检索。此外，用户可根据需要使用截词符进行截词检索或使用双引号进行强制检索。检索词的选择是检索过程的重要一环，直接关系到检索的成败。在选择检索词时，要注意以下几个方面。

1）尽量使用主题词。主题词是一种规范化、标准化的检索语言，是主要检索途径。主题词检索比自由词（text word）检索专指性强、查准率高。为了进一步提高查准率，选定主题词后，再利用规范化的限定词（副主题词和说明语）加以组配。PubMed 系统为用户设计了专门用于主题词浏览检索的功能（主页左侧导航栏内 MeSH Database 按钮），可直接输入主题词进行检索。此外，PubMed 还具有"词语自动转换"功能，当主题词不能确定时，可输入相关的词，它会自动地查找与该词相对应的主题词进行检索，如"癌"，一般认为是"Cancer"，但它并不是主题词，输入"Cancer"后 PubMed 自动查找到与癌对应的主题词"Neoplasms"和"Carcinoma"。

2）注意先组检索词的使用。在利用词表查词时要找全每个词的下位词有无此先组式词组，如"乳腺癌"（breast cancer），应首先在 MeSH 中顺着"肿瘤"的下位词去找。必须注意，词表中的上下位词是按概念成组的。因此"乳腺癌"只能作为肿瘤的下位词出现，而不会作为"乳腺"的下位词。如果词表中有"乳腺癌"这一先组式主题词，就不应该用"breast AND cancer"或"breast AND neoplasms"的提问式来检索。有效的检索式应是"breast neoplasm[MeSH Terms]"，这样检出的文献才是合乎要求的结果。

3）选择规范的专业检索词。不规范的检索词易造成误检、漏检甚至检索失败。例如，检索某细菌的"耐药性检测"的课题，如果用"drug tolerance AND detection"就会造成检索失败，因为"tolerance"是不规范的检索词，规范的专业检索词应该是"drugresistance"。这就要求在编写提问式时必须事先核查有关词表，使检索用语规范标准，顺应该数据库的编辑惯例。

（2）著者检索

在检索文本框中输入著者姓名（大小写均可），以姓前名后的顺序，姓用全称，名取首字母缩写，格式如"Booth a"，然后单击 Search 按钮或按 Enter 键，系统会自动到著者字段去检索，并显示检索结果。如果只输入了著者的姓氏，系统将首先在自动转换表中查找该著者的姓，查到后，系统检索主题字段和题名与文摘字段，否则，系统将在全部字段中检索。例如，在检索文本框内输入"Yang"，PubMed 系统将检索词转换为"Yin-Yang [MeSH] or Yang [Text Word]"，显然不符合要求。如果在著者姓名前后使用双引号，并用著者字段标识——[AU]加以限定，如"Booth a" [AU]，那么系统强制只检索著者字段。

（3）刊名检索

刊名检索是查找特定期刊信息，以及在特定期刊中发表的文献。检索时在检索文本框中输入期刊名称、MEDLINE 刊名缩写或 ISSN。例如，molecular biology of the cell，或 mol biol cell，或 1059-1524，然后单击 Search 按钮或按 Enter 键，系统将在刊名字段检索，并显示检索结果。如果刊名与 MeSH 词表中的词相同，如 Gene Therapy、Science 或 Cell 等，PubMed 将把这些词作为 MeSH 词检索。在这种情况下，需要用刊名字段标识——[ta]加以限定，如"gene therapy[ta]"。单个词的刊名也需要用[ta]限定，如"Scanning[ta]"。否则，系统将在全部字段中检索。使用刊名全称或 MEDLINE 简称可检索到数据库中的全部相关记录。使用 ISSN 进行检索，则不能保证检索到数据库中较早的记录。若刊名有括号，输入时应将括号省略。例如，J Hand Surg[Am]，应输入"J Hand Surg Am"。

对于中文期刊的名字，PubMed 中是用汉语拼音表示的，如《中华内科杂志》表示为"zhonghua nei ke za zhi"。

（4）日期或日期范围检索

在提问文本框中输入日期或日期范围，然后单击 Search 按钮或按 Enter 键，系统在日期字段检索，并将符合条件的记录予以显示。日期字段共有 3 种不同标识：[MHDA]（标引 MeSH 主题词的日期）、[DP]（文献出版日期）和[EDAT]（录入 PubMed 数据库的日期）。日期的录入格式为 YYYY/MM/DD[日期字段标识]，如 2011/06/18[EDAT]，也可以不录月份或日期，如 2010[dp]或 2009/12[mhda]。

（5）检索期刊子集（辑）

检索式的格式为"检索词 AND subsets"，如"neoplasm AND subsets"。可供检索的期刊子库有 3 种：Abridged Index Medicus（临床核心期刊）、Dental（牙科期刊）和 Nursing（护理期刊）。

（6）检索带文摘的记录

检索式的格式为"检索词 AND has abstract"，如"liver cancer AND has abstract"。1975 年前出版的文章，在 MEDLINE 记录中没有文摘。

利用上述检索有时查出成千甚至上万篇文献，给筛选造成困难。PubMed 系统为用户能够尽可能快速、准确地找到所需文献提供了多种功能、服务。除利用布尔逻辑运算符外，Limits 也是一种非常重要的检索方式，利用 Limits 进行多种条件的限制，缩小检索范围，可提高查准率。

12.6.5 检索结果输出功能

检索结果输出功能包括检索结果的显示、存盘、打印和订购文献全文。

1. 显示检索结果

检索结果显示界面有检出的记录总数、总页数和当前页数、显示格式的选择、显示记录条数的选择、保存位置选择等。

PubMed 系统有多种不同格式显示检索结果，其默认的是"Summary"格式。单击 Display Setting 下拉按钮，可以从中选择一种预设格式，然后单击 Apply 按钮，系统按所选格式显示全部检索结果。如果只需显示其中一部分记录，则需单击该记录左边的选择框，做标记后，再单击 Display 按钮；如果只需显示一条记录，则可直接单击该记录中的作者姓名链接，系统会自动显示该记录的文摘格式，在此界面，也可选择其他格式令系统显示。其中"ASN.1"（abstract syntax notation one）格式是一种国际标准，用于平台之间（包括计算机之间、Pager 与计算机，以及许多其他可能的连接设备之间）的相互操作。

2. 检索结果的处理

1）保存。PubMed 系统可用不同的格式（同显示格式）保存检索结果，其默认为"Summary"格式。要保存全部检索结果时，打开 Summary 下拉菜单，选择其中一种格式，然后利用 send to 下拉菜单选择存放位置及形式，其中有"text"（文本格式）、"File"（文件格式）、"Clipboard"（粘贴板）、"E-mail"（电子邮件）及"Order"（订阅）。选完后单击 Send to 按钮。存盘时 PubMed 默认文件名为"query. fcgi"。该文件名可以修改，文件格式也可在".Fcgi"和".txt"中选择。选择.txt 格式，便于用文字处理软件和文本编辑器打开所存文件。存盘时如果想存为超文本格式，则需要使用 Web 浏览器的"另存为"功能，并选择".html"格式后再存盘。

2）打印。使用浏览器的打印功能，可打印 Web 页上显示的检索记录，默认值为每页 20 条。若检索结果超过 20 条，则需修改每页显示的记录数。单击 Show 按钮，选择每页显示的条数再打印。系统允许每页最多显示 500 条记录。如果想打印成文本格式，选择 Send to 下拉菜单中的 Text 选项后再打印。

3）订阅文献全文。选择 Send to 下拉菜单中的 Order 选项，即可订阅检索记录的文献全文；如果检索过程中已进行过多次检索，可将每次检索结果添加到粘贴板后，再从粘贴板中集中订阅文献全文。该项服务为收费项目，可通过电子邮件或传真等方式向用户提供文献全文。

12.6.6　如何获取全文

PubMed 真正向公众免费开放的只是摘要部分，而绝大部分文章没有全文提供，但有时候我们必须阅读全文才能获取完整的信息。如何才能获取原文？这是用户经常碰到的问题，有时也是非常棘手的问题。在 PubMed 上购买是一个途径，也是容易做到的，但一篇文章要十几甚至几十美金，致使很多读者望而却步。为此我们要掌握一些技巧，少花钱或不花钱，去获得一些文章全文。

1. 直接从 PubMed 系统获取

PubMed 有少部分文献是可以免费看到全文的，通常是在这些文献记录左上角会有一个 Free Full Text 图标，只要单击这个图标，系统就链接到该文献的全文。需要注意的是，很多时候这个图标在 PubMed 处于显示简要（summary）状态下并不出现，而只有在选择显示摘要（abstract）状态时才会出现。因此要看到全文的话，必须在 Display 下拉菜单中选择 abstract 选项。另外有些时候，图标上仅标注 Full Text，虽没有 Free 字样，仍可试一试，有时也有可能链接到全文。

2. 免费提供全文的期刊

有些期刊提供全文免费检索，具体如下。

1）美国《科学》可提供免费服务。方法如下：先登录网址 http://intl. sciencemag.org 进入主页，然后单击 Search 按钮进入查询页。有简单检索和高级检索两种模式，在检索文本框中输入关键词，再单击 Search 按钮就进入检索状态并显示检索结果。找出文章后，单击标题后的 Full Text 按钮，就可以阅读原文了。

2）PNAS（美国科学院院报）、Genetics 等都可以在网上获取全文，甚至能够下载文献的 PDF 格式，和真正期刊上的排版形式相同。期刊网址以 org 为域名的，往往提供免费的全文。PNAS、Genetics 网址分别是 http://www.pnas.org 和 http://www.genetics.org。

3）High Wire Press。该网站号称拥有地球上最大、最全的免费的科学文献全文数据库，其网址为 http://intl.highwire.org。主页上列出几个生物医学相关栏目，其中有生命科学、医学、自然科学及其他科学栏目。可以在这些栏目中选择自己需要的期刊，然后重点看一下该期刊后面的说明，尤其是提供免费全文的方式，如"free ISSUES"可以享受免费索取原文的时间，从 1 个月到 5 年不等；"free TRIAL"在限定时间内，可以免费提供原文；"free SITE"则可以完全免费获取全文的站点。在检索文本框内输入关键字，然后单击主页右上方的"Search all journals"按钮，就可以在所有的收藏期刊里查找文献了。

3. 利用高校图书馆及其网站

国内一些高等院校，尤其是一些名牌高校的图书馆常年订购国外一些重要的原版期刊或期刊全文数据库。因此可以利用高校图书馆资源优势，到高校图书馆的期刊库或电子检索厅去查找，或者链接到大学图书馆的网站，进入相应的检索系统，查找全文。

4. Free Medical Journals

与 High Wire Press 相似，该网站也提供了各种免费全文期刊。并且除了英文期刊外，还能检索到一些小语种的期刊全文（单击主页左面导航条中的 Other Languages 按钮进行语种选择）。网址是 http://www.freemedicaljournals.com/htm/index.asp。

5. 向作者索要

按作者的电子邮箱地址给作者发电子邮件，说明文章对自己的研究很重要，自己目前又无法"access to the full text"，请求作者通过电子邮件把全文发送过来，一般来讲作者多愿意提供全文。

第一作者的电子邮箱地址，可以在 PubMed 上显示出文献摘要中查找，上面有作者的单位，然后从 Google 上找到该单位网址，从网站上就不难查到作者的通信方式了。

6. 作者或其实验室网站

有些作者会将自己所发表的论文放在他们的个人网站或实验室网站上，利用此网站有时可查到全文。

参 考 文 献

程书红，2020．Internet 应用[M]．3 版．北京：电子工业出版社．

冯博琴，吴宁，2011．微型计算机基本原理与接口技术[M]．北京：清华大学出版社．

教育部考试中心，2020．全国计算机等级考试二级教程：公共基础知识（2021 年版）[M]．北京：高等教育出版社．

赖利君，2021．Office 2016 办公软件案例教程[M]．北京：人民邮电出版社．

李环，2010．计算机网络[M]．北京：中国铁道出版社．

李丽娜，李爱凤，2020．Windows 10 深度攻略[M]．2 版．北京：人民邮电出版社．

全国计算机等级考试命题研究中心，未来教育教学与研究中心，2022．全国计算机等级考试模拟考场：二级 MS Office 高级应用[M]．北京：电子科技大学出版社．

王珊，萨师煊，2014．数据库系统概论[M]．5 版．北京：高等教育出版社．

谢希仁，2021．计算机网络[M]．8 版．北京：电子工业出版社．

姚越，2019．Linux 网络管理与配置[M]．北京：机械工业出版社．

尹志宇，解春燕，2022．软件工程导论：方法、工具和案例[M]．北京：清华大学出版社．

袁方，王兵，2020．计算机导论[M]．4 版．北京：清华大学出版社．

祝群喜，2022．大学计算机基础[M]．3 版．北京：清华大学出版社．

J.格伦·布鲁克希尔，丹尼斯·布里罗，2022．计算机科学概论[M]．刘艺，吴英，毛倩倩，译．13 版．北京：人民邮电出版社．